全国名老中医高慧妇科疑难症诊治经验实录

高　慧　主编

名医馆·

中国中医药出版社

·北京·

图书在版编目（CIP）数据

全国名老中医高慧妇科疑难症诊治经验实录 / 高慧主编 . —北京：中国中医药出版社，2017.5（2018.4 重印）

ISBN 978-7-5132-4153-3

Ⅰ . ①全…　Ⅱ . ①高…　Ⅲ . ①中医妇科科学—疑难病—中医临床—经验—中国—现代　Ⅳ . ① R271

中国版本图书馆 CIP 数据核字（2017）第 082099 号

中国中医药出版社出版

北京市朝阳区北三环东路 28 号易亨大厦 16 层

邮政编码　100013

传真　010-64405750

山东百润本色印刷有限公司印刷

各地新华书店经销

开本 880 × 1230　1/32　印张 8.25　彩插 0.5　字数 193 千字

2017 年 5 月第 1 版　2018 年 4 月第 2 次印刷

书号　ISBN 978 – 7 – 5132 – 4153 – 3

定价　39.00 元

网址　www.cptcm.com

社 长 热 线　010-64405720

购 书 热 线　010-89535836

维 权 打 假　010-64405753

微信服务号　zgzyycbs

微商城网址　https://kdt.im/LIdUGr

官 方 微 博　http://e.weibo.com/cptcm

天猫旗舰店网址　https://zgzyycbs.tmall.com

如有印装质量问题请与本社出版部联系（010-64405510）

《全国名老中医高慧妇科疑难症诊治经验实录》编委会

主　编　高　慧

副主编　刘玉兰

编　委　（以姓氏笔画为序）

李　杨　宫春明　徐文君

梁　策　韩文萍　雷　白

序

高慧是我的中医妇科专业硕士研究生，毕业后不断进取，又获得中医妇科博士学位。高慧教授热爱中医事业，勤奋学习，刻苦钻研，学风严谨，性格开朗，她对中医的继承、发扬、创新颇有兴趣，且矢志不渝。她撰写的《全国名老中医高慧妇科疑难症诊治经验实录》一书，阐述了其对妇科疑难病及难治病的诊治特色，将辨证与辨病相结合、中西医相结合的方法，既缩短了疗程，又具有显著的疗效；既有扎实的中医基础理论和丰富的临床经验，又能灵活地结合西医的诊断与治疗技术，颇受患者好评。

本书是其临证经验的总结，内容丰富，既有对中医理论的创新，又有非常实用的临床价值，相信本书对临床医生及科研工作者会有很大帮助。

天津中医药大学　教授

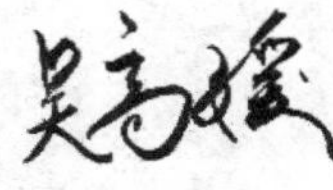

2016 年 12 月 16 日

前　言

中医妇科疾病主要包含月经病、带下病、妊娠病、产后病、妇科杂病，简称经、带、胎、产、杂病。在每一类疾病中都有疑难病和难治病。疑难病是指诊断与治疗均困难，尤其是病因性溯源诊断困难的疾病；难治病是指治疗困难的疾病。例如，月经病中的痛经、闭经、崩漏均为难治病，其中闭经又为疑难病，尤其是卵巢功能障碍的闭经（例如：导致卵巢早衰 / 卵巢储备功能降低的病因），有些病因很难追溯，只能通过症状推测病因，为治疗带来困难。而病因性治疗是最好的治疗，对一些暂时或长久难以查出准确病因的中医妇科疾病，需要一些好的办法来解决。还有一些疾病，业界公认其诊断与治疗相对容易（例如：阴道炎），但在某些患者身上却长久不愈，我们也归为疑难病。为此，笔者编写此书，将行医近 40 年的治疗中医妇科疑难病的经验总结出来，为医学生、师承人员和患者等提供一本临床实用的、有特色的书籍，既可查阅，又可借鉴使用。

本书对中医妇科疑难病进行系统讲解，从诊断到治疗，使法、方、药、验案与病案分析连接成一串，力图给读者讲清楚该疾病的诊断难点（病因性诊断的难点）、治疗难点（用药难点、疗程难点）、病后难点（易复发、易存留后遗症等），希望对读者掌握中医妇科疑难病的诊治有所帮助。不妥之处在所难免，望妇科同道及高师予以指正。

高慧书于承德医学院附属医院

2016 年 4 月

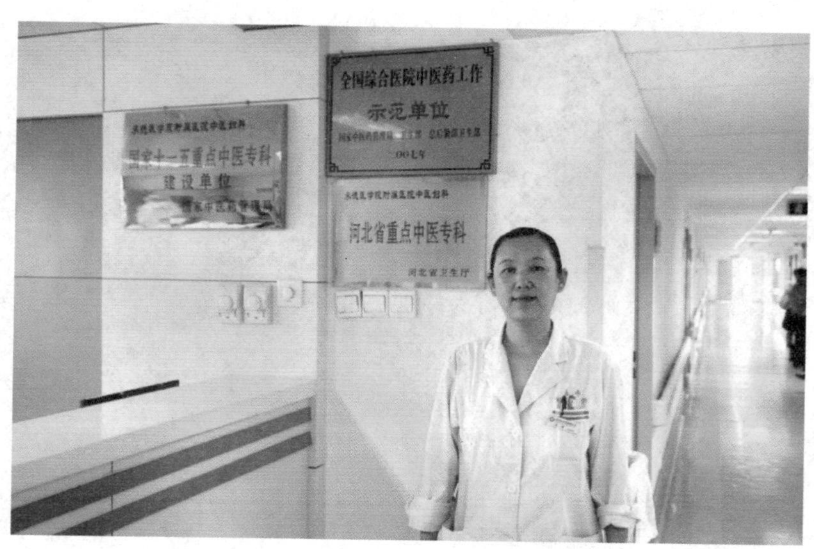

高慧作为学科学术带头人和专科学术带头人所带领的团队获得国家中医药管理局“国家中医重点专科”(2007);河北省中医药管理局“河北省重点中医专科”(2005)

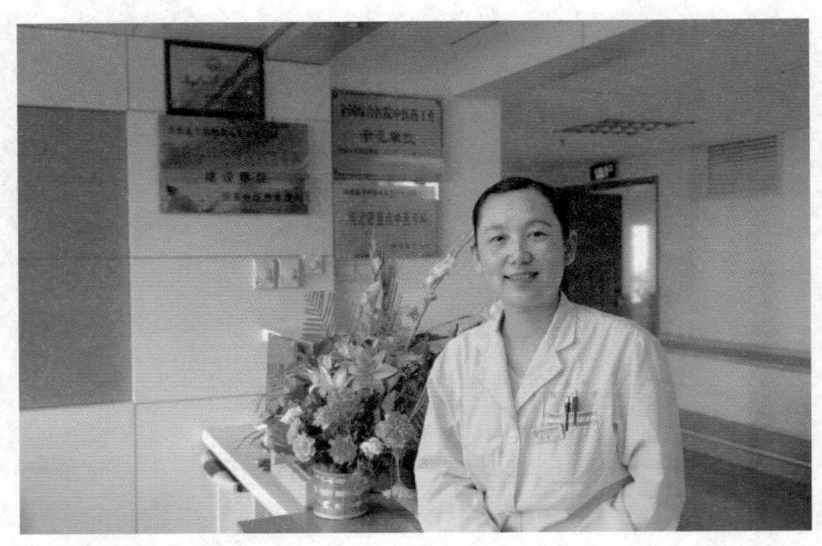

高慧作为学科学术带头人和专科学术带头人所带领的团队获得承德医学院附属医院“工人先锋号”荣誉称号（2009）

全国老中医药专家学术经验继承指导老师

证　书

高　慧 同志于2012年6月被确定为第五批全国老中医药专家学术经验继承指导老师，为培养中医药人才做出贡献，特授此证。

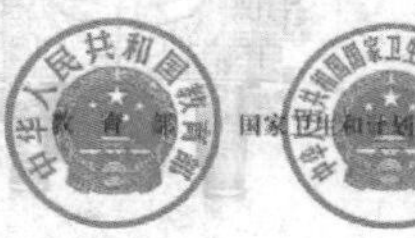
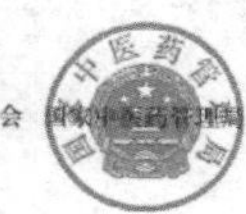

人力资源和社会保障部　国务院学位委员会　中华人民共和国教育部　国家卫生和计划生育委员会　国家中医药管理局

证书编号：ZDLS201603017　　　　二〇一六年十一月十六日

国家五部委颁发的“第五批全国老中医药专家学术经验继承指导老师”证书（2016）

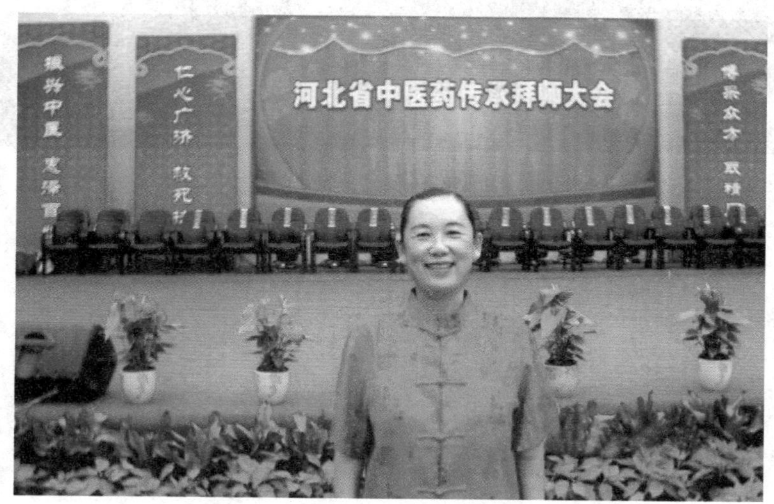

参加河北省中医药传承拜师大会（2012）

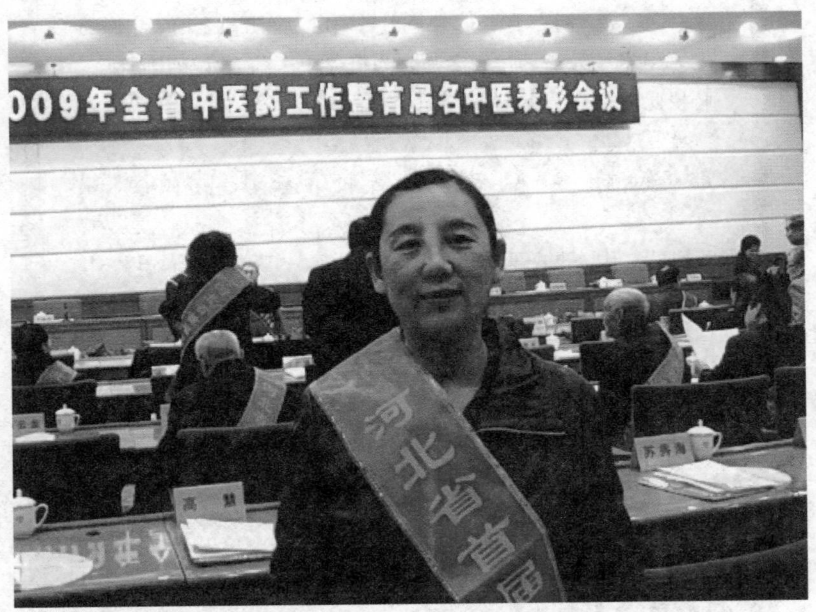

高慧被河北省中医药管理局命名为“河北省首届名中医”（2008），参加2009年河北省中医药工作暨首届名中医表彰会

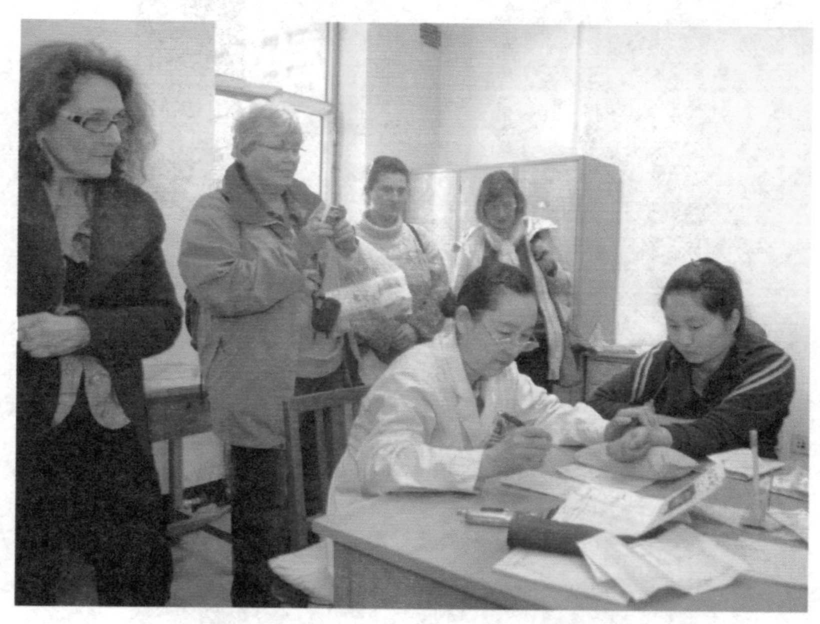

德国中医考察团参观高慧门诊（2008）

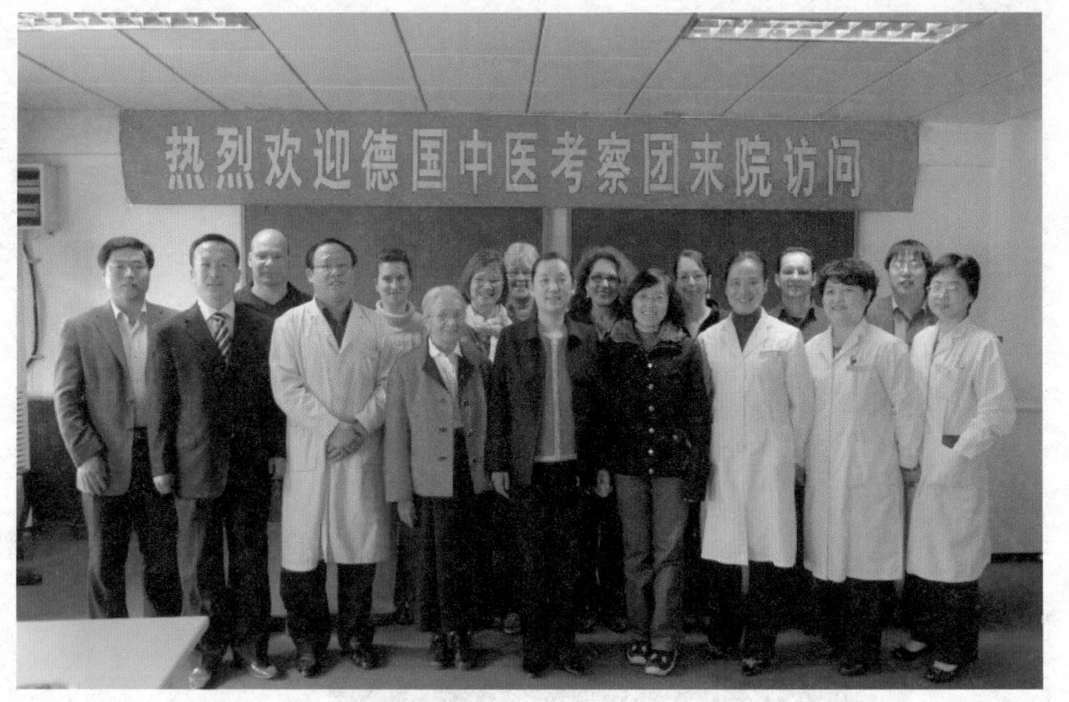

德国中医考察团参观承德医学院附属医院中医科，前排居中者为高慧（2008）

WELCOME
ICS • IUGA
23-27 AUGUST 2010 • TORONTO, CANADA
JOINT ANNUAL MEETING OF THE
INTERNATIONAL CONTINENCE SOCIETY (ICS) AND
INTERNATIONAL UROGYNECOLOGICAL
ASSOCIATION (IUGA)
23-27 AUGUST, 2010, TORONTO, CANADA

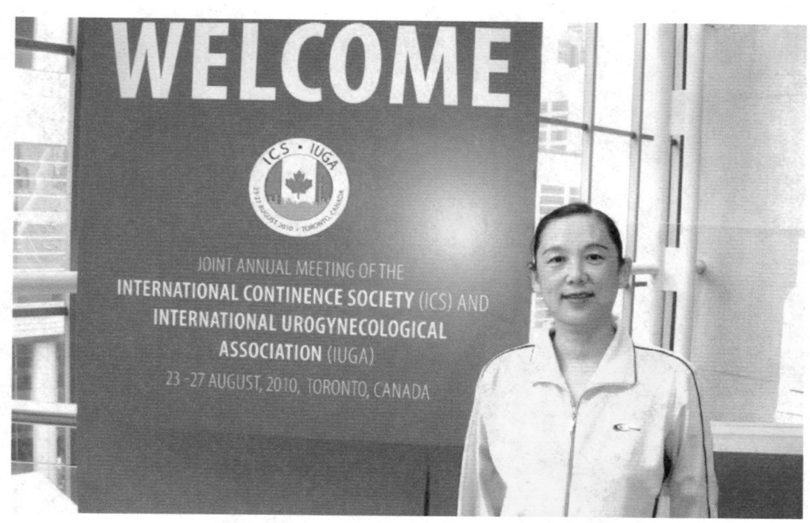

高慧参加国际泌尿妇产科学术大会（2010）

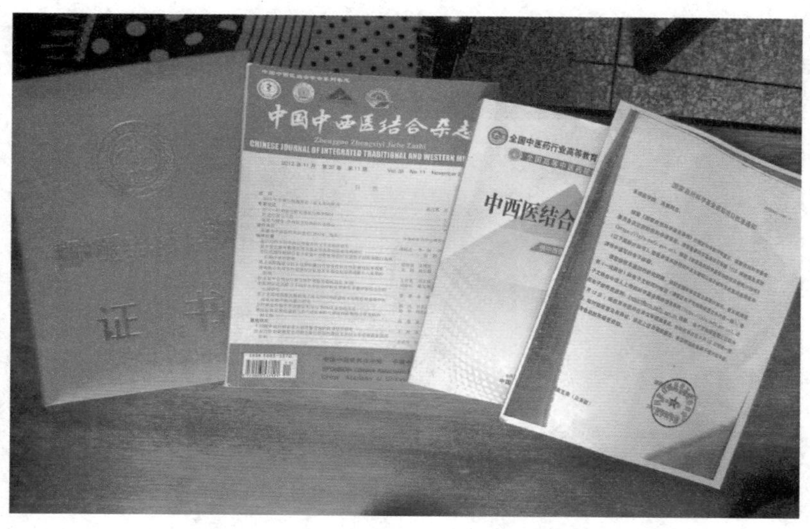

高慧科研成果

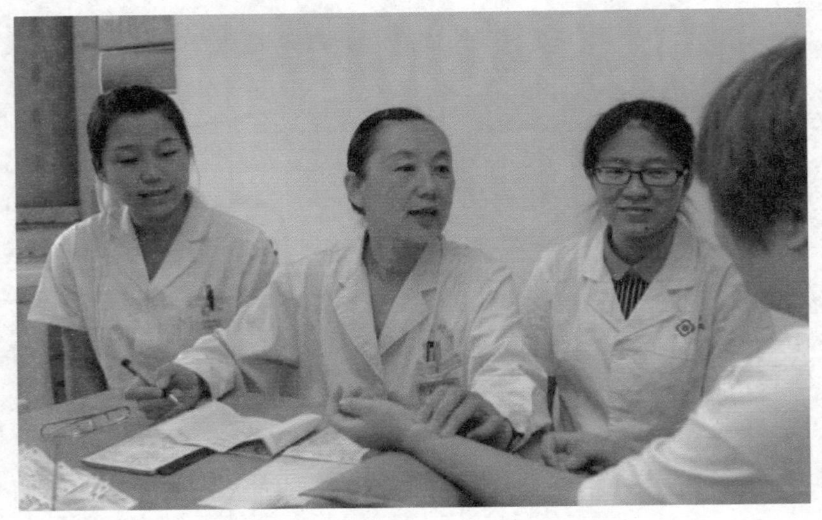

高慧带研究生出诊

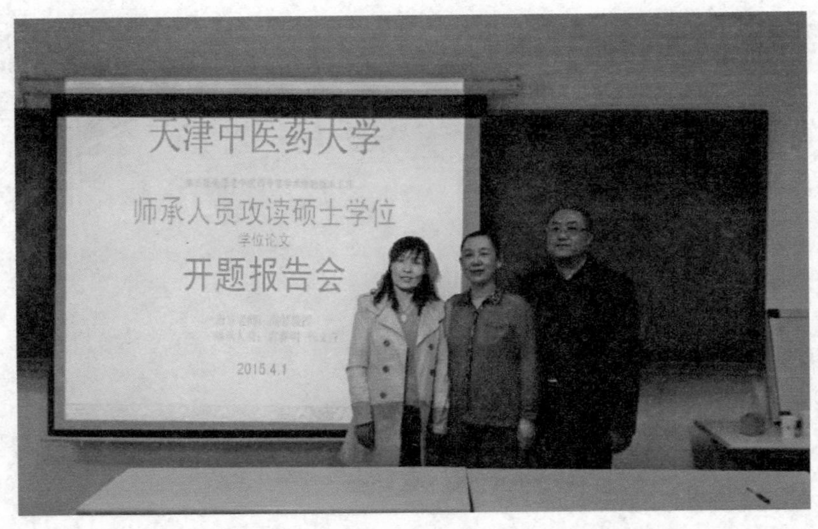

高慧带国家级徒弟（第五批全国老中医药专家学术经验继承人）

目　录

中医妇科疾病的临床诊治难点

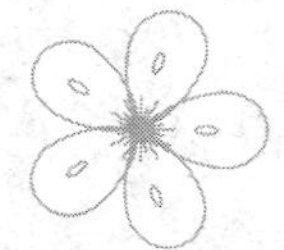

中医妇科疑难病的范围，主要包括病因病机不清，临床表现复杂，证型难辨，患者经辗转治疗而效果不佳的妇科难治病种。

一、古籍论述

中医学对妇科疑难病的认识有着悠久的历史和丰富的经验。在三千多年前殷商时代的甲骨文卜辞中，已有生育问题的相关记载。现存古代著作《易经·爻辞》中，就有“妇孕不育”和“妇三岁不孕”等记载。先秦战国时代的《山海经》，记载有食之“宜子”或“无子”的药物。

两千多年前的医著《黄帝内经》已有妇女解剖、生理、诊断、妇科病等的描述。记载有“肠覃”“石瘕”“血枯”等疑难病，并载有“四乌鲗骨一藘茹丸”的药方，仍为今天所常用。

汉末张仲景的《金匮要略》有“妇人妊娠”“妇人产后”和“妇人杂病”3篇，内容包括月经病、带下病、妊娠病、产后病及杂病等，既有证候描述，也有方药治疗。这三篇已具备了妇科学的雏形，为后世妇产科学建立打下了基础，其中就有胶艾汤治漏下、红蓝花酒治痛经、抵当汤治血瘀经闭、桂枝茯苓丸治癥瘕等疑难病的记载，由于效果显著，现代临床仍常用。

晋代名医王叔和著有《脉经》，其中第九卷专门阐述有关妇产科的脉象和辨证施治。它一方面继承了《内经》《难经》《金匮要略》的主要内容，另一方面又有所发挥。其中论及妇人癥瘕积聚的生死脉象，还提出了各种特殊的月经现象，如月经频发为“一月再来”、三月一潮名“居经”、一年一潮名“避年”、孕初仍有经行而量少者谓之“激经”等，这些都丰富了妇科疑难病学的内容。

《经效产宝》，简称《产宝》，是我国现存最早的产科专书，作者为唐代昝殷，撰于大中初年（852—856），分上、中、下三卷及续编1卷，内有《妊娠病十二论》《难产四论》《产后病二十五论》，续编录有《周颋传授济急方论》《李师圣郭稽中十九论》《产后十八论》。其中所论述的疑难病包括数堕胎、胎死腹中、妊娠水肿、死胎不下、胎衣不下、产后破伤风、产后虚脱等。全部内容均围绕妊娠、分娩、产后病等加以论述，并有处理方法和方药治疗。

《隋书·经籍略》记载有《徐文伯疗妇人瘕》等专著，惜均已佚。公元7世纪初的隋代，以太医博士巢元方为首，集体编写了一本病因、病机、证候学的专著《诸病源候论》，其中37～44卷论述了妇产科病证，内容包括月经病、带下病、妊娠病、产后病、妇科杂病等，共论述283种证候。其中也包括带五色俱下、崩中漏下、积聚、癖病、癥瘕、无子、阴挺出下脱、乳结核等疑难病证。

《备急千金要方》把“妇人方”三卷置于全书之首以示重视。三卷内容包括求子、妊娠疾病、月经病、带下病、杂病等证治，收集药方数百首，对疾病的机理认识颇为清楚。如认为无子者，可能由于女方“子脏闭塞不受精”，亦可因“丈夫有五劳七伤，虚羸百疾”所致。

现存最早的产科专书《经效产宝》，其中有论及数堕胎、胎死腹中、妊娠水肿等疑难病证的内容。

公元10世纪的宋代，有管理医事的太医局，内分为大方脉、风科、小方脉、眼科、疮肿兼折疡科、产科（包括妇科）、口齿咽喉科、针灸科、金镞兼禁科等9个科，共300人。其中产科10人，设有产科教授，这是世界医事制度上妇产科最早的独立分科。由于有了明确的分科，促进了各科的发展，疑难病学的内容也不断地被丰富和发展。宋代的妇产科专书和其他各科一样多起来了，如李师圣和郭稽中的《产育宝庆集》、朱瑞章的《产科备要》、薛仲轩的《坤元是保》、齐仲甫的《妇科百问》、陆子正的《胎产经验方》、无名氏的《产宝诸方》、杨子建的《十产论》、陈自明的《妇人大全良方》等。

《校注妇人良方》为薛己对南宋陈自明《妇人大全良方》的校注本，共24卷，内容有《调经门》内分二十论、《众疾门》内分九十一论、《求嗣门》内分十论、《胎教门》内分八论、《候胎门》内分九论、《产后门》内分七十论、《疮疡门》内分十论，共论260余证。证后有方药治疗，并附有薛氏的按语及医案，使陈氏专著流传更广。

《妇人大全良方》记述有经闭、经痛、崩漏、带下、阴挺下脱、堕胎、滑胎、子肿、子痫等疑难病证，其重视血气、脏腑、冲任，辨证方面重视鉴别诊断，病因方面重视风寒，用药偏重温散风寒和补益。

陈氏对于妇产科疾病的治法倾向于补益和温散风寒。如说：“妇人月水不通……但滋其化源，其经自通。”又说室女经闭，“切不可用青蒿、虻虫等凉血行血，宜用柏子仁丸、泽兰汤益阴血，制虚火”。从临床实践来看，闭经虽有虚有实，但以虚中夹实为多，宜滋其化源为主，然后适当予以活血，因势利导，始易收效。若徒用攻逐瘀血之法，不仅不能收效，反而伤正。对于崩漏之治法，他指出，暴崩下血不止，“大法为调补脾胃为主”。有些论述，虽是引用前人之言，但亦可见陈氏学术思想之一斑。

13—14世纪中叶的金元时代，是我国医学的百家争鸣时期，其中以刘完素、李东垣、朱丹溪、张子和四家为主。

刘完素认为，火热之邪是导致各种证候的主要原因，谓“六气皆从火化”，治法主用寒凉，这种方法也往往用于妇科。如《素问病机气宜保命集》云：“女子不月，先泻心火，血自下也。”即主张用寒凉泻火之法以通经。

李东垣认为，“内伤脾胃，百病由生”，故治法着重升发脾胃阳气以除湿，此法亦广泛用于妇科而收到较好的效果。他在《兰室秘藏·妇人门》论述经闭不行，引用《内经》“二阳之病发心脾，有不得隐曲，女子不月”之文，谓：“妇人脾胃久虚，或形羸气血俱衰，而致经水断绝不行……病名曰血枯经绝，宜泻胃之燥热，补益气血，经自行矣。”其论经漏，则认为“皆由脾胃有亏，下陷于肾，与相火相合，湿热下迫，经漏不止……宜大补脾胃而升举血气”。此法今天用治崩漏，仍多取效。

朱丹溪著有《格致余论》《丹溪心法》《局方发挥》等。诊治疾病主张因时、因地、因人禀赋而不同，治法以针对气、血、痰为主。在理论上提出“阳常有余，阴常不足”之说，反对当时盛行的《太平惠民和剂局方》的辛燥之剂，重视保存阴精，为“养阴派”的倡导者。他曾用“皮工”之法（外治法），以五倍子做汤洗濯下脱之子宫以皱其皮，使其自行缩复。

张子和著有《儒门事亲》，善用汗、吐、下三法以驱病。认为“养生当论食补，治病当论药攻”，戒人不可随便拟补，提出“余虽用补，未尚不以攻药居其先，何以？盖邪未去而不可言补，补之则适足资寇”。这种观点也常用于妇科。

金元四大家的经验和理论，从不同角度丰富了妇科学的内容，使妇科的辨证施治得到了充实与提高。

明代医家继承了宋、金、元各家的理论和经验并加以总结提高，出现了大量内容比较系统而详尽的妇产科专书，如王肯堂的《证治准绳·女科》、薛立斋的《女科撮要》、万全的《广嗣纪要》《妇人秘科》等。这些书中都有关于妇科疑难病的辨证与治疗的论述。《景岳全书·妇人规》2卷，是张景岳著述中关于妇产科的专篇，内分为总论、经脉、胎孕、产育、带浊、乳病、子嗣、癥瘕、前阴类等。每类分为若干证，先说理，后辨证定方。他既引用各家之言，又提出自己的见解，既系统又有理论，是一本比较好的妇科专著。书中论述有崩淋经漏不止、血枯经闭、数堕胎、胎不长、鬼胎、胞衣不下、气脱血晕、子死腹中、血瘕、阴挺等疑难病证。他认为妇女必须注重冲任、脾肾、阴血。因妇女以血为主，其生理特点则以月经为重点。月经之调与不调，可反映出身体健康情况，故妇科疾病首重调经。《经脉诸脏病因》提出："女人以血为主，血旺则经调而子嗣……故治妇人之病，当以经血为先。"临床上多用健脾补肾法，《经不调》中云："调经之要，贵在补脾胃以资血之源，养肾气以安血之室。"认为脾肾之中，尤以肾为重要。所谓"阳邪之至，害必归阴，五脏之伤，穷必及肾，此源流之必然，即治疗之要着"。这些论点，与张景岳的整个学术思想是分不开的，对妇科疑难病学也是有一定意义的。

清代将妇产科统称为"妇人科"或"女科"，著述颇多，如萧慎斋的《女科经纶》、陈修园的《女科要旨》、阎纯金的《胎产心法》、沈尧封的《女科辑要》以及无名氏的《竹林女科》等，唐容川的《血证论》论述了经血、崩带、瘀血、蓄血、产血、经闭、胎气、抱儿痨等，也包括了妇科疑难病。《傅青主女科》为明末清初傅山所撰著。傅氏为山西太原人，是颇有文才并具有民族感情的有识之士。现存有《傅青主女科》和《产后编》2册（另有男科1册），其内容体例及所用方药，与其他妇科书截然不同。《傅青主女科》认为，妇科病主要在于肾、肝、脾、血、气和冲、任、督、带的失常，其处方用药也是针对这些脏腑和经脉而加以调理的。全书分为带下、血崩、鬼胎（伪胎）、调经、种子、妊娠、小产、难产、正产、产后等。每一病分几个类型，每一型先有理论，后列方药。在论述中，先叙述一般人对这个病证的理解，然后提出自己的意见，加以辨析。例如，针对血崩昏暗提出："妇人有一时血崩，两目黑暗，昏晕在地，不省人事者，人莫不谓火盛动血也。然此火非实火，乃虚火耳。"其余各种病的体例大都如此。在理论之后，专立一方施治，方后亦多有说明。方剂均属自行创制，如血崩证分为气阴两虚、肝气郁结、血瘀、血热几个证型，定出固本止崩汤、平肝解郁汤、逐瘀止崩汤、青海丸等几张方子。对于气阴两虚的血崩昏暗，一方面提出"必须于补阴之中，行止崩之法"；另一方面说明"此所以不先补血而先补气也。然单补气则血又不易生，单补血而不补火，则血又必凝滞而不能随气而速生"，故在固本止崩汤中将黑姜与补气补血之药并用。至于血热之崩，主张"治法必须滋阴降火，以清血海而和子宫"，方用青海丸。总之，该书对于妇产科疾病，主要抓住肾、肝、脾的相互关系进行调治，辨证处方，要而不繁，是一本比较切合临床实用的妇产科专书和妇科疑难病证治疗的参考书。

新中国成立后，由于中西医共同努力，使妇科学取得了不少成绩，特别是在妇科疑难病方面的成就显著。如用中西医结合非手术治疗宫外孕，可使部分患者避免手术；针灸纠正胎位，可防治难产；中医中药治疗宫颈癌等，都获得了一定的效果。1992 年全国第一家以从事创建中医疑难病学科及中医药诊治疑难病为主旨的研究机构——陕西咸阳中医疑难病研究所成立，并设有妇科研究室。李积敏（字慎言）首次提出并积极倡导建立中医疑难病学科，并编著了专书《李积敏中医妇科疑难病学》。首次提出中医疑难病学的科学定义，这对中医疑难病学的建立与发展，无疑是一个重大贡献，同样对中医妇科疑难病学的建立与发展也是一个重大贡献。

二、现代论点

中医妇科疑难病的常见病因有寒热湿邪、七情内伤、生活失度和体质因素。其主要病机最终多直接或间接损伤冲任、胞宫，导致妇科疾病的发生。《医学源流论》云："凡治妇人，必先明冲任之脉……冲任脉皆起于胞中，上循背里，为经脉之海，此皆血之所从生，而胎之所由系，明于冲任之故，则本源洞悉，而后所生之病则千条万绪，以可知其所从起。"故中医妇科疑难病的病机特点以脏腑、气血、经络为主体，突出奇经之冲、任、督、带和胞宫、胞脉、胞络。

在一些疑难疾病的中医辨证论治中，根据其西医学病因病理特点设专方对应治疗。如无排卵型功血、多囊卵巢综合征、排卵障碍性不孕的治疗中，因其西医病因均为下丘脑－垂体－卵巢生殖生理轴功能失调，中医辨证论治时，常根据中医学对该生殖轴功能失调的认识，确立治则，设置专方并结合妇女月经周期阴阳消长的变化规律，采用周期给药方式，于月经周期之不同时期，在专方基础上加减用药治疗。

妇科疑难病的病机错综复杂，病种多样，治法更异。如何掌握其规律，研究有效治法，这是学习中医妇科疑难病学的主要内容。我国很早以前就对中医妇科疑难病有所认识，但尚未建立专门学科。随着医学的发展，创建中医疑难病学科也是发展中医的战略需要。

因此，积极努力建立中医妇科疑难病学科，是妇产科工作者义不容辞的职责。

三、专科提炼

（一）月经病

痛经——反复盆腔痛，用止痛药无显效。

闭经——用药可行经，停药就闭经。

崩漏——反复出血，用各种止血药无显效。

经断前后诸证——烘热汗出，心悸失眠较难改善。

（二）带下病

细菌性阴道炎愈后再发——用药可抗炎，停药就复发。

老年性阴道炎——阴痒、阴道干涩、阴道烧灼感反复发作。

盆腔炎——①慢性盆腔痛；②盆腔粘连；③由盆腔粘连引发的输卵管阻塞，进而导致不孕症和异位妊娠。

（三）妊娠病

复发性流产（滑胎）——反复多次大月份流产。

妊娠高血压综合征（即妊高征：子肿、子晕、子痫）——血压增高的程度难以维持到足月分娩；易出现宫内死胎。

妊娠小便不通——孕期用药较难选择，恐药物伤胎；尽量选择物理疗法，但疗效不理想。

（四）产后病

产后发热（产褥感染）——重度感染危及生命；中度感染易致盆腔粘连。

产后身痛——身痛反复发作，各种疗法均不理想。

产后缺乳——用各种方法下乳均不理想。

（五）杂病

子宫脱垂（阴挺）——中度及以上子宫脱垂很难用药物矫治。

癥瘕（卵巢囊肿，子宫肌瘤）——消瘤化包块时间较长，病人依从性差。

不孕不育症——①女方因素：排卵障碍；输卵管不通；盆腔粘连。②男方因素：精液常规异常；少弱精症。③男女双方因素。④原因不明的不孕不育症。

中医妇科疑难病诊治

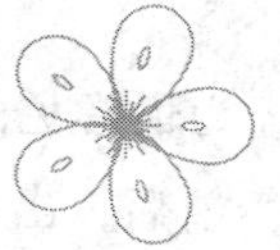

一、月经病

凡月经的周期、经期和经量发生异常，以及伴随月经周期出现明显不适症状的疾病，称为月经病，是妇科临床的多发病。月经病中临床常见的疑难病有痛经、闭经、崩漏、经断前后诸证等。在论治过程中，高慧教授以辨病和辨证相结合为原则，辨清病因，对症治疗。常采用补肾、扶脾、疏肝、调理气血等治法，取得了良好的临床疗效。

（一）痛经

痛经为最常见的妇科疾病之一，临床上主要表现为妇女月经期或经行前后，出现周期性小腹疼痛、坠胀，或痛引腰骶，伴腰酸，甚至严重影响生活质量等。痛经的相关记载，始见于《金匮要略·妇人杂病脉证并治》："带下，经水不利，少腹满痛，经一月在见者，土瓜根散主之。"《诸病源候论》首立"月水来腹痛候"，明代《景岳全书·妇人规》中不仅介绍了痛经的病因，并且阐明了疼痛的时间、性质、根据症状辨别虚实等，为治疗痛经提供了理论依据。其病位在子宫，以"不通则痛"或"不荣则痛"为主要病机。经行或前后，血海充盈而泄，气血由实转虚，变化较快，此时易受致病因素的干扰或体质因素的影响，导致气血运行不畅、失于濡养而疼痛。

西医将痛经分为原发和继发两类。

原发性痛经又称为"功能性痛经"，指经妇科检查，生殖器官无明显器质性病变者，多发生于月经初潮后 2 ～ 3 年青春期少女或未生育的年轻妇女。常见于有排卵月经，因此一般在初潮后头 1 ～ 2 年，尚无症状或仅有轻度不适；严重的痉挛性疼痛多发生于初潮 1 ～ 2 年后的青年妇女。如一开始出现规律性痛经或迟至 25 岁后发生痉挛性痛经，均应考虑有其他异常情况存在。原发性痛经常在分娩后自行消失，或在婚后随年龄增长逐渐消失。

继发性痛经指由盆腔器质性病变引起的疾病。原发性痛经多发生于青少年女性；继发性痛经多见育龄期妇女。

近些年发病率呈明显上升趋势的子宫内膜异位症（内异症），因其长期使用西药激素类药物治疗产生的副作用，及手术治疗后复发率的存在，引起了中医妇科学术界的极大关注。中医学中根据内异症的临床表现，查阅古文献可将其归属于“痛经”病证之中。

1. 病因病机

（1）气滞血瘀

素性抑郁，恚怒伤肝，气郁则血行不畅，瘀阻胞宫，“不通则痛”，发为痛经。

（2）寒凝血瘀

经期或产后，胞宫亏虚，此时过食生冷或感受寒邪，客阻冲任胞宫，寒凝血瘀而发病。经前久居湿地、冒雨、涉水等，导致寒湿凝滞而痛经。

（3）湿热瘀阻

湿热内蕴，或肝郁化火，或外感热邪，或过食辛辣温热之品，热灼营血，蕴结胞宫，气血运行不畅，壅滞冲任胞宫而引发痛经。

（4）气血虚弱

气虚血少不能濡养冲任、子宫，血气无力流通致瘀。《景岳全书·妇人规》云："凡人之气血犹源泉也，盛则流畅，少则壅滞，故气血不虚则不滞。"

（5）肾气亏损

肾气亏损，阳气不足，温煦失职，血行迟滞，瘀血阻滞胞宫、冲任发为痛经。

2. 西医病因

一般认为，原发性痛经应归于以下几种原因：内膜管型脱落（膜性痛经）、子宫发育不全、子宫屈曲、颈管狭窄、不良体姿或体质因素、变态反应状态及精神因素等。

经双合诊发现盆腔器官有病变者为继发性痛经。常由于局部异常体征尚不明显时误诊为原发性痛经，因而对痛经始于初潮后3年以上者，应考虑继发性痛经之可能，行进一步检查。主要包括以下几个方面。

（1）生殖器官有明显的器质性病变者，经妇科检查、B型超声显像、腹腔镜等技术检查有盆腔炎、子宫肿瘤、子宫内膜异位病变致痛经者。

（2）Ⅱ度宫颈糜烂：炎症可经淋巴循环扩散到盆腔，导致盆腔结缔组织炎，出现腰骶部疼痛、盆腔坠痛及痛经。

（3）慢性子宫内膜炎：痛经较多发生于未产妇，但严重痛经者极少，可能由于内膜过度增厚，阻碍组织正常退变坏死，刺激子宫过度痉挛性收缩所致。

（4）慢性宫颈炎：下腹或腰骶部经常出现疼痛，每于月经期、排便或性生活时加重。

盆腔炎性肿块、炎性包块、盆腔炎腹痛在月经期也会加重，但不及子宫内膜异位症所致的痛经明显。

（5）子宫发育异常：有原发性闭经、痛经、不孕、习惯性流产、每次妊娠胎位均不正或难产等病史。

（6）子宫内膜异位症：既往行经时并无疼痛，而从某一个时期开始出现痛经。可发生在月经前、月经时及月经后。

（7）子宫腺肌病：30 岁以上的妇女，出现继发性、渐进性加剧的痛经为本病的主要症状。

（8）子宫内膜息肉：出现月经失调，如：月经过多、经期延长、经间期出血、痛经等。

（9）阴道血吸虫病：有不规则阴道流血、月经过多及痛经，白带明显增多。

（10）子宫肌瘤、卵巢肿瘤：肿瘤压迫或是合并其他子宫炎症导致的痛经现象。

3. 发病机理

原发性痛经的发生除体质、精神因素外，主要与病人分泌期子宫内膜内前列腺素（PGF2α）含量过高有关，故痛经经常发生在有排卵的月经周期。PGF2α 是由孕激素作用下的分泌期子宫内膜内合成，其受体在子宫肌壁，月经期子宫内膜破碎，PGF2α 即被释放出来，刺激子宫肌肉强烈收缩，使子宫内压力增高，局部血流量减少，缺血、缺氧，从而引起疼痛。另外，子宫颈管狭窄，子宫过度倾屈，导致经血外流不畅，亦可引起痛经。

4. 诊断标准

经期或其前后有严重下腹痛、腰酸等，影响工作及生活。

（1）原发性痛经

自初潮即有痛经，疼痛剧烈者卧床不起，不能工作。妇科检查无明显异常，子宫发育稍差，较小。多见于未婚未育者。

（2）继发性痛经

由生殖器官器质性病变引起，常见于盆腔炎、子宫内膜异位症等。

5. 痛经分级

痛经分为三种程度：重度、中度、轻度。

重度：腹痛难忍、坐卧不宁；伴恶心呕吐；用一般止痛措施不缓解；严重者导致休克。

中度：腹痛明显；面色苍白、冷汗淋漓；影响工作学习；用一般措施止痛暂缓。

轻度：四肢发冷；伴腰部酸痛；伴关节酸胀；经期时睡眠不好。

6. 辨证论治

痛经证情复杂，根据疼痛发生的时间、部位、性质以及疼痛的程度辨虚实寒热。经前或经行之初，多属实；月经将净或经后痛者，多属虚。痛在少腹一侧或双侧多属气滞，病在肝；痛在小腹正中常与子宫瘀滞有关；若痛及腰脊多属病在肾。隐痛、坠痛、喜揉喜按属虚；掣痛、绞痛、灼痛、拒按属实。灼痛得热反剧属热，绞痛、冷痛得热减轻属寒。因本病病位在子宫、冲任，变化在气血，故治疗以调理子宫、冲任气血为主。

（1）气滞血瘀

[主要证候] 经前或经期小腹胀痛拒按，胸胁、乳房胀痛，经行

不畅，经色紫黯有块，块下痛减，舌紫黯，或有瘀点，脉弦或弦涩有力。

[证候分析] 肝郁气滞，瘀滞冲任，气血运行不畅，经前经时，气血下注冲任，胞脉气血更加壅滞，“不通则痛”，故经行小腹胀痛拒按；肝气郁滞，故胸胁、乳房胀痛；冲任气滞血瘀，故经行不畅，经色紫黯有块；血块排出后，胞宫气血运行稍畅，故腹痛减轻。舌紫黯或有瘀点，脉弦或弦涩有力，也为气滞血瘀之征。

[治法] 行气活血，祛瘀止痛。

[方药] 膈下逐瘀汤。

若痛经剧烈伴有恶心呕吐者，酌加吴茱萸、半夏、莪术；若兼小腹胀坠或痛连肛门者，酌加姜黄、川楝子；兼寒者小腹冷痛，酌加艾叶、小茴香；夹热者，口渴，舌红，脉数，宜酌加栀子、连翘、黄柏。

（2）肾气亏损

[主要证候] 经期或经后小腹隐隐作痛，喜按，月经量少，色淡质稀，头晕耳鸣，腰酸腿软，小便清长，面色晦黯，舌淡，苔薄，脉沉细。

[证候分析] 肾气本虚，精血不足，经期或经后，精血更虚，胞宫、胞脉失于濡养，故小腹隐隐作痛，喜按；肾虚冲任不足，血海空虚，故月经量少，色淡质稀；肾精不足，不能上养清窍，故头晕耳鸣；肾亏则腰腿失养，故腰酸腿软；肾气虚膀胱气化失常，故小便清长。面色晦黯，舌淡，苔薄，脉沉细，也为肾气亏损之征。

[治法] 补肾填精，养血止痛。

[方药] 调肝汤（《傅青主女科》）。

当归、白芍、山茱萸、巴戟天、甘草、山药、阿胶。方中巴戟天、山茱萸补肾气，填肾精；当归、白芍、阿胶养血缓急止痛；山药、甘草补脾肾、生精血。全方共奏补肾填精养血，缓急止痛之功。

若经量少者，酌加鹿角胶、熟地黄、枸杞子；腰骶酸痛剧者，酌加桑寄生、杜仲、狗脊。

（3）气血虚弱

[主要证候] 经期或经后小腹隐痛喜按，月经量少，色淡质稀，神疲乏力，头晕心悸，失眠多梦，面色苍白，舌淡，苔薄，脉细弱。

[证候分析] 气血本虚，经血外泄，气血更虚，胞宫、胞脉失于濡养，故经期或经后小腹隐痛喜按；气血虚冲任不足，血海空虚，故月经量少，色淡质稀；气虚中阳不振，故神疲乏力；血虚不养心神，故心悸，失眠多梦；气血虚不荣头面，故头晕，面色苍白。舌淡，苔薄，脉细弱，也为气血虚弱之征。

[治法] 补气养血，和中止痛。

[方药] 黄芪建中汤（《金匮要略》）加当归、党参。

黄芪、白芍、桂枝、炙甘草、生姜、大枣、饴糖。方中黄芪、党参、桂枝补气温中，通络止痛；当归、白芍、饴糖养血和中，缓急止痛；炙甘草、生姜、大枣健脾胃以生气血，欲补气血先建中州。本方共奏补气养血，和中止痛之效。

（4）寒凝血瘀

[主要证候] 经前或经期小腹冷痛拒按，得热则痛减，经血量少，色黯有块，畏寒肢冷，面色青白，舌黯，苔白，脉沉紧。

[证候分析] 寒客冲任，血为寒凝，瘀滞冲任，气血运行不畅，经行之际，气血下注冲任，胞脉气血壅滞，“不通则痛”，故痛经发作；寒客冲任，血为寒凝，故经血量少，色黯有块；得热则寒凝暂通，故腹痛减轻；寒伤阳气，阳气不能敷布，故畏寒肢冷，面色青

白。舌黯，苔白，脉沉紧，为寒凝血瘀之征。

[治法] 温经散寒，祛瘀止痛。

[方药] 温经汤。

若痛经发作者，酌加延胡索、小茴香；小腹冷凉，四肢不温者，酌加熟附子、巴戟天。若经行期间，小腹绵绵而痛，喜暖喜按，月经量少，色淡质稀，畏寒肢冷，腰骶冷痛，面色淡白，舌淡，苔白，脉沉细而迟或细涩，为虚寒所致痛经。治宜温经养血止痛，方用大营煎加小茴香、补骨脂。

（5）湿热蕴结

[主要证候] 经前或经期小腹灼痛拒按，痛连腰骶，或平时小腹痛，至经前疼痛加剧，经量多或经期长，经色紫红，质稠或有血块，平素带下量多，黄稠臭秽，或伴低热，小便黄赤，舌红，苔黄腻，脉滑数或濡数。

[证候分析] 湿热蕴结冲任，气血运行不畅，经行之际气血下注冲任，胞脉气血壅滞，“不通则痛”，故痛经发作；湿热瘀结胞脉，胞脉系于肾，故腰骶坠痛，或平时小腹痛，至经前疼痛加剧；湿热伤于冲任，迫血妄行，故经量多，或经期长；血为热灼，故经色紫红，质稠或有血块；湿热下注，伤于带脉，带脉失约，故带下量多，黄稠臭秽；湿热熏蒸，故低热，小便黄赤。舌红，苔黄腻，脉滑数或濡数，为湿热蕴结之征。

[治法] 清热除湿，化瘀止痛。

[方药] 清热调血汤（《古今医鉴》）加红藤、败酱草、薏苡仁。

牡丹皮、黄连、生地黄、当归、白芍、川芎、红花、桃仁、莪术、香附、延胡索。方中黄连、薏苡仁清热除湿；红藤、败酱草清热解毒；当归、川芎、桃仁、红花、牡丹皮活血祛瘀通经；莪术、香附、延胡索行气活血止痛；生地黄、白芍凉血清热，缓急止痛。全方共奏清热除湿，化瘀止痛之效。

若月经过多或经期延长者，酌加槐花、地榆、马齿苋；带下量多者，酌加黄柏、樗根白皮。

7. 针灸治疗

关元、三阴交为主。虚寒用灸，实证针泻。寒湿凝滞者加灸地机、中极；肝郁气滞者加太冲、期门；肝肾亏损者加命门、肝俞、肾俞、足三里。耳针：取子宫、屏间、肾、卵巢、下脚端等穴，中强度刺激，可埋针。

（1）刺灸法

1）实证

[治法] 散寒逐瘀，通经止痛。

[处方] 中极、次髎、地机。

[方义] 本方通调冲任，行瘀止痛，中极为任脉经穴，可通调冲任脉之气，散寒行气；次髎为治疗痛经之经验要穴；地机乃脾经郄穴，可疏调脾经经气而止痛。三穴合用，以达通经散瘀、温经止痛之功效。

[随证配穴] 寒痛——归来艾灸，气滞——太冲，腹胀——天枢。

[操作] 毫针刺，泻法，寒邪甚者可艾灸。每日 1 次，每次留针 20 ～ 30 分钟，10 次为 1 疗程。

2）虚证

[治法] 调补气血，温养冲任。

[处方] 关元、气海、足三里、三阴交。

[方义] 关元、气海为任脉经穴，可暖下焦，温养冲任；三阴交

为肝、脾、肾三经之交会穴，调理气血；足三里为胃经合穴，补益胃气以资气血生化之源，气血充足，胞脉得养，冲任自调。

［随证配穴］肾气虚——肾俞、太溪。

［操作］毫针刺，补法，可温灸。每日 1 次，每次留针 20 ～ 30 分钟，10 次为 1 疗程。

（2）耳针法

［选穴］内生殖器、内分泌、交感、神门。

［方法］毫针刺，中等强度捻转，每次取 2 ～ 3 穴，每次留针 15 ～ 20 分钟。亦可用揿针埋藏或王不留行籽贴压，每 3 ～ 5 日更换 1 次。

（3）皮肤针法

［选穴］下腹部任脉、足太阴脾经、足少阴肾经、足厥阴肝经、腹股沟部、腰骶部、督脉。

［方法］中或重等刺激强度，每日叩打 1 次，于月经前 1 ～ 2 日开始治疗。

（4）穴位注射法

［选穴］关元、地机、三阴交、血海。

［方法］用 5% 当归注射液或 10% 红花注射液，每次取 2 穴，每穴注射 0.5 ～ 1.0mL，每日 1 次，连续注射 2 ～ 5 次。

8. 西医治疗

（1）一般治疗

进行体育锻炼，增强体质。平日注意生活规律，劳逸结合，适当营养及充足睡眠。医生应重视月经生理的宣传教育，通过解释说服，消除病人的恐惧、焦虑及精神负担。加强经期卫生，避免剧烈运动和过度劳累，防止受寒。

（2）抑制排卵

如病人愿意控制生育，则口服避孕片（复方炔诺酮片或复方甲地孕酮片）为治疗原发性痛经的首选药物。应用口服避孕药物，90%以上症状可获得缓解，但可能由于内膜生长受到抑制，月经量减少，pg 量降到正常水平以下，导致子宫活性减弱。治疗可试服 3 ～ 4 个周期，如疗效满意，可继续服用；如症状改善不明显，可适当加用 pgs 合成抑制剂。由于要在整个月经周期用药，而发生效应仅在周期末 1 ～ 2 天，因此除非需要同时避孕，一般不受病人欢迎。

（3）前列腺素合成抑制剂

芬必得等药物能抑制前列腺素合成，使子宫张力和收缩性下降，达到治疗痛经的目的。服用方法：一般于月经来潮痛经开始前连续服药 2 ～ 3 天，1 片，每日 1 次；疼痛剧烈者可予 2 片，每 12 小时 1 次。因为前列腺素在经期初的 48 小时释放量最多，早期用药可抑制经期血中前列腺素合成释放过多。且痛时服用可能效果不明显，而且最少要 3 小时后起作用。消炎痛亦可。

（4）钙通道阻滞剂

该类药物干扰 Ca^{2+} 透过细胞膜，并阻止 Ca^{2+} 由细胞内库存中释放而松解平滑肌收缩，为心血管疾病治疗上的一项重要进展。应用硝苯啶（nifedipine，尼福地平），商品名：心痛定、利心平。20 ～ 40mg 治疗原发性痛经。给药后 10 ～ 30 分钟子宫收缩减弱或消失，肌肉收缩振幅、频率、持续时间均下降，基础张力减少，同时疼痛减轻，药效持续 5 小时，无特殊副反应。

（5）维生素 B_6 及镁 – 氨基酸螯合物

利用维生素 B_6 促进镁离子（Mg^{2+}）透过细胞膜，增加胞浆内

Mg^{2+} 浓度，从而治疗原发性痛经。每日量 200mg，4 周后可见红细胞镁含量显著增加。亦可与镁 – 氨基酸螯合物合用，每种各 100mg，日服 2 次，治疗 4 ～ 6 个月。痛经的严重程度及持续时间均呈进行性下降。

9. 护理方法

（1）注意并讲究经期卫生。经前期及经期少吃生冷和辛辣等刺激性强的食物。

（2）平时要加强体育锻炼。尤其是体质虚弱者，还应注意改善营养状态，并要积极治疗慢性疾病。

（3）消除对月经的紧张、恐惧心理。解除思想顾虑，心情要愉快。可以适当参加劳动和运动，但要注意休息。

（4）疼痛发作时可对症处理。可服用阿托品片及安定片，以缓解疼痛。长期不能缓解的，可进行适当的中医辨证调理。另外，服用热姜糖水，也会收到良好效果。

10. 验案举例

（1）痛经案 1

李某，女，18 岁，未婚。1997 年 8 月 21 日初诊。

[主诉] 经前小腹下坠 1 年余。

[现病史] 患者自述 14 岁月经始来,3 ～ 4/20，量中等，色紫黑，无血块。腰痛，下腹坠胀痛，白带量多，质稀色白。无低热、泄泻、乏力等症状。舌紫黯，苔白，脉细。

[中医诊断] 痛经（湿浊血瘀证）。

[西医诊断] 原发性痛经。

[治法] 清利湿浊，活血调冲。

[方药] 薏苡仁 20g，败酱草 30g，丹参 15g，赤芍 15g，桃仁 15g，三棱 10g，莪术 10g，金银花 20g，连翘 15g，蒲公英 15g，紫花地丁 15g，苦参 10g，仙灵脾 10g，蒲黄 10g，延胡索 15g，香附 30g。

共 7 剂，水煎服，日 1 剂。

二诊（9 月 11 日）：患者自述 9 月 5 日至 8 日月经来潮，色紫黑，无血块，痛经时下坠感较前明显减轻。舌暗红，苔白，脉滑。原处方加五灵脂 10g，白术 10g，茯苓 15g。

三诊（10 月 5 日）：痛经消失。

按语：高慧教授认为，痛经病位在子宫、冲任，在治疗痛经的过程中除了要明确辨证外，还应该注意调理冲任，该患者经色紫黑，舌紫暗，脉细，为瘀血阻络之象。湿为阴邪，易袭阴位，湿性黏腻重浊，故下腹坠胀痛，白带量多，质稀色白，苔白。故辨证为湿浊血瘀证，以败酱草、薏苡仁、紫花地丁、苦参、仙灵脾祛湿排浊，丹参、赤芍、桃仁活血化瘀，三棱、莪术、蒲黄、延胡索、香附行气止痛，少佐金银花、连翘、蒲公英以强化祛湿排浊之功。诸药相合，以奏清利湿浊，活血化瘀之妙用。

（2）痛经案 2

赵某，女，24 岁，未婚。2006 年 3 月 6 日初诊。

[主诉] 痛经 10 年余。

[现病史] 患者 14 岁月经初潮，5 ～ 7/30。末次月经:2 月 10 日。月经周期规律，量少，色暗，伴有血块。怕冷，腰腹冷痛，受寒后

疼痛加重，疼痛持续最少 2 天，需卧床休息，嗜睡乏力。

［中医诊断］痛经（寒凝血瘀证）。

［西医诊断］原发性痛经。

［治法］温经散寒，化瘀止痛。

［方药］小茴香 10g，乌药 10g，炮姜 10g，五灵脂 10g，炒蒲黄 10g，延胡索 15g，当归 15g，赤芍 15g，川芎 20g，肉桂 12g，乳香 10g，没药 10g，巴戟天 10g，仙茅 10g，仙灵脾 10g，山药 15g，白术 15g，香附 15g，泽兰 15g。

共 7 剂，水煎服，日 1 剂。

配服艾附暖宫丸。

二诊（3 月 13 日）：原处方加丹参 12g，金银花 6g，桃仁 6g。

三诊（3 月 20 日）：患者自述 3 月 15 日月经始来，现未净。痛经较前明显减轻，有血块。舌暗红，苔黄，脉弦。二诊方去香附、丹参、金银花、桃仁，加血余炭 15g。

四诊（5 月 8 日）：自述停药 1 个月，痛经复来。舌暗红，苔白，脉沉细。处方：制附子（先煎）10g，小茴香 10g，炮姜 10g，乌药 10g，五灵脂 10g，炒蒲黄 10g，当归 15g，赤芍 12g，白芍 12g，巴戟天 10g，乳香 10g，没药 10g，香附 15g，延胡索 15g，鹿角霜 10g，山药 15g，白术 15g，丹参 10g，炙甘草 10g。7 剂，日 1 剂，水煎服。配服艾附暖宫丸。

五诊（5 月 15 日）：痛经明显减轻，轻微不适，不影响正常生活。

按语：高慧教授认为，寒性凝滞，寒得温则化，故在治疗时必加温经散寒之附子、小茴香、炮姜，乌药、巴戟天、鹿角霜、山药，以温肾助阳、补肾调冲，当归、赤芍、丹参活血养血，乳香、没药、香附、延胡索行气止痛，芍药、炙甘草缓急止痛，诸药相合，共奏温经散寒，化瘀止痛之效。

（二）子宫内膜异位症

子宫内膜异位症是指有生长功能的子宫内膜出现于正常子宫腔内壁以外的部位。异位的子宫内膜，在月经周期中受卵巢激素的影响，亦可出现增生或分泌期改变，但这种形态上完全良性的内膜组织却可像恶性肿瘤一样播散、种植与转移，而这种病变的发生发展和消散又是在内分泌功能控制下进行的。子宫内膜异位症最常见于卵巢、子宫骶骨韧带、盆腔黏膜等处，故又称为盆腔子宫内膜异位症。子宫内膜异位症是较常见的妇科疾病，多发生于 30 ～ 40 岁生育年龄妇女，20 岁前后发病者也不少见。该病临床症状复杂多样，但发病机理相同。一般认为，本病的发生与冲任、胞宫的周期性生理变化密切相关。中医认为，形成本病最主要的原因是瘀血。主要病机在于邪气内伏或精血素亏，正值经期前后，冲任二脉气血的生理变化急骤，导致胞宫的气血运行不畅，“不通则痛”；或胞宫失于濡养，“不荣则痛”，致使疼痛发作；或因脏腑不和，气机阻滞，瘀血内停，气聚为瘕，血结为癥。

1. 诊断

本病多发生在 30 ～ 40 岁妇女。若主诉为继发性、渐进性严重痛经，应高度怀疑为子宫内膜异位症。患者常伴有不孕、月经过多及性交痛。妇科检查时，子宫略胀大，子宫骶韧带或子宫颈后壁可触及结节，可诊断为子宫内膜异位症。卵巢内膜样囊肿存在时，双合诊可触及一侧或双侧囊性或囊实性肿块，一般直径在10cm以内，与周围有粘连感。发现直肠、膀胱周期性出血，月经期排便疼痛，首先应考虑直肠、膀胱的子宫内膜异位症，必要时可做膀胱镜或直肠镜检查，有溃疡时还应取组织做病理检查。腹壁疤痕有周期性硬结、疼痛，病史中有经腹子宫腹壁悬吊术、剖腹产或剖宫手术者，则诊断亦可确立。可疑病例经药物治疗有效者亦可诊断。凡形成局部肿块接近体表者，尽可能取组织（切取或用肝穿刺针取）送病理检查，以便确诊。

（1）B超内膜样囊肿声象图

呈颗粒状细小回声。如囊液黏稠，内部漂浮有内膜碎片时，与畸胎瘤内脂肪中含有毛发的回声特点相似，即为液内见小细光带，呈平行虚线状分布。有时内部见分隔，将其分成数个大小不等的囊腔，各个囊腔之间回声不一致，常与子宫粘连，且两者边界不清。畸胎瘤则一般囊肿边界清晰。卵巢内膜样囊肿，也易与附件炎块及输卵管妊娠声象图混淆，故应结合临床各自特点加以鉴别。此外，应用阴道探头，使肿块处于高频率声的近场，对于盆腔肿块性质的鉴别，有其优越性，可确定肿块性质及来源，还可在超声指导下穿刺抽取囊液或活检，以明确诊断。

（2）X线检查

可做单独盆腔充气造影、盆腔充气造影及子宫输卵管碘油造影和单独子宫输卵管造影。多数内异症患者异位内膜易与内生殖器官的粘连及与肠曲粘连。异位内膜最易种植于子宫直肠陷凹，故粘连的内生殖器易发生于子宫直肠陷凹，使之变浅，尤其在盆腔充气造影侧位片显示更明显。输卵管卵巢可形成粘连团块，在充拍片或在充气造影显示更清楚。子宫输卵管碘油造影可呈现通畅或通而不畅。

往往24小时复查片中可见碘油因粘连而涂抹不佳，呈小团块状或粗细不等的点状似雪花样表现。并排除其他不孕原因及具有痛经等病史，可有助于诊断子宫内膜异位症。

（3）腹腔镜

腹腔镜为诊断内异症的有效方法。镜检所见最新鲜的种植灶呈黄色小水泡；生物活性最强的为大焰状出血灶；多数散在病灶融合成咖啡色斑块，并向深部植入；骶韧带增粗、硬化、缩短；盆底腹膜疤痕形成，使子宫直肠窝变浅；卵巢种植灶多起于卵巢游离缘及其背侧，最初为1～3mm肉芽状灶，渐渐向卵巢皮质发展，形成巧克力囊，表面呈灰兰色，多为双侧，相互粘连，倒向子宫直肠窝，与子宫、直肠及周围组织广泛粘连。Ⅰ～Ⅱ期输卵管无异常，Ⅲ～Ⅳ期卵管跨于巧囊之上，输卵管被动延长，呈水肿，蠕动受限，伞部多正常，通畅或通而不畅。做腹腔镜时应做子宫输卵管通液术。

1）抗子宫内膜抗体（EMAb）：1982年Mathur用血凝、间接免疫荧光法发现在内异症患者血液、宫颈粘液、阴道分泌物中和子宫内膜处都含有EMAb。许多学者报告不同例数，用不同方法，测出内异症患者血液中含有EMAb，其敏感性在56%～75%，其特异性在90%～100%。患者经丹那唑及促性腺激素释放激素激动剂（GNRHa）治疗后，血清中EMAb浓度明显降低。故血清EMAb的检测，不失为一种诊断内异症患者及疗效观察的有效辅助手段。

2）CA-125：20世纪70年代末，Knapp和Bast首先制备了人卵巢上皮细胞癌细胞膜抗原、抗体板，命名为CA-125（抗原）和OC-125（抗体），为临床分子生物学研究创立良好开端。Barbeiri认为，内异症患者CA-125升高的原因为，内异症内膜细胞反流入盆腔后，经过体腔生化间变（biochemical coelomic metaplasia），从而产生较多 CA-125 抗原。此外，内异症者伴炎症，增加 CA-125 抗原，这种抗原经常出现于患者血液中而产生抗体。

2. 疾病分类

（1）内在性子宫内膜异位

内膜由基底部向肌层生长，局限于子宫，故又名子宫腺肌病。异位的子宫内膜常弥散于整个子宫肌壁，由于内膜侵入引起纤维组织及肌纤维的反应性增生，使子宫一致性胀大，但很少有超过足月胎儿头大者。不均匀或局灶型分布者一般以后壁多见，由于局限在子宫一部，往往使子宫不规则增大，酷似子宫肌瘤。切面可见增生的肌组织，亦似肌瘤呈漩涡样结构，但无肌瘤所具有与周围正常肌纤维分开的包膜样组织。病灶中间有软化区，偶可见到散在的含有少量陈旧积血的小空腔。镜检所见的内膜腺体与子宫内膜腺体相同，其周围由内膜间质所包绕。异位内膜随月经周期而改变，但分泌期改变不明显，表示异位的内膜腺体受孕激素影响较小。当受孕时，异位内膜的间质细胞可呈明显蜕膜样变，已如上述。

（2）间质性子宫内膜异位

为内在性子宫内膜异位症的一种特殊类型，较少见，即异位的内膜仅有内膜间质组织，或子宫内膜侵入肌层后间质组织发展的范围及程度远远超过腺体成分。一般子宫一致性增大，异位细胞散布于肌层或集中在某一区域，色黄，常具有弹性橡皮样硬度，较肌瘤软，在切面往往可以看到索状小虫样突起，就可据以确立诊断。异位组织亦可向宫腔发展形成息肉状肿块，呈多发性，表面光滑，蒂宽与子宫肌壁有较大面积的直接连系，并可由宫壁向宫腔或沿子宫血管向阔韧带内突出。向宫腔突出者致使月经过多甚或绝经后流血；向阔韧带突出者可经妇科双合诊查出。间质性子宫内膜异位症可有肺播散，甚至在切除子宫数年后还能发生。

（3）外在性子宫内膜异位

内膜侵犯子宫以外的组织（包括由盆腔侵犯子宫浆膜层的异位内膜）或器官，常累及多个器官或组织。卵巢为外在性子宫内膜异位症最常发生的部位，占 80%，其次为子宫直肠窝之腹膜，包括子宫骶韧带，子宫直肠窝前壁相当于阴道后穹窿部位，子宫颈后壁相当于子宫颈内口处。有时异位内膜侵犯直肠前壁，使肠壁与子宫后壁及卵巢形成致密粘连，术中很难分离。外在性子宫内膜异位症也可侵入直肠阴道隔而在阴道后穹窿黏膜上形成散在的黑紫色小点，甚至可形成菜花样突起，酷似癌瘤，经活检才能证实为子宫内膜异位症。此外，输卵管、宫颈、外阴、阑尾、脐、腹壁切口、疝囊、膀胱、淋巴结，甚至胸膜及心包膜、上肢、大腿、皮肤皆可能有异位内膜生长。子宫直肠窝处异位子宫内膜，亦可在腹膜上形成紫黑色出血点或积血小囊，包埋在粘连严重的纤维组织中，镜检可见典型的子宫内膜。该处异位的内膜组织尚可向直肠阴道隔及子宫骶韧带扩展形成触痛性坚实结节。或穿透阴道后穹窿黏膜，形成蓝紫色乳头状肿块，经期可出现许多小出血点。如直肠前壁受累，则可发生经期大便疼痛，有时内膜病变围绕直肠扩展形成狭窄环，与癌瘤极为相似，肠道受侵约占内膜异位症 10% 左右。病变常位于浆膜及肌层，很少黏膜受侵而发生溃疡。偶有由于在肠壁形成肿块或造成纤维性狭窄或粘连引起肠管过度屈曲而发生肠梗阻，并可发生刺激症状，如间歇性腹泻，月经期加重。

3. 临床表现

子宫内膜异位症的症状与体征随异位内膜的部位而不同，并与月经周期有密切关系。

（1）子宫内膜异位症的症状表现

1）痛经：痛经为一常见而突出的症状，多为继发性，即自发生内膜异位开始，患者诉说以往月经来潮时并无疼痛，而从某一个时期开始出现痛经。可发生在月经前，月经时及月经后。有的痛经较重难忍，需要卧床休息或用药物止痛。疼痛常随着月经周期而加重。由于雌激素水平不断升高，使异位的子宫内膜增生、肿胀，如再受孕激素影响则出血，刺激局部组织，以致疼痛。如系内在性子宫内膜异位症，更可促使子宫肌肉挛缩，痛经势必更为显著。异位组织无出血的病例，其痛经可能由血管充血引起。月经过后，异位内膜逐渐萎缩而痛经消失。此外，在盆腔子宫内膜异位症中，可查出许多炎症过程，很可能局部的炎症过程伴有活跃的腹膜病变，从而产生前列腺素、激肽和其他肽类物质引起疼痛或触痛。但疼痛程度往往不能反映出腹腔镜检所查出的疾病程度。临床上子宫内膜异位显著，但无痛经者，占 25% 左右。妇女的心理状况也能影响痛觉。

2）月经过多：内在性子宫内膜异位症，月经量往往增多，经期延长。可能由于内膜增多所致，但多伴有卵巢功能失调。

3）不孕：子宫内膜异位患者常伴有不孕。根据天津、上海两地报道，原发性不孕占 41.5% ～ 43.3%，继发性不孕占 46.6% ～ 47.3%。不孕与内膜异位症的因果关系尚有争论，盆腔内膜异位症常可引起输卵管周围粘连，从而影响卵母细胞捡拾或导致管腔堵塞，或因卵巢病变影响排卵的正常进行而造成不孕。但亦有人认为，长期不孕，月经无闭止时期，可造成子宫内膜异位的机会；而一旦怀孕，则异位内膜受到抑制而萎缩。

4）性交疼痛：性交疼痛发生于子宫直肠窝、阴道直肠隔的子宫内膜异位症，使周围组织肿胀而影响性生活，月经前期性交痛加重。

5）大便坠胀：大便坠胀一般发生在月经前期或月经后，患者感到粪便通过直肠时疼痛难忍，而其他时间并无此感觉，为子宫直肠窝及直肠附近子宫内膜异位症的典型症状。偶见异位内膜深达直肠黏膜，则有月经期直肠出血。子宫内膜异位病变围绕直肠形成狭窄者有里急后重及梗阻症状，故与癌瘤相似。

6）膀胱症状：膀胱症状多见于子宫内膜异位至膀胱者，有周期性尿频、尿痛症状；侵犯膀胱黏膜时，则可发生周期性血尿。

腹壁疤痕及脐部的子宫内膜异位症则出现周期性局部肿块及疼痛。

（2）子宫内膜异位症的体征表现

内在性子宫内膜异位症患者往往子宫胀大，但很少超过 3 个月妊娠。多为一致性胀大，也可能感到某部比较突出犹如子宫肌瘤。如为后位子宫，往往粘连固定。在子宫直肠窝，子宫骶韧带或宫颈后壁常可触及一二个或更多硬性小结节，如绿豆或黄豆大小，多有明显触痛，肛诊更为明显，这点很重要。偶然在阴道后穹窿可见到黑紫色大的出血点或结节。如直肠有较多病变时，可触及一硬块，可能误诊为直肠癌。

卵巢血肿常与周围粘连、固定，妇科双合诊时可触及张力较大之包块并有压痛，结合不孕史易误诊为附件炎块。血肿破裂后发生内出血，表现为急性腹痛。

4. 辨证论治

本病临床主证是血瘀证，且贯穿疾病的整个过程。疾病初期以实证为主，病久伤正，因实致虚而表现为虚实夹杂证，纯虚证极少见，多为血瘀主证兼有其他症状。临床可根据痛经发生的时间、性质、部位和月经的期、量、色、质的变化，及舌脉与其他全身症状，以辨其属肝郁血瘀，寒凝血瘀，气虚血瘀，肾虚血瘀，热郁血瘀中的哪一型而分别论治。

（1）气滞血瘀

［**主要证候**］经前或经期小腹胀痛，拒按，经行不畅有块，血块排出后疼痛减轻，或不孕，经前乳房胀痛，两胁胀痛，精神抑郁或烦躁易怒，舌紫暗或有瘀点，脉弦或弦滑。

［**证候分析**］本病多为情志不舒，肝失条达，气血运行不畅，气滞血瘀，阻滞冲任，不通则痛，故经前经期腹胀痛；属实证故疼痛拒按；血块排出，瘀血减轻，气血暂通，故胀痛缓解；瘀血阻于冲任，冲任不能相资则导致不孕。肝部气滞，气机不畅，则肝经所过之处表现为胀痛，舌脉均为气滞血瘀之象。

［**治法**］疏肝理气，活血祛瘀。

［**方药**］膈下逐瘀汤。当归20g，赤芍15g，川芎10g，桃仁15g，红花15g，枳壳15g，延胡索15g，五灵脂15g，丹皮10g，乌药15g，香附15g，炙甘草10g。若气滞为主，胀甚于痛者，加川楝子15g；血瘀为主，痛甚于胀者，加用蒲黄15g，重用五灵脂20g；疼痛剧烈者，加全蝎3条，三棱15g，莪术15g；有癥瘕者加血竭15g，穿山甲15g，皂角刺20g，三棱15g，莪术15g；月经量多者，加蒲黄15g，茜草15g，三七粉10g（冲服）。

（2）寒凝血瘀

［**主要证候**］经前或经期小腹冷痛，得热痛减，经量少色暗黑有块，块下痛减，形寒畏冷，面色苍白，痛甚则呕恶，或不孕，舌暗，

苔白，脉弦紧。

[证候分析] 本病因经期或产后寒湿之邪乘虚侵入胞中，与经血相搏，使血运行不畅而瘀滞于胞中，不通则痛，故而痛经；遇热后气血运行暂时通畅故痛减；血为寒凝，因而经血量少色暗有块，瘀血内阻，冲任不能相资，同时胞宫寒凉，不能摄精成孕，故导致不孕；舌脉为寒凝血瘀之象。

[治法] 温经散寒，活血祛瘀。

[方药] 少腹逐瘀汤。小茴香 15g，干姜 15g，延胡索 15g，五灵脂 15g，没药 15g，川芎 10g，当归 20g，蒲黄 15g，官桂 15g，赤芍 15g。若腹痛甚剧，肢冷汗出者加川椒 15g，制川乌 10g，制草乌 10g；阳虚内寒者加人参 15g，熟附子 15g，仙灵脾 20g；湿邪较重，兼有胸闷腹胀，舌苔白腻者加苍术 15g，橘皮 10g，泽兰 15g，茯苓 20g。

（3）气虚血瘀

[主要证候] 经期或经后腹痛，喜按喜温，肛门坠胀，大便不实，神疲乏力，面色不华，月经量或多或少，色淡暗质稀，有块，舌体胖，舌质淡紫或有瘀点，苔薄白，脉细弱无力。

[证候分析] 本病属素体虚弱或久病失养致气血虚弱，气虚运血无力致瘀血停滞，冲任不通则痛经；气虚化源不足，血虚冲任血少，故月经量少色淡质稀，内有瘀血则经血有块；气虚血失统摄，冲任不固则月经量多或崩漏；中气不足则肛门下坠，大便不实；舌脉均为气虚血瘀之象。

[治法] 益气补阳，活血祛瘀。

[方药] 补阳还五汤。黄芪 30g，当归 20g，赤芍 15g，地龙 20g，川芎 10g，桃仁 15g，红花 15g。汗出畏冷者加桂枝 15g，白芍 15g；腹痛剧烈者加艾叶 15g，小茴香 15g，乳香 15g，没药 15g；

恶心呕吐者加吴茱萸 15g，干姜 10g，姜半夏 10g；便溏者加肉豆蔻 15g，葫芦巴 15g，补骨脂 20g。

（4）热郁血瘀

［主要证候］经前或经期发热，腹痛拒按，甚则经期高热，直至经净体温逐渐恢复正常，月经色暗红，质稠，有块，周期提前或经期延长，量多，口苦咽干，烦躁易怒，大便干结，性交疼痛，舌质红，或边尖有瘀点，瘀斑，苔黄，脉弦数。

［证候分析］本病属经期或产后感受热邪或肝郁化热；或瘀血内停，积而化热，邪热与血相搏结，阻塞胞脉冲任，故痛经；瘀热内结，气血营卫失调故经期发热，热扰冲任，迫血妄行则见月经周期提前或经期延长，月经量多，色红；邪热内扰，津液不足则见烦躁易怒或大便干结，舌脉为热郁血瘀之象。

［治法］清热和营，活血祛瘀。

［方药］血府逐瘀汤加味。桃仁 15g，红花 15g，当归 20g，生地黄 30g，赤芍 20g，川芎 10g，柴胡 10g，枳壳 10g，牛膝 10g，甘草 10g，桔梗 10g，丹参 20g，丹皮 15g。经行发热者加黄芩 15g，青蒿 15g；大便干结加大黄 15g，枳实 10g；腹痛者加鱼腥草 20g，地鳖虫 15g，五灵脂 15g；口苦咽干，烦躁易怒者加栀子 15g，黄芩 15g。

（5）肾虚血瘀

［主要证候］经期或经后腹痛，腰部酸胀，月经量或多或少或有血块，不孕，头晕目眩，大便不实，小便频数，舌质淡暗或有瘀点瘀斑，舌苔薄白，脉沉细而涩。

［证候分析］素体肾虚，冲任失于温养，血行涩滞，瘀阻胞中，不通则痛，故而经期经后腹痛；肾虚腰失所养则腰骶酸痛；肾虚阳衰，宫寒不能摄精成孕则不孕；肾虚封藏失司，冲任失调故而月经

量或多或少；肾虚髓海不充或膀胱失约则见头晕目眩，小便频数；舌脉均为肾虚血瘀之象。

［治法］益肾调经，活血祛瘀。

［方药］归肾丸合桃红四物汤。熟地黄 20g，山药 20g，山茱萸 15g，茯苓 20g，当归 20g，枸杞子 20g，杜仲 15g，菟丝子 25g，桃仁 15g，红花 15g，川芎 10g，白芍 20g。腰背酸痛甚者加仙灵脾 20g，桑寄生 15g，狗脊 15g；大便不实者加补骨脂 20g，赤石脂 20g。

5. 西医治疗

（1）激素治疗

1）丹那唑：丹那唑是一种合成甾体 17α- 乙炔睾丸酮的衍生物。其主要作用是抑制下丘脑 GnRH 产生，从而使 FSH、LH 合成及释放减少，导致卵巢功能受抑制。亦可直接抑制卵巢甾体激素的合成或竞争性与雌、孕激素受体结合，从而导致异位内膜萎缩，不排卵及闭经。丹那唑还有轻度雄激素作用，产生毛发增多，声音变低沉，乳房变小及痤疮出现等男性化表现。另一常见副作用是水分潴留及体重增加。患有高血压、心脏病或肾功能不全者不宜应用。丹那唑主要通过肝脏代谢，并可能对肝细胞产生一定损害，故患有肝脏疾患的妇女禁用。常用剂量为 400mg/ 天，为 2 ～ 4 次口服，从月经开始服用，一般在 1 个月左右症状即有所减轻。如无效，可加至 600 ～ 800mg/ 天，取得效果后再逐渐减至 400mg/ 天。疗程一般为 6 个月，90% ～ 100% 均取得闭经的效果。丹那唑对盆腔腹膜的内异症疗效较好，对大于 1cm 直径卵巢异位肿块疗效较差。

2）内美通（Nemestran）：内美通即 3 烯高诺酮（R2323），为 19 去甲睾丸酮衍生物，具有较高抗孕激素活性及中度抗雌激素作用，抑制 FSH 及 LH 分泌，使体内雌激素水平下降，异位内膜萎缩、吸收。

3）促性腺激素释放激素激动剂（GnRHa）：1982 年 Meldtum 及 Lemay 报道，应用 LHRHa 治疗内异症获得良好效果。LHRH 对垂体有双相作用。LHRH 大量持续应用，使垂体细胞呈降调反应，即垂体细胞受体被激素占满无法合成释放 FSH、LH 而起反调节作用。副反应为潮热、阴道干燥、头痛、阴道少量流血等。

4）三苯氧胺（Tamoxifen，TMX）：三苯氧胺为双苯乙烯衍生物。剂量为 10mg×2/ 天，月经第五天开始，20 天为 1 疗程。

5）合成孕激素：可用炔异诺酮、炔诺酮或甲孕酮（安宫黄体酮）等行周期性治疗，使异位内膜退化。从月经周期第六天开始至第二十五天，每日口服上述一种药物 5 ～ 10mg。疗程视治疗效果而定，此法可抑制排卵。因此，对希望生育者，可从月经周期第十六天开始到第二十五天，每日应用炔异诺酮或炔诺酮 10mg。这样既可控制子宫内膜异位症，又不致于影响排卵。部分病例在治疗期有较重的副作用，如恶心、呕吐、头痛发胀、子宫绞痛、乳房疼痛，以及由于水分潴留和食欲改善而体重过度增加等，给予镇静剂、止吐剂、利尿药和低盐饮食可以减轻。

6）睾丸素：睾丸素对本症也有一定疗效。应用剂量应随病人之耐受量而定。最佳初始剂量为 10mg，每日 2 次，于月经周期后 2 周开始口服。这种剂量很少影响月经周期及发生男性化副作用，但要达到止痛目的常需持续服用几个周期。此后可减低剂量再维持治疗一段时间，停药观察。如能妊娠，则本病即能治愈。

（2）手术治疗

手术治疗为子宫内膜异位症的主要方法，因为在直视下可以基本上明确病灶范围和性质，对解除疼痛，促进生育功能效果较好，疗程短，尤其对纤维化多，粘连紧密，药物不易奏效的重症患者。较大卵巢内膜样囊肿，药物治疗无效，手术尚有可能保留有效卵巢组织。手术可分为保守性手术，半根治性手术和根治性手术 3 种。

1）保守性手术：保守性手术主要用于年轻、有生育要求者。保留子宫及附件（尽量保留双侧），只是切除病灶，分离粘连，重建卵巢，修复组织。近年来应用显微外科手术，切除异位病灶，仔细缝合创面，重建盆腔腹膜，认真止血，彻底冲洗，使手术效果臻于完善，提高手术后妊娠成功率，降低复发率。腹腔镜手术，通过腹腔镜检查，可明确诊断，可用特种设计的刀、剪、钳等进行病灶切除，分离粘连。在腹腔镜下可用 CO_2 激光器或氦－氖激光器烧灼病灶，即在耻骨联合上 2cm 处做第二切口，激光刀通过这切口的套管进入盆腔，在腹腔镜直视下烧灼病灶。也可经腹腔镜穿刺吸出囊液，再用生理盐水冲洗，然后注入无水乙醇 5 ～ 10mL，固定 5 ～ 10 分钟后吸出，最后用生理盐水冲洗后吸出。在腹腔镜下还可行输卵管通液检查。B 超下行卵巢内膜样囊肿穿刺术，对手术剥离术后或腹腔镜下穿刺后复发病例，可考虑超声下穿刺术及药物治疗。剖腹保守性手术，用于较严重病灶粘连患者，尤其是无腹腔镜设备医疗机构或腹腔镜掌握不熟练者，皆可实行剖腹手术分离粘连，挖除卵巢子宫内膜样囊肿，尽可能保留正常的卵巢组织，如病灶仅限于一侧且较重，另一侧正常，有人主张将病侧附件切除，这样做妊娠率较保留病侧卵巢后的为高。还可做简单子宫悬吊术。是否做骶前神经切除值得商榷。保守手术的重要目的之一，是希望妊娠足月分娩，故术前应对夫妇双方进行彻底的不孕不育检查。术后复发者仍可再次采用保守手术，仍可获得疗效。

2）半根治手术：无生育要求，病灶严重，而年龄较轻者（< 45岁），可行子宫和病灶全切，但尽可能保留一侧正常的卵巢组织，以避免绝经期症状过早出现。一般认为，半根治术后复发率低，后遗症少。切除子宫可去除具有活力的子宫内膜细胞种植的来源，从而可减少复发机会。但因保留了卵巢仍有可能复发。

3）根治性手术：年龄接近绝经期，尤其病情重，有过复发者，应实行全子宫及双侧附件切除。手术时尽可能避免卵巢内膜囊肿破裂。囊液流出时应尽快吸尽，冲洗。术后出现更年期综合征者，可用镇静剂及尼尔雌醇。腹壁、会阴切口处发生子宫内膜异位症者，应彻底切除，否则会复发。子宫内膜异位症患者常合并排卵功能障碍，故不论采用激素治疗或保守性手术治疗，皆可用HMG或（及）克罗米芬促卵泡成熟排卵。如为生育而进行保守手术治疗者，可应用激素治疗3～6个月以巩固疗效。但有人认为，术后1年是妊娠最易发生的时间，用丹那唑或甲孕酮治疗，反而减少受孕机会因此不主张用。

6. 验案举例

（1）子宫内膜异位症之痛经案1

杨某，女，35岁。已婚。2000年7月9日初诊。

[主诉] 痛经3年余。

[现病史] 患者自述孕2产1人流1。平素月经周期规律，3～5/28～30。量中等，色红，质稀，痛经（+-）。3年前因情志因素刺激出现经行腹痛，呈进行性加重，量多，色紫黯，有血块，伴乳房胀痛。舌紫黯，苔薄白，脉弦数。B超提示：左侧卵巢巧克力

囊肿（3cm×2cm×2cm）。

[中医诊断] 痛经（气滞血瘀证）。

[西医诊断] 子宫内膜异位症；左卵巢巧克力囊肿。

[治法] 舒肝止痛，祛瘀散结。

[方药] 当归 15g，川芎 6g，熟地黄 12g，川牛膝 15g，郁金 15g，栀子 9g，赤芍 15g，白芍 15g，茯苓 15g，香附 12g，炒川楝子 12g，蒲黄 12g（包煎），五灵脂 12g，三棱 9g，莪术 9g，桃仁 10g，炮姜 10g，益母草 10g。

共 7 剂，水煎服，日 1 剂。

二诊（7 月 22 日）：患者 7 月 16 日行经，痛经症状好转。经量减少，色暗，少有血块。原处方去蒲黄、炒川楝子，加白术 10g，党参 10g。

三诊（10 月 30 日）：痛经消失。B 超提示左卵巢巧克力囊肿消失。

按语：高慧教授认为，女子以肝为先天，且肝以血为用，该患者因肝郁气滞而诱发经行腹痛，故在治疗时当在补血柔肝的基础上活血消癥，理气止痛。二诊时，疼痛减轻，应酌情减行气药，以免气行太过伤血，酌加白术、党参以补气扶正。

（2）子宫内膜异位症之痛经案 2

李某，女，26 岁，已婚。2013 年 8 月 2 日初诊。

[主诉] 痛经 5 年余。

[现病史] 患者既往月经周期规律，4 ～ 7/28，量可，色红，无腹痛，孕 1 产 1。近 5 年来经行下腹冷痛，喜温喜按，色黯，量可，有少量血块，纳眠可，二便调。舌淡红，苔白滑，脉沉紧。妇科检查：外阴已产式，阴道（–），宫颈光滑，子宫后位，活动欠佳，后

穹窿可触及2个痛性结节，双附件未扪及包块。

[中医诊断] 痛经（寒凝血瘀证）。

[西医诊断] 子宫内膜异位症。

[治法] 温经散寒，化瘀止痛。

[方药] 当归12g，川芎6g，川牛膝15g，肉桂6g，炮姜6g，附子3g，延胡索15g，乌药15g，小茴香15g，蒲黄炭12g（包煎），五灵脂12g，没药15g，赤芍15g，吴茱萸3g，香附10g，补骨脂10g，巴戟天10g，黄精10g，炙甘草6g。

共7剂，水煎服，日1剂。

二诊（8月10日）：痛经症状减轻。处方同上。连续治疗3个月后，痛经消失，未复发。

按语：高慧教授认为，女子寒凝血瘀之证，除了温经散寒，活血化瘀之外，还应补肾调冲，故在温经散寒，活血行气止痛药中，酌情加补骨脂、巴戟天、黄精以补肾调冲，补肾助阳以散寒邪。

（三）闭经

女子年逾18周岁，月经尚未来潮，或月经来潮后又中断6个月以上者，称为“闭经”，前者称原发性闭经，后者称继发性闭经，古称“女子不月”“月事不来”“经水不通”“经闭”等。妊娠期、哺乳期或更年期的月经停闭属生理现象，不作闭经论，有的少女初潮2年内偶尔出现月经停闭现象，可不予治疗。

本病属难治之症，病程较长，疗效较差，因此，必要时应采用多种方法综合治疗以提高疗效。因先天性生殖器官缺如，或后天器质性损伤致无月经者，因药物治疗难以奏效，不属本节讨论范围。

西医将闭经分为原发性和继发性，以 18 岁作为诊断的界限。但因为闭经的病因和病理生理机制十分复杂，加上环境和时间的变迁以及医学的发展，人们对闭经的认识、诊断标准和治疗方案都有了较大的改变和进步。近一个世纪以来，月经初潮的平均年龄已由 15 岁提前到 13 岁，一般在初潮前 2 年开始出现第二性征，故原发性闭经的定义有所修正。原发性闭经系指年龄超过 16 岁（有地域性差异），第二性征已发育，或年龄超过 14 岁，第二性征尚未发育，且无月经来潮者；继发性闭经则指以往曾建立正常月经周期，但此后因某种病理性原因而月经停止 6 个月以上，或按自身原来月经周期计算停经 3 个周期以上者。根据其发生原因，闭经又可分为生理性和病理性，青春期前、妊娠期、哺乳期以及绝经期后的月经不来潮均属生理现象。

1. 病因病机

发病机理主要是冲任气血失调，有虚、实两个方面，虚者由于冲任亏败，源断其流；实者因邪气阻隔冲任，经血不通。导致闭经的病因复杂，有先天因素，也有后天获得，可由月经不调发展而来，也有因他病致闭经者。常见的分型有肾虚、脾虚、血虚、气滞血瘀、寒凝血瘀和痰湿阻滞。

（1）肾虚

先天不足，少女肾气未充，精气未盛，或房劳多产，久病伤肾，以致肾精亏损，冲任气血不足，血海不能满溢，遂致月经停闭。

（2）脾虚

饮食不节，思虑或劳累过度，损伤脾气，气血化生之源不足，冲任气血不充，血海不能满溢，遂致月经停闭。

（3）血虚

素体血虚，或数伤于血，或大病久病，营血耗损，冲任血少，血海不能满溢，遂致月经停闭。

（4）气滞血瘀

七情内伤，素性抑郁，或忿怒过度，气滞血瘀，瘀阻冲任，气血运行受阻，血海不能满溢，遂致月经停闭。

（5）寒凝血瘀

经产之时，血室正开，过食生冷，或涉水感寒，寒邪乘虚客于冲任，血为寒凝成瘀，滞于冲任，气血运行阻隔，血海不能满溢，遂致月经停闭。

（6）痰湿阻滞

素体肥胖，痰湿内盛，或脾失健运，痰湿内生，痰湿、脂膜壅塞冲任，气血运行受阻，血海不能满溢，遂致月经停闭。

2. 发病机制

与月经有关的器官包括子宫、卵巢、垂体及下丘脑，任何一个环节发生障碍都可能出现闭经。根据障碍发生的部位可分为子宫性、卵巢性、垂体性及下丘脑性 4 种类型。

（1）子宫性闭经

闭经的原因在子宫，虽卵巢功能正常，但子宫内膜不能产生正常的反应，因而不来月经。引起子宫性闭经常见的疾病如下。

1）先天性子宫发育不全或缺如：由于胚胎时副中肾管发育不全或不发育所致。表现为原发性闭经。青春发育后，第二性征如乳房，外生殖器，阴、腋毛等均发育正常。若测基础体温有时可显示有排卵，还可表现有周期性乳房胀痛及小腹不适；染色体及性腺均为正常女性；各种卵巢激素及垂体促性腺激素 FSH，LH 等均在正常女性水平；盆腔检查及B超证实无子宫。若原发闭经伴周期性腹痛者应考虑是先天性子宫或阴道的畸形，如阴道有隔或处女膜闭锁等。因生殖道不畅，经血不能排出。B超可发现子宫积血和阴道积血。手术将通道打开会恢复正常月经。而先天性子宫发育不全或缺如则永远不会有月经。

2）子宫内膜损伤或粘连：子宫内膜损伤或粘连常发生于人工流产后，产后或流产后刮宫，由于过度搔刮损伤了子宫内膜，或手术后感染造成宫腔粘连，出现闭经。当宫腔部分粘连时，使经血不能流出，表现为闭经同时伴有周期性腹痛及下坠感。将症状与基础体温对照，或B超发现子宫积血，即可明确诊断。有些感染如结核性子宫内膜炎，流产或产后严重的子宫内膜炎均可使内膜遭破坏而导致闭经，一般为继发性闭经。若少女在青春期前感染子宫内膜结核则表现为原发性闭经。子宫治疗，子宫或子宫内膜切除后或宫腔内放射治疗后均可出现子宫性闭经。对雄激素不敏感综合征，又称睾丸女性化。这是一种特殊形式的子宫性闭经。患者核型为46，XY，性腺为睾丸，由于靶器官缺乏雄激素受体或受体不能发生正常的生物功能，因而未能发育为正常男性。完全型睾丸女性化外表极似女性，有乳房发育，但子宫缺如，阴道上段为盲端。患者往往由于青春期后原发性闭经来就诊。

（2）卵巢性闭经

卵巢性闭经指原发于卵巢本身的疾患或功能异常所致的闭经。可为先天的，亦可是后天的。诊断卵巢性闭经的2个主要内分泌指标是雌激素水平下降和促性腺激素水平升高。

1）先天性卵巢发育不全：先天性卵巢发育不全，又称Turner综合征，是少女原发性闭经中最多见的一种。这是一种性染色体异常的疾病，多数是X染色体数目异常，基本核型是45，X，也可为性染色体结构异常，如X染色体等臂，长臂或短臂的缺失，环状X染色体等。还有些是多种核型的嵌合体。本病患者除原发性闭经和第二性征不发育外，多有一组躯体异常表现，如身材矮小、颈状蹼、多面痣、桶状胸，肘外翻及其他畸形。少数与46、XX嵌合的病例可能表现为继发性闭经或偶有正常月经。

2）单纯性腺发育不全：包括46、XX单纯性腺发育不全和46、XY单纯性腺发育不全。二者除核型不同外，临床表现相似。均表现为原发性闭经，第二性征不发育。个高，四肢长，体形为阉割型。性腺多呈条索状。核型为XY的性腺易发生肿瘤。北京协和医院曾报道过5例XY单纯性腺发育不全，均切除性腺，病理证实4例已发生肿瘤，其中性腺母细胞瘤2例，性索瘤与支持细胞瘤各1例。所以XY单纯性腺发育不全者均应尽早手术切除性腺。

3）卵巢早衰：卵巢早衰又称早绝经，即绝经发生在40岁以前。偶见于20岁以下青年女性。多数为继发性闭经，极少为原发性闭经。卵巢萎缩，雌激素水平低落，FSH升高达绝经水平。卵巢早衰的真正机制尚不十分清楚。有人观察到卵巢早衰与自身免疫系统有关，因发现卵巢早衰常与多种自身免疫病相伴随，如Addison病，甲状腺炎，甲状旁腺功能低下，重症肌无力，糖尿病等，通过测出抗卵巢组织的抗体，已观察到卵巢上有抗促性腺激素受体抗体，阻碍FSH与细胞膜上的受体结合。亦有报道发现卵巢早衰有家族因素，即患者母亲或姐妹中有早绝经的情况。

4）卵巢不敏感综合征：临床表现同卵巢早衰，可为原发性闭经或早绝经。与卵巢早衰不同的是，此类患者卵巢中有为数不少的正常卵泡，但处于休止状态，不能发育成熟和排卵。卵巢不敏感综合征的发病机制亦不十分清楚。较多的解释是卵巢存在抗促性腺激素受体抗体或受体后生物功能障碍。该病的生殖激素变化与卵巢早衰相同，若B超或腹腔镜见到卵巢不萎缩且有小卵泡存在，则可以与卵巢早衰进行鉴别。

5）去卵巢综合征：卵巢切除或组织被破坏。多由于手术切除双侧卵巢或双侧卵巢经放射治疗后，卵巢组织被破坏以致功能丧失，表现为原发性或继发性闭经。严重卵巢炎症也可破坏卵巢组织而致闭经。

（3）垂体性闭经

垂体的病变所致促性腺激素的合成及分泌障碍，从而影响卵巢功能而导致闭经。

1）原发性垂体促性腺功能低下：原发性垂体促性腺功能低下是一种少见的遗传病，表现为孤立性促性腺激素缺乏，患者常为原发性闭经，性征不发育，有些还伴有嗅觉障碍。垂体促性腺激素FSH与LH以及卵巢性激素均为低水平。

2）继发性垂体前叶功能低下：由于垂体损伤、出血、炎症、放射及手术等破坏了垂体前叶功能，造成促性腺激素及垂体前叶其他激素，如促甲状腺激素及促肾上腺皮质激素等的缺乏。故除有性腺功能低下外，有时还会有甲状腺功能低下和肾上腺皮质功能低下，表现出闭经、消瘦、乏力、怕冷、低血糖、低血压、低基础代谢及性欲减退等。由于产后大出血、休克引起垂体前叶组织缺血坏死而发生的席汉综合征，是继发性垂体前叶功能低下的典型情况。

3）垂体肿瘤：垂体肿瘤亦是垂体性闭经较常见的病因，可直接破坏垂体前叶功能或因破坏了下丘脑与垂体间调节通道，干扰了生殖激素的分泌与调节，导致闭经。垂体肿瘤的种类很多，如生长激素瘤、泌乳素瘤、促甲状腺激素腺瘤、促肾上腺皮质激素腺瘤、促性腺激素腺瘤的混合瘤以及无功能垂体腺瘤等。与闭经有关的最常见的垂体瘤是泌乳素瘤。

（4）下丘脑性闭经

下丘脑性闭经指障碍在下丘脑或下丘脑以上。由于下丘脑促性腺激素释放激素（GnRH）缺乏或分泌形式失调而导致闭经。包括下丘脑－垂体单位功能异常、中枢神经系统－下丘脑功能异常，以及其他内分泌异常引起的下丘脑不适当的反馈调节所致的闭经。

1）下丘脑－垂体单位功能异常：可为先天性下丘脑－垂体功能缺陷，亦可为继发于损伤后，肿瘤、炎症及放射等所致的下丘脑激素 GnRH 合成和分泌障碍。临床上最常见的下丘脑－垂体单位功能异常所致的闭经是高泌乳素血症。这是由于下丘脑泌乳素抑制因子（主要是多巴胺）缺乏，使垂体分泌过多的泌乳素。此外，任何其他原因妨碍了多巴胺对泌乳素分泌的抑制，都可发生高泌乳素血症。如肿瘤压迫垂体柄会阻断多巴胺对泌乳素分泌的抑制；某些药物因能消耗多巴胺的贮备或阻断多巴胺受体作用而使泌乳素分泌增加，如甲氧氯普氯普胺（灭吐灵）、氯丙嗪（冬眠灵）等药物。其他垂体腺瘤、甲状腺功能低下、吸吮乳头和胸部刺激等亦可引起泌乳素分泌增加。升高的泌乳素还可作用于下丘脑，抑制 GnRH 的合成与释放；作用于垂体，可降低垂体对 GnRH 的敏感性；作用于卵巢，可干扰卵巢甾体激素的合成。除闭经外，泌乳也常常是高泌乳素血症的重要表现之一。然而许多患者自己不能发现泌乳，约半数以上是因闭经或月经不调就诊时体检发现的。实验室检查会发现血泌乳素水平升高（＞30ng/mL），促卵泡激素（FSH）、促黄体生成激素（LH）相当或低于正常早卵泡期水平，雌激素水平低落。为除外垂体瘤，应做鞍区影像学检查。必要时还应当检查视野，以警惕肿瘤压迫视神经所致的视野缺损。

2）中枢神经系统－下丘脑功能异常：精神因素，外界或体内环境的改变可以通过中枢神经系统，经大脑皮质，丘脑及下丘脑的神经内分泌途径，或经大脑边缘系统影响下丘脑功能而导致闭经。在青年女子中，较常见的典型情况如受精神刺激，情绪紧张或更换环境后可突然闭经。FSH、LH 和雌二醇（E_2）水平可在正常范围，由于 GnRH 脉冲分泌的节律受到干扰导致无排卵从而出现闭经。因刻意减肥，追求苗条身材所致的神经性厌食在青少年女孩中屡见不鲜。她们从节食到厌食或形成怪癖的饮食习惯，严重消瘦，闭经，以致发生甲状腺、肾上腺、性腺及胰腺等多器官的功能低下，甚至发生水及电解质紊乱和重度营养不良，此类患者多数可追问出与精神心理因素有关的病史。一般 FSH、LH 和 E_2 水平均低下。此外，假孕也是一种精神心理因素导致的中枢下丘脑功能异常。常发生于盼子心切的不孕妇女。

3）其他内分泌异常引起不适当的反馈调节：雄激素过多，过多的雄激素可来自卵巢及（或）肾上腺。临床上在青少年女子中最常见的是多囊性卵巢综合征。其主要的病理生理特点是雄激素过多及持续无排卵，表现为闭经或月经失调，多毛和肥胖，以及卵巢多囊性增大等一系列症状与体征。过多的雄激素主要来源于卵巢，部分来自肾上腺，增加的雄激素在周围组织内转化为雌激素。这种持续的无周期性的雌激素转化使垂体对 Gn-RH 的敏感性增强，导致 LH 分泌增多，并失去周期性，而 FSH 相对不足。多囊性卵巢综合征患者血循环中的雄激素水平约比正常女性高 50% ～ 100%。若雄激素异常升高，应注意与其他情况进行鉴别，如卵巢或肾上腺分泌雄激素的肿瘤，酶缺陷所致的先天性肾上腺皮质增生及其他性发育异常。先天性肾上腺皮质增生是女孩中另一种较常见的雄激素过多情况，是由于肾上腺皮质在合成类固醇激素过程中缺乏某种酶而生成过多的雄激素，使下丘脑－垂体－性腺轴功能受干扰而出现月经不调或闭经。除此之外，患者常有不同程度的男性化甚至生殖器畸形。甲状腺激素异常，甲状腺激素参与体内各种物质的新陈代谢。因此，甲状腺激素过多或过少都可直接影响生殖激素及生殖功能，如有些甲亢患者可表现有月经过少或闭经。分泌性激素肿瘤，以卵巢和肾上腺肿瘤多见。肿瘤分泌过多的性激素可通过反馈机制抑制下丘脑及垂体的分泌调节功能，破坏其周期性，导致无排卵或闭经。根据血中雌激素或雄激素水平异常增高的特点，可判断肿瘤分泌激素的性质。仔细的盆腔检查，相应部位的影像学检查，如盆腔及肾上腺B超、CT扫描、MRI等有助于肿瘤的确诊。运动与闭经，运动员、芭蕾舞演员等因从事大运动量活动，身体中脂肪过少，会出现运动性闭经。因能量的消耗以及训练和比赛的精神压力均可影响神经内分泌代谢功能，使下丘脑GnRH分泌异常，导致闭经。药物性闭经，有些药物能影响下丘脑功能而引起闭经，特别是噻嗪类镇静药，大剂量应用常能引起闭经泌乳，停药后月经能恢复。少数妇女注射长效避孕针或长期口服大剂量避孕药后导致继发性闭经，是药物对下丘脑－垂体轴持续性的抑制所致。肥胖，肥胖有时伴其他内分泌异常，这里指单纯肥胖。体重与下丘脑－垂体－性腺轴关系密切。脂肪组织是雌激素蓄积场所，又是雄激素腺外转化为雌激素的主要部位。过多的脂肪组织导致雌激素的增加，而这种无周期性生成的雌激素通过反馈机制，对下丘脑－垂体产生持续的抑制，导致无排卵或闭经。

3. 辨证论治

在确诊闭经之后，尚须明确是经病还是他病所致，因他病致闭经者，需先治他病然后调经。

辨证重在辨明虚实或虚实夹杂的不同情况。治疗时，虚证者治以补肾滋肾，或补脾益气，或补血益阴，以滋养经血之源；实证者治以行气活血，或温经通脉，或祛邪行滞，以疏通冲任经脉。本病虚证多实证少，切忌妄行攻破之法，犯虚虚实实之戒。

（1）肾虚型

1）肾气虚证

[**主要证候**] 月经初潮推迟，或月经后期量少，渐至闭经，头晕耳鸣，腰酸腿软，小便频数，性欲淡漠，舌淡红，苔薄白，脉沉细。

[**证候分析**] 肾气不足，精血衰少，冲任气血不足，血海不能满溢，故月经初潮推迟，或后期量少，渐至停闭；肾虚不能化生精血，髓海、腰府失养，故头晕耳鸣，腰酸腿软；肾气虚，阳气不足，故性欲淡漠；肾虚不能温化膀胱，故小便频数。舌淡红，苔薄白，脉沉细，也为肾气虚之征。

[**治法**] 补肾益气，养血调经。

[**方药**] 大补元煎加丹参、牛膝。若闭经日久，畏寒肢冷甚者，酌加菟丝子、肉桂、紫河车；夜尿频数者，酌加金樱子、覆盆子。

2）肾阴虚证

[**主要证候**] 月经初潮来迟，或月经后期量少，渐至闭经，头晕耳鸣，腰膝酸软，或足跟痛，手足心热，甚则潮热盗汗，心烦少寐，颧红唇赤，舌红，苔少或无苔，脉细数。

[**证候分析**] 肾阴不足，精血亏虚，冲任气血虚少，血海不能满

溢，故月经初潮来迟，或后期量少，渐至停闭；精亏血少，上不能濡养空窍，故头晕耳鸣，下不能濡养外府，故腰膝酸软，或足跟痛；阴虚内热，故手足心热；热劫阴液外泄，故潮热盗汗；虚热内扰心神，则心烦少寐；虚热上浮，则颧红唇赤。舌红，少苔或无苔，脉细数，也为肾阴虚之征。

［**治法**］滋肾益阴，养血调经。

［**方药**］左归丸。若潮热盗汗者，酌加青蒿、鳖甲、地骨皮；心烦不寐者，酌加柏子仁、丹参、珍珠母；阴虚肺燥，咳嗽咯血者，酌加白及、仙鹤草。

3）肾阳虚证

［**主要证候**］月经初潮来迟，或月经后期量少，渐至闭经，头晕耳鸣，腰痛如折，畏寒肢冷，小便清长，夜尿多，大便溏薄，面色晦黯，或目眶黯黑，舌淡，苔白，脉沉弱。

［**证候分析**］肾阳虚衰，脏腑失于温养，精血化生之源不足，冲任气血不足，血海不能满溢，故月经初潮来迟，或后期量少，渐至停闭；肾阳虚衰，阳气不布，故形寒肢冷；肾阳虚，不足以温养体海、外府，故头晕耳鸣，腰痛如折；肾阳虚膀胱气化失常，故小便清长，夜尿多；肾阳虚不能温运脾阳，运化失司，故大便溏薄；肾在色为黑，肾阳虚，故面色晦黯，目眶黯黑。舌淡，苔白，脉沉弱，也为肾阳虚之征。

［**治法**］温肾助阳，养血调经。

［**方药**］十补丸（《济生方》）。

熟地黄、山药、山茱萸、泽泻、茯苓、丹皮、肉桂、五味子、炮附子、鹿茸。

方中鹿茸、炮附子、肉桂温肾壮阳，填精养血；熟地黄、山茱萸补肾益精血，更助山药以资生化之源；少佐以泽泻、茯苓渗湿利水，丹皮清泻虚火，与温肾药配伍，使补而不滞，温而不燥；五味子助肉桂引火归原，纳气归肾。全方温肾助阳，滋养精血，肾气旺盛，任冲通盛，月事以时下。

（2）脾虚型

[主要证候] 月经停闭数月，肢倦神疲，食欲不振，脘腹胀闷，大便溏薄，面色淡黄，舌淡胖有齿痕，苔白腻，脉缓弱。

[证候分析] 脾虚生化之源亏乏，冲任气血不足，血海不能满溢，故月经停闭数月；脾虚运化失职，湿浊内盛，故食欲不振，脘腹胀闷，大便溏薄；脾主四肢，脾虚中气不振，故肢倦神疲。舌淡胖，有齿痕，苔白腻，脉缓弱，也为脾虚之征。

[治法] 健脾益气，养血调经。

[方药] 参苓白术散（《和剂局方》）加当归、牛膝。

人参、白术、茯苓、白扁豆、甘草、山药、莲子肉、桔梗、薏苡仁、砂仁。

（3）血虚型

[主要证候] 月经停闭数月，头晕目花，心悸怔忡，少寐多梦，皮肤不润，面色萎黄，舌淡，苔少，脉细。

[证候分析] 营血亏虚，冲任气血衰少，血海不能满溢，故月经停闭；血虚上不能濡养脑髓清窍，故头晕目花；血虚内不养心神，故心悸怔忡，少寐多梦；血虚外不荣肌肤，故皮肤不润，面色萎黄。舌淡，苔少，脉细，也为血虚之征。

[治法] 补血养血，活血调经。

[方药] 小营煎（《景岳全书》）加鸡内金、鸡血藤。

当归、熟地黄、白芍、山药、枸杞子、炙甘草。

方中熟地黄、枸杞子、白芍填精养血，山药、鸡内金、炙甘草健脾以生血；当归、鸡血藤补血活血调经。全方合用，养血为主，兼能活血通络。若血虚日久，渐至阴虚血枯经闭者，症见月经停闭，形体羸瘦，骨蒸潮热，或咳嗽唾血，两颧潮红，舌绛苔少，甚或无苔，脉细数。治宜滋肾养血，壮水制火，方用补肾地黄汤（《陈素庵妇科补解》）。

熟地黄、麦冬、知母、黄柏、泽泻、山药、远志、茯神、丹皮、酸枣仁、玄参、桑螵蛸、竹叶、龟甲、山茱萸。

方中知柏地黄丸滋肾阴泻相火，佐以玄参、龟甲、桑螵蛸滋阴潜阳，竹叶、麦冬清心火，远志、酸枣仁宁心神，使心气下通，胞脉流畅，月事自来矣。

（4）气滞血瘀型

[主要证候] 月经停闭数月，小腹胀痛拒按；精神抑郁，烦躁易怒，胸胁胀满，嗳气叹息，舌紫黯或有瘀点，脉沉弦或涩而有力。

[证候分析] 气机郁滞，气滞血瘀，瘀阻冲任，血海不能满溢，故月经停闭；瘀阻胞脉，故小腹胀痛拒按；气机不畅，故精神抑郁，烦躁易怒，胸胁胀满，嗳气叹息。舌紫黯或有瘀点，脉沉弦或涩而有力，也为气滞血瘀之征。

[治法] 行气活血，祛瘀通络。

[方药] 膈下逐瘀汤（《医林改错》）。

当归、赤芍、桃仁、川芎、枳壳、红花、延胡索、五灵脂、丹皮、乌药、香附、甘草。

方中枳壳、乌药、香附、延胡索行气活血止痛；赤芍、桃仁、丹皮、五灵脂活血祛瘀止痛；当归、川芎养血活血调经；甘草调和诸药。全方行气活血，祛瘀行滞，故能通络。

若烦躁、胁痛者，酌加柴胡、郁金、栀子；夹热而口干，便结，脉数者，酌加黄柏、知母、大黄。

（5）寒凝血瘀型

［主要证候］月经停闭数月，小腹冷痛拒按，得热则痛缓，形寒肢冷，面色青白，舌紫黯，苔白，脉沉紧。

［证候分析］寒邪客于冲任，与血相搏，血为寒凝致瘀，瘀阻冲任，气血不通，血海不能满溢，故经闭不行；寒客胞中，血行不畅，“不通则痛”，故小腹冷痛拒按，得热后血脉暂通，故腹痛得以缓解；寒伤阳气，阳气不达，故形寒肢冷，面色青白。舌紫黯，苔白，脉沉紧，也为寒凝血瘀之征。

［治法］温经散寒，活血调经。

［方药］温经汤。

若小腹冷痛较剧者，酌加艾叶、小茴香、姜黄；四肢不温者，酌加制附子、仙灵脾。

（6）痰湿阻滞型

［主要证候］月经停闭数月，带下量多，色白质稠，形体肥胖，或面浮肢肿，神疲肢倦，头晕目眩，心悸气短，胸脘满闷，舌淡胖，苔白腻，脉滑。

［证候分析］痰湿阻于冲任，内积血海，经血不能满溢，故月经数月不行；痰湿下注，损伤带脉，故带下量多，色白质稠；痰湿内盛，故形体肥胖；痰湿困阻脾阳，运化不良，水湿泛溢肌肤，故面浮肢肿，神疲肢倦；痰湿停于心下，清阳不升，故头晕目眩，心悸气短，胸脘满闷。舌淡胖，苔白腻，脉滑，也为痰湿之征。

［治法］豁痰除湿，活血通经。

［方药］丹溪治湿痰方（《丹溪心法》）。

苍术、白术、半夏、茯苓、滑石、香附、川芎、当归。

方中苍术、半夏燥湿化痰；白术、茯苓健脾祛湿；滑石渗利水湿；当归、川芎、香附行气活血。痰湿去则冲任、血海自无阻隔，而获通经之效。

若胸脘满闷者，酌加瓜蒌、枳壳；肢体浮肿明显者，酌加益母草、泽泻、泽兰。

4. 针灸治疗

（1）体针 1

1）取穴。主穴：长强。配穴：肾俞、阴交、三阴交、地机、八髎。

2）治法。以长强为主，效不显加配穴。先令病人取俯卧位，在尾骨下端与肛门之间中点陷凹中取穴，以 28 号针刺入 1 寸深，施强刺激手法。留针 20 分钟，隔 5 分钟行针 1 次。配穴：前三穴针刺，中等刺激，补法或平补平泻法；后二穴以指针按揉 5 ～ 6 分钟。每日或隔日 1 次，10 次为 1 疗程。

3）疗效评价。以上法共治 40 例，结果痊愈 36 例，无效 4 例，总有效率 90%，说明本法适用于继发性闭经。

（2）体针 2

1）取穴。主穴：中极、十七椎下、公孙、次髎。配穴：Ⅰ型为冲、任、督三脉不足，气血亏虚，脉络失养，加关元、气穴、百会、神门、肝俞、志室、肓俞、复溜、气门；Ⅱ型为邪侵冲任，气血瘀阻，脉络失宣，加中脘、大赫、子宫、肾俞、肝俞、脾俞、蠡沟、三阴交。

2）治法。主穴为主，据不同证型酌加配穴。每次取 6 ～ 8 穴，穴位常规消毒，用捻转、提插、徐疾补泻法，骶部穴位得气后行雀啄法。Ⅰ型：腰部关元、气穴进针得气后缓慢由浅入深，反复行针1～3分钟，待有温热感，或加用温灸1～3壮；Ⅱ型：背部穴位浅刺，行捻转补法。隔日治疗1次，3个月为1疗程，月经来潮时停止治疗，待经净后继续针刺，一般治疗1个疗程。

3）疗效评价。共治疗30例，结果显效13例，有效14例，无效3例，总有效率为90%。

5. 耳穴压豆

（1）取穴

主穴。内生殖器、内分泌、皮质下。

配穴。肝、肾、心。

（2）治法

以主穴为主，酌加配穴。每次取2～3穴，双耳均选。以王不留行籽贴压，敷贴好后宜用拇食指反复按压至耳廓潮红充血，并嘱患者每日自行按压3～4次，3天换贴1次。月经来潮后宜再贴压1疗程，以巩固效果。一般3～5次为1个疗程。

（3）疗效评价

以上法共治40例，结果38例获效，2例无效，总有效率为95%。

6. 西医治疗

（1）全身治疗

女性生殖器官是整体的一部分，闭经的发生与神经内分泌的调控有关，因此，全身体质性治疗和心理学治疗在闭经中占重要地位。若闭经是由于潜在的疾病或营养缺乏而引起，应积极治疗全身性疾病，以提高机体体质，供给足够的营养，保持标准体重。若闭经受应激或精神因素影响，则应进行耐心的心理治疗，消除精神紧张和焦虑。

（2）子宫性闭经

对先天性无子宫或子宫内膜完全受损目前尚无计可施。由阴道或处女膜畸形所致的假性闭经可通过手术打通通道，使经血顺利排出。宫腔粘连者应探宫腔，视粘连情况行分离术，术后放置宫内避孕器数月以防止再发生粘连。

（3）卵巢性闭经

因卵巢本身功能低下，只能用性激素补充治疗。一般用雌、孕激素联合周期给药，模拟正常月经制造人工周期。这样能使这类闭经的女孩有和正常女孩类似的周期性月经，以保持正常女子的心理状态，更重要的是性激素补充治疗能预防她们的生殖道萎缩和发育不良，预防骨质疏松，促进性征发育。绝大多数卵巢性闭经患者，因卵巢中没有卵泡发育，故终身不能生育，除非接受由他人供卵的人工助孕技术。偶有卵巢早衰或卵巢不敏感综合征因卵巢中仍有少量残存的未发育卵泡，刺激后偶有排卵受孕的报道，但十分罕见。性染色体有Y的性腺功能低下者，应在切除性腺后用性激素补充治疗。

（4）垂体性闭经

对垂体性闭经，促性腺激素HMG（人绝经期促性腺激素）是最好的选择，并能获得相当高的排卵率和妊娠率。但因其价格较贵，且需要每天注射及严格的监测程序，只适用于已婚且希望生育的妇女。对未婚或不要求生育的垂体性闭经患者，主要治疗原则仍为激素替代治疗。方法同卵巢性闭经。

（5）下丘脑性闭经

这是闭经中最复杂的一种，但一般来讲，又是预后最好的一种。除治疗相应的原发病之外，还应根据患者体内雌激素水平和是否有生育要求采用以下原则。

1）有生育要求者，应积极诱导排卵。诱导排卵有以下几种方法：氯米芬，常用于多囊性卵巢综合征和体内有一定雌激素水平的某些下丘脑性闭经。先用孕激素撤退出血，于出血第5天始口服氯米芬50～100mg/天，连服5天。测基础体温以观察排卵。因其价格便宜，用法简便，是目前临床上应用最多的一种。人绝经期促性腺激素（HMG），几乎可用于所有下丘脑性闭经。黄体生成激素释放激素（LHRH），此种方法仅适用于下丘脑GnRH分泌异常而垂体与卵巢有正常反应的闭经患者。给药必须模拟生理性的GnRH脉冲分泌释放形式，断续地脉冲式静脉或皮下、肌内给药，亦有经鼻黏膜、肛门或阴道途径给药，其中静脉给药最理想。每90分钟注入5～20μg，给药期间监测排卵。溴隐亭，治疗高泌乳素血症引起的闭经，该药是一种多巴胺促效剂，作用于下丘脑，激活泌乳素抑制因子，抑制垂体分泌泌乳素，使血催乳素（PRL）水平下降。一般剂量为5～7.5mg/天。因可能产生直立性低血压、恶心、呕吐、头晕、便秘等副作用，所以应从小剂量开始，逐渐缓慢加量，并与食物同服，副作用会大大减轻。服药期间测基础体温监测排卵。

2）对无生育要求的雌激素水平低下的下丘脑性闭经，其治疗仍以性激素补充为主，未婚者待婚后需要生育时，再酌情选择上述诱导排卵治疗。

7. 验案举例

（1）闭经案1

肖某，女，35岁，已婚。2013年4月12日初诊。

[主诉] 月经停闭 2 年。

[现病史] 患者闭经 2 年，月经初潮 13 岁，4 ～ 5 /28，经量中等，色鲜红。闭经期间查女性 6 项激素提示正常，曾用过西药人工周期治疗 3 个月无效。现闭经 2 年余，自觉带下量少、色黄，时感腰酸、乏力，少腹胀痛，纳少，二便调，脉细无力，舌红，边有瘀点，苔白。

[诊断] 闭经（肾精不足，冲任失养）。

[治法] 补肾填精，调理冲任。

[方药] 黄芪 30g，当归 10g，川芎 10g，熟地黄 12g，巴戟天 10g，白术 10g，补骨脂 12g，山药 10g，菟丝子 10g，鸡血藤 30g，五味子 6g，黄精 15g，肉苁蓉 10g，地龙 10g，水蛭 10g，桃仁 12g，红花 6g，鹿角霜 10g，川楝子 10g。

共 7 剂，水煎服，日 1 剂。

二诊（4 月 21 日）：服药 7 剂，自觉带下量有所增加，腰酸、乏力稍减，少腹胀痛减轻，纳少，二便调，脉细，舌红，边有瘀点，苔白。予以补肾填精，调理冲任。方药：黄芪 30g，当归 10g，川芎 10g，熟地黄 12g，巴戟天 10g，白术 10g，补骨脂 12g，山药 10g，菟丝子 10g，鸡血藤 30g，五味子 6g，黄精 15g，肉苁蓉 10g，地龙 10g，水蛭 10g，桃仁 12g，红花 6g，鹿角霜 10g。

三诊（5 月 5 日）：服药 10 剂，症状同前，舌红，苔白，脉细。守方治疗。

四诊（5 月 15 日）：患者月经来潮，量少，色暗淡，腰酸较前缓解，自觉下腹坠胀，舌红，苔白，脉细。去地龙、水蛭，加党参 10g，升麻 9g。

五诊（5 月 25 日）：经停，带下适中，腰酸减轻，自觉下腹坠胀消失，舌红，苔白，脉细。守方治疗。

按语：“月事不来者，胞脉闭也。”《妇人规》曰：“血枯与血隔，本自不同，盖隔者阻隔也，枯者，枯竭也；阻隔者，因邪气之隔滞，血有所逆也，枯竭者，因冲任之亏败，源断其流也。”赵献可《医贯》曰：“五脏之真，唯肾为真。”高老师认为，经闭之证有虚实之分，其中虚者居多，冲任失养，源流断塞，精血无源而亏，治疗应重在补肾填精，以养冲任之源，同时“久病入络”，故在辨证的基础上，略加活血化瘀之鸡血藤、桃仁、红花、地龙、水蛭等品，以通络开流。冲任盛，道路顺，则月事以时下。

（2）闭经案2

杨某，女，39岁，已婚。2011年7月10日初诊。

［**主诉**］停经半年余。

［**现病史**］患者平素月经周期规律，5～7/28～31。量中等，色红。痛经（-）。近半年月经未行，烦燥易怒，胸胁胀满，小腹、乳房胀痛，舌质暗红，有瘀斑，苔薄黄，脉弦。

［**诊断**］闭经（气滞血瘀型）。

［**治法**］理气活血，祛瘀通经。

［**方药**］柴胡10g，白芍15g，当归10g，丹参30g，鸡血藤30g，香附12g，菟丝子15g，女贞子15g，桑寄生15g，桃仁12g，牛膝12g，红花6g，当归12g，川芎9g，赤芍15g，熟地黄20g。

共14剂，水煎服，日1剂。

二诊（8月1日）：月经来潮，量少，色暗。处方加山茱萸10g，紫河车10g，黄精10g，紫石英10g。连续治疗3个月，月经恢复正常。

按语：初诊时高慧教授以血府逐瘀汤为基础，少佐活血化瘀，补肾调冲之鸡血藤、香附、菟丝子、女贞子、桑寄生。二诊时患者月经来潮，故当补其不足，山茱萸、紫河车、黄精、紫石英均为补肾填精之药，诸药相合，共奏行气化瘀，补肾调冲之效，“道路畅，水源足，月事以时下”。

（四）卵巢早衰 / 卵巢储备功能下降

卵巢功能损害包括卵巢储备功能下降（DOR）和卵巢早衰（POF）。DOR是指女性卵巢内存留卵泡的数量和质量下降，导致生育能力下降及性激素缺乏的疾病。如不尽早治疗，可进一步发展为POF。POF是女性在40岁以前出现持续性闭经和性器官萎缩，伴有卵巢雌激素（FSH）升高，雌激素（E_2）降低的综合征。DOR和POF是当今生殖医学治疗的难题。中医没有“卵巢储备功能下降”“卵巢早衰”之名，根据临床特点，中医学记载属“月经过少”“闭经”“不孕”等范畴。归结其原因，有相似之处。

1. 病因病机

中医学认为，本病属“血枯”“血隔”“闭经”“不孕症”等范畴。如《兰室秘藏·妇人门·经闭不行有三论》所言：“妇人脾胃久虚，或形羸经绝，为热所烁，肌肉消瘦，时见渴燥，血海枯竭，病名曰血枯经绝。”本病的病因可概括为以下几点。

（1）痰湿阻滞，损伤冲任

痰湿阻滞是卵巢早衰的致病因素之一。中医有“百病皆由痰作祟”之说。此类多是由于脾虚不能运化水液，聚而生痰；或肝失疏泄，气郁痰凝化火，损伤冲任，胞宫失养而发病。《陈素庵妇科补解》中说："而妇人多居闺阁，性多执拗，忧怒悲思，肺肝脾三经气血，由此衰耗。惊恐伤胆及肾，亦或十之三四。肝脾主血，肺主气，肾主水，一有郁结，则诸经受伤。始起，或先或后，或多或少，久则闭绝不行。"

（2）肾精不足，其本在虚

肾为先天之本，藏精之本。主生长发育和生殖。肾气的旺盛、肾精的充足对天癸的成熟、功能的发挥起着直接作用，对月经的产生起着主导和决定作用。《素问·上古天真论》亦有云："女子七岁，肾气盛，齿更发长；二七而天癸至，任脉通，太冲脉盛，月事以时下……七七任脉虚，太冲脉衰少，天癸竭，地道不通，故形坏而无子也。"该文充分证明了月经与肾有密切的关系，取决于肾气的盛衰。所以卵巢功能损害，经闭发生根源在肾。有学者认为，其基本病机为肾虚血亏血瘀，虚实夹杂，而以肾虚为主导，血虚为基础。也有人认为，其以肾精亏虚为本。肾气不足，不能温化肾精以生天癸，通达冲任，温养胞宫；肾精不足，精亏血少，冲任血虚，冲脉经血亏虚，任脉之气衰竭，可早发绝经。

（3）气血虚衰，瘀血凝滞

经血为气血所化生。《圣济总录》曰："血为荣，气为卫……内之五脏六腑，外之百骸九窍，莫不假此而致养。矧妇人纯阴，以血为本，以气为用，在上为乳饮，在下为月事。"女性的经、带、产、乳无不以血为本，以气为用。气血虚衰，冲任不畅，则血液凝滞，卵泡难以发育，或难以破膜而出，从而导致卵巢性腺受损。

2. 西医病因

其原因尚未完全阐明，可能与以下因素有关。

（1）遗传因素

X染色体缺失或畸变，可导致已形成的卵泡萎缩退化。

（2）卵巢手术

卵巢部分切除、卵巢囊肿剥除或一侧附件切除术后，以及放疗、化疗均可损伤卵巢。

（3）感染

严重的感染，如输卵管、卵巢脓肿，可破坏卵巢组织，导致卵巢早衰。儿童期病毒性腮腺炎可能引起早期严重的卵巢损害。

（4）垂体功能异常

促性腺激素过度刺激，可加速卵泡闭锁，使卵泡消耗过多。

（5）免疫因素

卵巢早衰常并发甲状腺炎、系统性红斑狼疮、类风湿性关节炎。此时，患者外周血中有抗卵巢抗体，抗体与卵巢中相应细胞结合后会损伤卵泡而致使卵巢功能衰竭。

（6）特发性卵巢早衰

无明确诱因的过早绝经，染色体核型为46，XX，通常测不到自身免疫抗体，为卵巢早衰的最常见特发类型。

3. 症状

（1）闭经

闭经分为原发性闭经和继发性闭经，继发性闭经发生在40岁之前。通过对大样本的POF患者的调查，发现闭经之前并没有特征性的月经异常的先兆。有的人是在规律的月经后突然闭经，有的是停避孕药或分娩以后闭经，有的则在闭经之前表现为月经周期及经期的紊乱。

（2）不孕

部分患者因不孕就诊而发现卵巢早衰。不孕是卵巢早衰患者就诊和苦恼的主要原因。有原发不孕和继发不孕，所以建议有卵巢早衰家族史者应尽早计划怀孕。

（3）低雌激素症状

原发性闭经者低雌激素症状（潮热和/或性交困难等）少见（22.2%），如果有，也大多与既往用过雌激素替代治疗有关。继发性闭经者低雌激素症状常见（85.6%）。这与低雌激素症状是由雌激素撤退引起的理论相一致。这些低雌激素症状还包括萎缩性阴道炎和尿频、尿痛等萎缩性尿道炎的症状。

（4）伴发的自身免疫性疾病的表现

如 Addison's 病、甲状腺疾病、糖尿病、系统性红斑狼疮、类风湿性关节炎、白癜风和克隆恩病等。另外还有肾上腺功能不全的隐匿症状，如近期体重的减轻、食欲减退、不明确的腹部疼痛、衰弱、皮肤色素沉着加重和嗜盐。

4. 评价标准

（1）卵巢激素水平

月经周期第 2 ～ 3 天，血清卵泡刺激素/黄体生成素（FSH/LH）水平是检测卵巢储备功能的一项指标，FSH/LH 升高提示卵巢储备下降。在临床研究中，FSH/LH ＞ 3.6 往往作为评价卵巢功能下降的标志点。有研究表明，基础 E_2 ＞ 183pmol/L 提示卵巢储备功能下降。

（2）超声检查

卵巢体积反映卵泡数目的多少及卵巢储备池的情况。卵巢体积会随着年龄的增长、卵巢功能衰退而逐渐萎缩。窦卵泡的数量反映了卵巢的储备能力。有学者提出，窦卵泡数＜ 5 个，提示卵巢储备功能下降。

（3）卵巢刺激试验

1）克罗米芬兴奋试验：是指在月经周期第 3 天测定血基础 FSH 和 E_2 水平，在第 5 ～ 7 天每天口服克罗米芬（CC）100mg，于周期的第 10 天重新测定 FSH 和 E_2 水平。如果 FSH 水平升高超过均值两个标准差以上或 2 次测定之和＞ 26U/L，则判断为卵巢储备力低下。

2）促性腺激素释放激素激动剂（GnRHa）刺激实验：是指在月经周期第 2 ～ 4 天每天皮下注射 GnRHa，当 E_2 水平＜ 54.9pmol/L 时，表明卵巢储备功能的下降。GnRHa 刺激实验最早应用于体外受精（IVF）时卵巢储备功能的评估，亦是检测卵巢功能的方法之一。

现代公认的 POF 诊断标准：40 岁以前出现至少 4 个月以上闭经，并有 2 次或以上血清 FSH ＞ 40U/L（两次检查间隔 1 个月以上），E_2 水平＜ 73.2pmol/L。

5. 辨证论治

中医认为，受内外环境的影响，如素体阴阳有所偏胜偏衰，素性抑郁，宿有痼疾，或家庭、社会等环境改变，易导致肾阴阳失调而发病。“肾为先天之本”，又“五脏相移，穷必及肾”。一则素体阴虚血少，天癸渐竭，精血衰少，复加忧思失眠，营阴暗损，或房事不节，精血耗伤，或失血大病，阴血耗伤，肾阴更虚，脏腑失养，遂致卵巢早衰；二则素体虚弱，肾阳虚衰，经断前后，肾气更虚，复加大惊卒恐，或房事不节，损伤肾气，命门火衰，脏腑失煦，遂致卵巢早衰。

辨证以肾阴阳之虚为主，治疗以调治肾阴阳为大法。

（1）肾阴虚型

[主要证候] 经断前后，头晕耳鸣，腰酸腿软，烘热汗出，五心烦热，失眠多梦，口燥咽干，或皮肤瘙痒，月经周期紊乱，量少或多，经色鲜红，舌红苔少，脉细数。

[证候分析] 经断前后，天癸渐竭，肾阴不足，精血衰少，髓海失养，故头晕耳鸣；腰为肾府，肾主骨，肾之精亏血少，故腰酸腿软；肾阴不足，阴不维阳，虚阳上越，故烘热汗出；水亏不能上制心火，心神不宁，故失眠多梦；肾阴不足，阴虚内热，津液不足，故五心烦热，口燥咽干；精亏血少，肌肤失养，血燥生风，故皮肤瘙痒；肾虚天癸渐竭，冲任失调，血海蓄溢失常，故月经周期紊乱，经量少或多，色鲜红。舌红，苔少，脉细数，也为肾阴虚之征。

[治法] 滋肾益阴，育阴潜阳。

[方药] 若肾水不足，不能上济心火，以致心肾不交者，症见心烦失眠，心悸易惊，甚至情志失常，头晕健忘，腰酸乏力，舌红，苔少，脉细数。治宜滋阴补血，养心安神，药用人参、玄参、当归、天冬、麦冬、丹参、茯苓、五味子、远志、桔梗、酸枣仁、生地黄、朱砂、柏子仁。

若肾阴亏，水不涵木致肝肾阴虚者，症见头晕耳鸣，两胁胀痛，口苦吞酸，外阴瘙痒，舌红而干，脉弦细。治宜滋肾养肝，药用沙参、麦冬、当归、生地黄、川楝子、枸杞子。

若肝肾阴虚甚，以致肝阳上亢者，症见眩晕头痛，耳鸣耳聋，急躁易怒，面色红赤，舌红，苔薄黄，脉弦有力。治宜育阴潜阳，药用怀牛膝、生赭石、生龙骨、生牡蛎、生龟甲、白芍、玄参、天冬、川楝子、生麦芽、茵陈、甘草。

（2）肾阳虚型

[主要证候] 经断前后，头晕耳鸣，腰痛如折，腹冷阴坠，形寒肢冷，小便频数或失禁，带下量多，月经不调，量多或少，色淡质稀，精神萎靡，面色晦黯，舌淡，苔白滑，脉沉细而迟。

[证候分析] 经断前后，肾气渐衰。肾主骨生髓，腰为肾府，肾虚则髓海、外府失养，故头晕耳鸣，腰酸腿软；肾阳虚，下焦失于温煦，故腹冷阴坠；膀胱气化失常，关门不固，故使小便频数或失禁；气化失常，水湿内停，下注冲任，损伤带脉，约固无力，故带下量多；肾阳虚，冲任失司，故月经不调，量多或少；血失阳气温化，故色淡质稀；肾阳虚，命门火衰，中阳不振，故形寒肢冷，精神萎靡；肾主黑，肾阳虚，肾水上泛，故面色晦黯。舌淡，苔白滑，脉沉细而迟，也为肾阳虚衰之征。

[治法] 温肾壮阳，填精养血。

[方药] 若肾阳虚不能温运脾土，致脾肾阳虚者，症见腰膝酸痛，食少腹胀，四肢倦怠，或四肢浮肿，大便溏薄，舌淡胖，苔薄白，脉沉细缓。治宜温肾健脾，方用健固汤加补骨脂、仙灵脾、山药。

若肾阴阳俱虚者，症见时而畏寒恶风，时而潮热汗出，腰酸乏力，头晕耳鸣，五心烦热，舌红，苔薄，脉沉细。治宜补肾扶阳，滋肾养血，药用仙茅、仙灵脾、当归、巴戟天、黄柏、知母、生龟甲、女贞子。方中仙茅、仙灵脾、巴戟天补肾扶阳；生龟甲、女贞子、当归滋肾养血；知母、黄柏滋肾阴而泻相火。全方肾阴阳双补，使肾阴肾阳恢复平衡，经断前后诸证自能向愈。

6. 针灸治疗

针刺能够疏通经络，使瘀阻的经络通畅而发挥正常的生理作用；

还可扶助机体正气及驱邪外出。

刘炳权取长强、关元、三阴交、子宫、合谷、太冲等为主穴，艾灸关元补益肝脾肾，太冲、合谷理气疏肝，活血化瘀，配合足三里以生气血，三阴交为冲脉与任脉交会之穴，任脉通，太冲脉盛，故有子。刑红梅等自拟补肾健脾方同时艾灸足三里、三阴交，治疗POF效果好。刘红姣等用肝脾肾之俞募穴埋线法治疗POF66例，治疗作用明显。何文扬取穴大椎、陶道、身柱、灵台、至阳、涌泉，沿棘突下凹陷处进针，涌泉穴直刺，经治疗头晕神疲、腰酸畏寒、带下稀少和闭经、性功能低下等症状好转。血清E_2水平低下、FSH水平上升和B超所示子宫和两侧卵巢较小等状况改善。

7. 西医治法

（1）雌激素治疗

卵巢早衰多是因为体内雌激素缺乏所致，雌激素可以刺激卵泡发育，从而间接影响卵巢功能。

（2）免疫治疗

由抗体因素导致的卵巢早衰，可进行免疫治疗。注射免疫疫苗进行治疗。

（3）手术治疗

对于因卵巢血管因素导致卵巢营养缺失而发生的卵巢早衰，应早诊断、早治疗，在卵巢功能丧失怠尽前及早行血管搭桥手术，如将卵巢动脉与肠系膜下动脉或肾动脉等吻合，恢复卵巢血液供应，使卵巢再现生机；不过这种方法对患者的创伤是很大的，因此要注重平时的预防工作。

对于已处于卵巢早衰晚期或由于各种原因导致卵巢不全等，卵巢移植是一种治疗手段，借助她人的一小部分卵巢来完成女性生理功能。

（4）保证好的生活质量

增加体育锻炼和好的睡眠质量，使脑垂体能够充分分泌调节性激素，使性腺轴能够平衡调节，另外饮食方面需要注意调理。

8. 验案举例

（1）卵巢早衰之闭经案 1

陈某，女，33 岁，已婚。2011 年 7 月 30 日初诊。

［主诉］停经 8 个月余。

［现病史］患者孕 3 产 3，近 2 年月经稀发，量少，色淡。至今月经闭止已 8 个月，头晕眼花，神疲肢倦，纳呆食少，面色萎黄，舌质淡，苔薄白，脉细，妇科检查：外阴正常，阴道稍潮红，子宫颈光滑，宫体前位，稍小，双侧附件正常。B 超提示：子宫、双附件未见异常。

［中医诊断］闭经（气血虚弱型）。

［西医诊断］卵巢早衰。

［治法］补气养血调经。

［方药］当归 15g，川芎 10g，熟地黄 20g，赤芍 15g，党参 20g，黄芪 15g，白术 15g，茯苓 15g，炙甘草 6g，菟丝子 15g，淫羊藿 15g，巴戟天 10g，仙灵脾 10g，黄精 10g，紫石英 10g，山茱萸 10g。

共 14 剂，水煎服，日 1 剂。

二诊（8 月 15 日）：患者胃纳好转，面色转红润。去茯苓，加牛膝 9g，丹参 20g，鸡血藤 30g。

三诊（9 月 10 日）：患者月经来潮，量少，色暗，无血块。处方同上。

四诊（12 月 20 日）：3 ～ 5/40 ～ 50，量较少。

按语：本方以八珍汤为主方以补气补血，酌情加用补肾调冲之菟丝子、淫羊藿、巴戟天、仙灵脾、黄精、紫石英、山茱萸。二诊时去茯苓，少佐牛膝引药入下焦，少佐丹参、鸡血藤使补血补气而不瘀滞。

（2）卵巢储备功能下降案 2

李某，女，26 岁，未婚。2013 年 6 月 4 日初诊。

[**主诉**] 月经不调 2 年余。

[**现病史**] 患者自述平素月经周期 2 ～ 3/20 ～ 28。量少，色暗。质稀。近两年月经周期不规律，或先期或延后，2 ～ 3/18 ～ 34。经量、色质同前。痛经（–）。性激素六项检查，LH：3.40U/L，FSH：20.45U/L，E_2 < 73pmol/L，P：1.60nmol/L，T：1.63nmol/L，PRL：170.91mIU/L。舌淡红，苔薄白，脉细。

[**中医诊断**] 月经先后不定期（肾虚证）。

[**西医诊断**] 卵巢储备功能下降。

[**治法**] 补肾调经。

[**方药**] 穿山甲 20g，鹿角霜 10g，紫河车 10g，丹皮 10g，小茴香 10g，干姜 10g，延胡索 15g，当归 15g，川芎 15g，肉桂 12g，赤芍 15g，蒲黄 10g，五灵脂 10g，丹参 30g，桃仁 10g，三棱 10g，莪术 10g，补骨脂 10g，山茱萸 10g，巴戟天 10g，熟地黄 10g，紫石英 20g，仙灵脾 10g，黄精 10g，五味子 5g，菟丝子 10g，柴胡 10g。

共 7 剂，水煎服，日 1 剂。

二诊（6 月 17 日）：6 月 11 日月经来潮，量稍多，色红，无血块，痛经（-）。经期第3天测LH：3.16U/L，FSH：18.44U/L，T：1.61nmol/L。处方同上。

三诊（6月25日）：处方同上。合甲羟孕酮片，5片/次/日，连服五天停药。

四诊（7月12日）：7月8日月经来潮，今测得激素水平，LH：2.88U/L，FSH：12.91U/L，E_2：107pmol/L，P：3.19nmol/L，T：1.75nmol/L，PRL：295.58mIU/L。方药加合欢皮10g，香附10g，白术10g，茯苓10g。

五诊（8月15日）：患者自述经期第4天测LH：2.22U/L，FSH：3.88U/L，T：1.94nmol/L。经量中等，色红。3～4/25～32，月经周期渐规律。

（五）崩漏

妇女不在行经期间阴道突然大量出血，或淋漓下血不断者，称为“崩漏”，前者称为“崩中”，后者称为“漏下”。若经期延长达2周以上者，应属崩漏范畴，称为“经崩”或“经漏”。一般突然出血，来势急，血量多的叫崩；淋漓下血，来势缓，血量少的叫漏。崩与漏的出血情况虽不相同，但其发病机理是一致的，而且在疾病发展过程中常相互转化，如血崩日久，气血耗伤，可变成漏，久漏不止，病势日进，也能成崩，所以临床上常常崩漏并称。

春秋战国时期成书的《素问·阴阳别论》中首先指出：“阴虚阳搏谓之崩。”汉代张仲景《金匮要略·妇人妊娠病脉证并治》曰：“妇人宿有癥病，经断未及三月，而得漏下不止者……”首先提出了“漏下”之名和癥痼害胎下血不止，以及瘀阻冲任、子宫之病机、治法方药。在同篇的胶艾汤证中，对漏下、半产后续下血不止、妊娠下血三种不同情况所致的阴道出血症作了初步鉴别，并以胶艾汤异病同治之。又在《金匮要略·妇人杂病脉证并治》中指出了妇人冲任虚寒兼瘀热互结，导致更年期崩漏的证治，为后世研究崩漏奠定了基础。隋代《诸病源候论》中首列“崩中候”“漏下候”“崩中漏下候”，认为“忽然暴下，谓之崩中”，“血非时而下，淋漓不断，谓之漏下”。书中还阐述了崩漏的病机为“劳伤气血”或“脏腑损伤”，以致“冲任二脉虚损”“不能制约经血”。《济生方》说：“崩漏之病，本乎一证，轻者谓之漏下，甚者谓之崩中。”本病属常见病，常因崩与漏交替，因果相干，致使病变缠绵难愈，成为妇科的疑难重症。本病相当于西医学无排卵型功能失调性子宫出血病。生殖器炎症和某些生殖器肿瘤引起的不规则阴道出血亦可参照本病辨证治疗。

西医学中“无排卵性功能失调性子宫出血”属于“崩漏”范畴，临床上以阴道不规则流血，甚至出现贫血为其特征。多因内分泌功能障碍、全身性疾病或生殖器官疾病引起。凡月经周期及月经量与正常月经周期不同者均属此范畴。

1. 病因病机

主要病机是冲任损伤，不能制约经血。引起冲任不固的常见原因有肾虚、脾虚、血热和血瘀。

（1）肾虚

先天肾气不足，少女肾气稚弱，更年期肾气渐衰，或早婚多产，房事不节，损伤肾气，若耗伤精血，则肾阴虚损，阴虚内热，热伏冲任，迫血妄行，以致经血非时而下；或命门火衰，肾阳虚损，封藏失职，冲任不固，不能制约经血，亦致经血非时而下，遂成崩漏。

（2）脾虚

忧思过度，饮食劳倦，损伤脾气，中气下陷，冲任不固，血失统摄，非时而下，遂致崩漏。

（3）血热

素体阳盛，或情志不遂，肝郁化火，或感受热邪，或过食辛辣助阳之品，火热内盛，热伤冲任，迫血妄行，非时而下，遂致崩漏。

（4）血瘀

七情内伤，气滞血瘀，或感受寒热之邪，寒凝或热灼致瘀，瘀阻冲任，血不循经，非时而下，发为崩漏。

高慧教授认为，导致崩漏主要病因病机是冲任不固，不能制约经血，使子宫藏泻无度。常见脾虚、肾虚、血热、血瘀四型。崩漏病本在肾，病位在冲任，变化在气血，表现为子宫藏泻无度。在临床实践中发现，崩漏以肾脾两虚型为多见。肾主生殖，主封藏，为先天之本，冲任之本在于肾；脾主运化，主统摄，为后天之本，气血生化之源。月经的物质基础为血，若肾脾两虚，肾虚不能封藏，脾虚失于统摄，则可致冲任失固，经血失于制约，非时而下，发为崩漏。病机重点为肾脾两虚，冲任失固。对于青春期崩漏，肥胖紧张是诱因，以肾虚居多，兼有血热和脾虚、血瘀。青春期肾气初盛，发育未全，肾虚封藏失司，冲任不固，导致胞宫藏泻失常，引发崩漏；围绝经期崩漏中以肾虚脾虚为主，兼有血热和血瘀。围绝经期妇女天癸尽绝，肾精渐衰，脾阳虚衰，血失统摄则导致冲任不固，血不归经；或瘀血阻于脉中，新血不得归经而外溢；或血热灼伤脉络，妄行于脉外引发崩漏。育龄期崩漏见于青春期与更年期之间，以肝郁兼脾肾两虚为主。妇人本易受情志所伤，肝主疏泄，调节情志之功，肝气郁结，血不藏于肝，加之肾气不足，精血亏损，肾虚则水不涵木，肝藏血，肝阴亏虚，肝阳偏旺，则引发崩漏。青春期功血从肾论治，育龄期功血患者注重调肝，更年期患者以健脾为主。对于顽固性崩漏，不论中年或更年期妇女，务必诊刮送病理检查，及早排除子宫内膜腺癌，以免延误病情。

2. 西医病因

机体内外任何因素，如影响丘脑下部－垂体－卵巢轴任何环节的调节功能，均可诱发月经失调。常见诱因如下。

（1）月经过多

月经过多指月经量过多，月经周期规则或不规则。其发生原因有：①内分泌功能障碍。如功能失调性子宫出血，此时除经量过多外，常伴周期不规则。②生殖器官疾病。如子宫肌瘤、子宫内膜息肉、子宫腺肌瘤、宫体炎、输卵管炎、盆腔炎及宫内节育器等。③全身性疾病。如心功能代偿不全、肝硬化、血液病、缺铁性贫血等，或因静脉瘀血，或因影响雌激素代谢，或因凝血机制障碍等而致月经过多。

（2）月经过频

月经过频指月经周期短于21天者，经量正常或略有改变。多因无排卵或排卵前期过短引起。甲状腺功能低下也可使月经过频。

（3）月经稀发

月经稀发指月经周期超过40天的不规则子宫出血，经量正常或减少，多无排卵。常由内分泌障碍或全身健康不良引起。

（4）月经过少

月经过少指经量减少，月经周期规律。多见于内分泌功能障碍，如下丘脑－垂体－卵巢轴异常、肾上腺皮质功能低下、甲状腺功能亢进等。全身性疾病影响全身健康状况时，如严重肺结核及重度营养不良等，也可致月经过少，最后发展为闭经。至于生殖器官疾病，如宫颈阻塞、宫腔粘连及子宫内膜结核等，亦是重要原因。

（5）经间期出血

经间期出血指两次正常月经之间的少量出血，又称排卵期出血，因多发生在接近排卵期时，故名。

（6）经期延长

经期延长指月经期超过 8 天者，多见于无排卵月经或子宫内膜不规则脱落。

（7）月经不规则

月经不规则指月经周期不规则，一般经量不太多。

3. 诊断标准

（1）青春期功血（无排卵型）

1）临床表现：初潮后最初 2 年内，发生子宫大量出血、流血时间过长或月经周期紊乱，出血前常有一段时间停经。检查时多有贫血貌。妇科检查内外生殖器均属正常范围。

2）辅助检查：基础体温测定，为单相型。阴道分泌物涂片检查无孕激素作用，无周期性变化。雌激素、孕激素测定无周期性波动，特别是孕激素始终停留在增殖期水平。

（2）生育年龄功血（排卵型）

1）黄体功能不全。临床表现：月经周期缩短，少于 21 天，即月经过频，但仍保持一定的规律性，或经前有点滴出血和经血过多。多数患者有不孕或早期流产史。辅助检查：诊断性刮宫，经前 1 ～ 2 天或出血 6 ～ 12 小时内刮取子宫内膜，可呈分泌期变化，但腺体不够丰满，分泌现象不充分，间质水肿不明显。基础体温测定，呈双相型，但上升缓慢，上升幅度＜0.5℃，或黄体期体温上下波动较大，或下降较早。黄体期缩短，一般在10天左右。阴道脱落细胞涂片检查，在黄体期可见细胞堆积和皱褶不佳。

2）黄体功能持续过久（黄体萎缩不全）。临床表现：月经周期正常，经期延长持续不止，多数患者于流产或足月产后发病。辅助检查：诊断性刮宫，在月经第五天刮取子宫内膜，病理检查可见残留的、呈分泌反应的子宫内膜，与出血坏死组织及新生的、增殖的子宫内膜混杂共存。基础体温测定，呈双相型，但不典型，下降延迟，月经后数天逐渐下降至卵泡期水平。孕激素测定，月经期血中孕酮分泌量仍高。

（3）更年期功血（无排卵型）

1）临床表现：更年期妇女在停经数月甚至一年后又发生子宫出血，量多少不定，持续时间长短不一，无痛经。

2）辅助检查：诊断性刮宫，刮出组织送病理检查，子宫内膜一般呈现不同程度的增生改变。血或尿雌激素测定，以测定体内雌激素水平，本病有升高现象。

4. 辨证论治

崩漏以无周期性的阴道出血为辨证要点，临证时结合出血的量、色、质变化和全身证候辨明寒、热、虚、实。治疗应根据病情的缓急轻重、出血的久暂，采用“急则治其标，缓则治其本”的原则，灵活运用塞流、澄源、复旧三法。

塞流即是止血。崩漏以失血为主，止血乃是治疗本病的当务之急。具体运用止血方法时，还要注意崩与漏的不同点。治崩宜固摄升提，不宜辛温行血，以免失血过多导致阴竭阳脱；治漏宜养血行气，不可偏于固涩，以免血止成瘀。塞流之药可酌用十灰散、云南白药、紫地宁血散等。

澄源即是求因治本。崩漏是由多种原因引起的，针对引起崩漏的具体原因，采用补肾、健脾、清热、理气、化瘀等法，使崩漏得到根本上的治疗。塞流、澄源两法常常是同步进行的。

复旧即是调理善后。崩漏在血止之后，应理脾益肾以善其后。历代诸家都认为，崩漏之后应调理脾胃，化生气血，使之康复。近代研究指出，补益肾气，重建月经周期，才能使崩漏得到彻底的治疗。“经水出诸肾”，肾气盛，月事才能以时下，对青春期、育龄期的虚证患者，补肾调经则更为重要。当然复旧也需兼顾澄源。

总之，塞流、澄源、复旧有分别，又有内在联系，必须结合具体病情灵活运用。

（1）肾虚型

1）肾阴虚证

[主要证候] 经血非时而下，出血量少或多，淋漓不断，血色鲜红，质稠，头晕耳鸣，腰酸膝软，手足心热，颧赤唇红，舌红，苔少，脉细数。

[证候分析] 肾阴不足，虚火内炽，热伏冲任，迫血妄行，故经血非时而下，出血量少或多，淋漓不断；阴虚内热，故血色鲜红，质稠；肾阴不足，精血衰少，不能上荣空窍，故头晕耳鸣；精亏血少，不能濡养外府，故腰腿酸软；阴虚内热，则手足心热；虚热上浮，则颧赤唇红。舌红，苔少，脉细数，也为肾阴虚之征。

[治法] 滋肾益阴，固冲止血。

[方药] 左归丸（《景岳全书》）去川牛膝，加墨旱莲、炒地榆。

熟地黄、山药、枸杞子、山茱萸、菟丝子、鹿角胶、龟甲胶、川牛膝，加墨旱莲、炒地榆。

方中熟地黄、枸杞子、山茱萸滋肾阴而填精血；山药、菟丝子补肾阳而益精气，寓阳生阴长之意；龟甲胶、墨旱莲、炒地榆育阴凉血止血。全方共奏滋肾益阴，固冲止血之效。

若阴虚有热者，酌加生地黄、麦冬、地骨皮。本型也可用育阴汤（《百灵妇科》）。

熟地黄、山药、续断、桑寄生、山茱萸、海螵蛸、龟甲、牡蛎、白芍、阿胶、炒地榆。

熟地黄、山茱萸、续断、桑寄生补肾益精；龟甲、牡蛎、海螵蛸育肾阴、固冲任，涩精止血；山药补脾，白芍敛肝阴，阿胶养血滋阴也能止血，地榆凉血止血。全方既滋肾益阴，又固冲止血。

2）肾阳虚证

[主要证候] 经血非时而下，出血量多，淋漓不尽，色淡质稀，腰痛如折，畏寒肢冷，小便清长，大便溏薄，面色晦黯，舌淡黯，苔薄白，脉沉弱。

[证候分析] 肾阳虚衰，冲任不固，血失封藏，故经乱无期，经血量多，淋漓不断；肾阳不足，经血失于温煦，故色淡质稀；肾阳虚衰，外府失荣，故腰痛如折，畏寒肢冷；膀胱失于温化，故小便清长；肾阳虚不能上温脾土，则大便溏薄。面色晦黯，舌淡黯，苔薄白，脉沉弱，也为肾阳不足之征。

[治法] 温肾助阳，固冲止血。

[方药] 大补元煎。酌加补骨脂、鹿角胶、艾叶炭。

（2）脾虚型

[主要证候] 经血非时而下，量多如崩，或淋漓不断，色淡质

稀，神疲体倦，气短懒言，不思饮食，四肢不温，或面浮肢肿，面色淡黄，舌淡胖，苔薄白，脉缓弱。

[证候分析] 脾气虚陷，冲任不固，血失统摄，故经血非时而下，量多如崩，或淋漓不断；脾虚气血化源不足，故经色淡而质稀；脾虚中气不足，故神疲体倦，气短懒言；脾主四肢，脾虚则四肢失于温养，故四肢不温；脾虚中阳不振，运化失职，则不思饮食；脾失运化，水湿内停，水湿泛溢肌肤，故面浮肢肿。面色淡黄，舌淡胖，苔薄白，脉缓弱，也为脾虚之象。

[治法] 健脾益气，固冲止血。

[方药] 固冲汤（《医学衷中参西录》）。

白术、黄芪、煅龙骨、煅牡蛎、山茱萸、白芍、海螵蛸、茜草根、棕榈炭、五倍子。

方中黄芪、白术健脾益气以摄血；龙骨、牡蛎、海螵蛸固摄冲任；山茱萸、白芍益肾养血，酸收止血；五倍子、棕榈炭涩血止血；茜草根活血止血，血止而不留瘀。全方共奏健脾益气，固冲止血之效。

若出血量多者，酌加人参、升麻；久漏不止者，酌加藕节、炒蒲黄。

若阴道大量出血，兼肢冷汗出，昏仆不知人，脉微细欲绝者，为气随血脱之危候，急宜补气固脱，方用独参汤（《景岳全书》）。人参 25g，水煎取浓汁，顿服，余药再煎顿服。或用生脉散（《内外伤辨惑论》）救治，益气生津，敛阴止汗以固脱。

人参、麦冬、五味子。

若症见四肢厥逆，冷汗淋漓，又为亡阳之候，治宜回阳固脱，方用参附汤（《校注妇人良方》）。

人参、附子、生姜、大枣。

（3）血热型

[主要证候] 经血非时而下，量多如崩，或淋漓不断，血色深红，质稠，心烦少寐，渴喜冷饮，头晕面赤，舌红，苔黄，脉滑数。

[证候分析] 热伤冲任，迫血妄行，故经血非时而下，量多如崩，或淋漓不断；血为热灼，故血色深红，质稠；邪热内炽，津液耗损，故口渴喜饮；热扰心神，故心烦少寐；邪热上扰，故头晕面赤。舌红，苔黄，脉滑数，为血热之象。

[治法] 清热凉血，固冲止血。

[方药] 清热固经汤（《简明中医妇科学》）。

生地黄、地骨皮、炙龟甲、牡蛎粉、阿胶、黄芩、藕节、棕榈炭、甘草、焦栀子、地榆。

方中黄芩、地骨皮、生地黄、阿胶清热凉血益阴；龟甲、牡蛎育阴潜阳，固摄冲任；焦栀子、地榆清热凉血止血；藕节、棕榈炭涩血止血；甘草调和诸药。全方共奏清热凉血，固冲止血之效。

若肝郁化火者，兼见胸胁乳房胀痛，心烦易怒，时欲叹息，脉弦数等症，宜平肝清热止血，方用丹栀逍遥散加醋炒香附、蒲黄炭、血余炭以调气理血止血。

（4）血瘀型

[主要证候] 经血非时而下，量多或少，淋漓不净，血色紫黯有块，小腹疼痛拒按，舌紫黯或有瘀点，脉涩或弦涩有力。

[证候分析] 瘀滞冲任，血不循经，故经血非时而下，量多或少，淋漓不断；冲任阻滞，经血运行不畅，故血色紫黯有块，“不通则痛”，故小腹疼痛拒按。舌紫黯或有瘀点，脉涩或弦涩有力，也为

血瘀之征。

[治法] 活血祛瘀，固冲止血。

[方药] 逐瘀止崩汤(《安徽中医验方选集》)。

当归、川芎、三七、没药、五灵脂、丹皮炭、炒丹参、炒艾叶、阿胶（蒲黄炒）、龙骨、牡蛎、海螵蛸。

方中没药、五灵脂活血祛瘀止痛；三七、丹皮炭、炒丹参活血化瘀止血；当归、川芎养血活血；阿胶、炒艾叶养血止血；海螵蛸、龙骨、牡蛎固涩止血。

5. 西医治疗

功血的治疗方法有很多，治疗主要是利用中西医调理方式，以调节内分泌为主。但是应根据功血的原因、类型进行对因治疗。对于功血的治疗应依患者年龄、功血类型、内膜病理、生育要求确定治疗原则、方法、药物。系统的功血治疗原则为祛除病因、迅速止血、调整月经、恢复功能和避免反复等。

（1）无排卵型功血的治疗

青春期无排卵功血以促排卵，建立规律月经，避免反复为治则。更年期无排卵功血，则以遏制子宫内膜增生过长，诱导绝经，防止癌变为重点。①止血：方法包括刮宫、激素和药物疗法。②调节周期：是在止血治疗的基础上，模拟生殖激素节律，以雌－孕激素人工周期疗法，促使子宫内膜周期发育和脱落。③促排卵治疗：适用于青春期无排卵型功血，及有生育要求的患者。④遏制子宫内膜增生过长，防止癌变，诱导绝经。

（2）排卵型功血的治疗

治疗原则是抑制月经过多，辅佐黄体功能，调整周期，防止反复。

高慧教授以补肾法、健脾法、固冲法三法合一，用自拟补肾健脾固冲方加孕激素后半周期疗法治疗崩漏，总有效率达到96.5%。立论重点放在补肾健脾上，提出的观点是“当标本同病时应重在治本，治本为主的目的是，通过机体自身的轴调节使异常子宫出血迅速停止，故立论重点是放在补肾健脾上，而不是放在固冲止血上”。本疗法止血快，出血停止后不易复发，且有调整月经周期的作用，同时还可矫正失血性贫血。自拟补肾健脾固冲方：山茱萸15g，山药15g，杜仲炭15g，桑寄生10g，川续断10g，女贞子10g，墨旱莲10g，熟地黄10g，黄芪10g，党参10g，白术10g，升麻炭10g，血余炭15g，茜草炭10g，仙鹤草15g，白及15g，藕节15g，棕榈炭10g，三七5g，炙甘草10g。其中，山茱萸入肝、肾经，补益肝肾，既可补精固肾，又可固经止血；杜仲炭入肝、肾经，补肝肾，强筋骨，炒炭用可补肾止血；熟地黄入心、肝、肾经，滋阴补血益肝肾，可补肾填精固血；三药共奏补肾调冲之功。黄芪健脾益气，升阳举陷；山药入脾、肺经，补脾胃、益肺肾，既可平补脾胃，又可益肾涩精；白术健脾益气固摄；三药共奏健脾益气、固冲摄血之效。血余炭散瘀止血，使血止不留瘀；茜草可化瘀止血，炒炭用则加强止血功效；仙鹤草入肺、肝、脾经，可收敛止血，并可用于寒热虚实各种出血证。全方针对病机，既可补肾健脾、固冲止血，又可凉血化瘀、收敛止血，充分体现了治疗慢性病、疑难病应标本兼顾，重在固本，重视扶助正气，以提高机体自身抗病能力和修复能力的治疗思想。中药方可采用水煎，每日1剂，分早晚两次服用；也可将中药饮片用粉碎机加工成细末，放入电子灭菌消毒柜中消毒1小时后，装入瓶中备用。按处方组成料药，混匀，开水冲后温服，每次5克，每日3次。孕激素后半周期疗法：于月经周期后半期（撤退性出血的第16～25日）服用甲羟孕酮8～10mg/天，连用5日为1个周期。在急则治标的基础上，加快患者建立规律的月经周期，并嘱患者出血期间卧床休息。一般连续配合治疗3个月经周期，可望恢复或建立正常的月经周期。

6. 验案举例

（1）崩漏案1

李某，女，51岁，已婚。2014年6月9日初诊。

[主诉] 阴道不规则出血近1年。

[现病史] 患者1年前无明显诱因出现月经经期延长，最长可达1个月，少则2周，出血量多，色淡，伴有腰膝酸痛。曾在当地医院就诊，查B超示：子宫大小、形状、内膜厚度正常，性激素检查各项指标大致正常，遂诊断为功能性子宫出血。曾嘱其口服妇康片、甲羟孕酮、乌鸡白凤丸等药，效果欠佳。现主要证候：正值经期，月经第7天，量中等，经色暗红有血块，腰膝酸痛，乏力懒言，大便溏，脉细数，舌淡胖，苔白。

[中医诊断] 崩漏（脾肾两虚，冲任不固）。

[西医诊断] 功能性子宫出血。

[治法] 补肾填精，健脾益气，固冲摄血。

[方药] 黄芪30g，当归10g，川芎10g，熟地黄12g，巴戟天10g，白术10g，补骨脂12g，山药10g，菟丝子10g，仙鹤草10g，

鸡血藤 30g，杜仲炭 15g，血余炭 10g，茜草炭 10g，赤芍 10g。

共 7 剂，水煎服，日 1 剂。

二诊（6 月 17 日）：服药 7 剂，今日仍经血淋漓，血量较前减。刻下：腰酸不适，舌胖淡，苔滑，脉细无力。予以益气养阴固冲法。方药：黄芪 30g，当归 10g，川芎 10g，熟地黄 12g，巴戟天 10g，白术 10g，补骨脂 12g，山药 10g，菟丝子 10g，仙鹤草 10g，鸡血藤 30g，杜仲炭 15g，血余炭 10g，茜草炭 10g，赤芍 10g，党参 10g，茯苓 10g。

三诊（6 月 24 日）：服药 7 剂，经血净，腰酸乏力告愈，脉弦，舌红，苔薄白，守上方，去仙鹤草、杜仲炭、血余炭、茜草炭，加用女贞子、肉苁蓉。水煎服，10 剂。

按语：初诊方中黄芪健脾益气，升阳举陷；山药入脾、肺经，补脾胃、益肺肾，既可平补脾胃，又可益肾涩精；白术健脾益气，固冲摄血。三药共奏健脾益气、固冲摄血之效。当归、赤芍、川芎，熟地黄为四物汤组成，能养血补血。山茱萸入肝、肾经，补益肝肾，既可补精固肾，又可固经止血；杜仲炭入肝、肾经，补肝肾，强筋骨，炒炭用可补肾止血；同时，熟地黄入心、肝、肾经，滋阴补血益肝，可补肾填精固血；三药共奏补肾调冲任之功。血余炭散瘀止血，使止血不留瘀；茜草炭凉血止血，化瘀止血，炒炭用则加强止血功效；仙鹤草入肺、肝、脾经，可收敛止血，并可用于寒热虚实各种出血证。全方针对病机，既可补肾健脾固冲止血，又可凉血化瘀收敛止血。二诊方中在原方的基础上加茯苓、党参，意在与白术相伍，有四君子汤之意，以补气摄血。《素问·标本病传论》云：“知标本者，万举万当，不知标本，是谓妄行。”该病人以脾肾气虚见证，舌胖淡，苔滑，脉细无力均为脾肾气虚之象，《灵枢》有云：“气为血之帅。”“中焦受气取汁，变化而赤，是谓血。”故补脾胃之气意在养气补血摄血，同时添加补肾填精之药，以补已亏之精，调理冲任。三诊患者血已止，故去固冲摄血之药，稍加女贞子、肉苁蓉以达药专力强之效。

（2）崩漏案2

赵某，女，28岁，已婚。2015年1月5日初诊。

[主诉] 阴道流血淋漓不断1个月。

[现病史] 患者缘于1年前无明显诱因出现月经紊乱，周期提前，经期延长，当时未引起重视，遂未诊治。近1个月阴道流血淋漓不断，量多，色淡，质稀薄，常伴头晕耳鸣，腰痛如折，小腹下坠，遂来就诊。现主要证候：阴道流血淋漓不断，量多，色淡，质稀薄，常伴头晕耳鸣，腰痛如折，小腹下坠，纳少便溏，面色萎黄，神疲倦怠，唇甲色淡，舌质淡胖，边有齿痕，苔薄白，脉沉细无力。查血HCG在正常范围内。B超提示：子宫双卵巢未见异常。

[中医诊断] 崩漏（脾肾两虚）。

[西医诊断] 排卵型功血。

[治法] 补肾健脾固冲。

[方药] 熟地黄20g，黄芪30g，山茱萸25g，山药25g，白术10g，杜仲炭25g，血余炭25g，茜草炭10g，仙鹤草30g，补骨脂10g，巴戟天10g，仙灵脾10g，黄精10g，五味子10g，白芍10g，茯苓10g，炙甘草10g。

共7剂，水煎服，日1剂。

二诊（1月13日）：诉腰痛明显减轻，仍纳呆，面色萎黄。上方加砂仁10g，黄精20g。14剂。3周后适逢经期，血量如常，7日则净。

继续守方治疗，半年后诸症消失。

按语：因崩漏患者病情迁延难愈，就诊时已丢失大量血液，所以病情及证型多为虚证或虚实夹杂证，以虚为主，故立法重点应以补益先后天之本、固摄冲任为主，止血为辅，本固则血止，本虚则血下。补肾健脾固冲方正是注重了补益先后天之本和固摄冲任，从而使止血疗效增加。

（六）经断前后诸证

妇女 49 岁前后，月经会因正常生理原因而自然断绝。部分妇女在绝经前后，会出现一系列与绝经相关的症状，如烦躁易怒，精神抑郁、眩晕耳鸣、心悸失眠、烘热汗出、阵发性潮热；或食少便溏、倦怠乏力；或月经紊乱、情志不宁等，称为“经断前后诸证”。所见之症轻重不一，三两参见，持续时间长短不一，短者一年半载，长者迁延数年。

1. 病因病机

绝经前后，肾气渐衰，冲任虚少，天癸将竭，阴阳为之失衡，脏腑气血为之失调，若素秉单薄或居处失宜，一时不能适应如此骤变，故此发而为病。

（1）肝肾阴虚

天癸将竭，肾阴虚少，若素体阴虚，或大病久病，或多产房劳，则易耗伤精血，阴虚火亢，发而为病。

（2）脾肾阳虚

天癸将竭，肾气渐衰，若素体阳虚，或过食生冷，或居处寒湿之地，困遏阳气，以至脾肾阳虚，精髓不充，发而为病。

（3）心肾不交

天癸将竭，肾气已虚，肾水不能上济于心，心火独亢，心阴失养，心肾不交，发而为病；或肾水不足，诸脏失养，脏腑失调，发而为病。

2. 诊断标准

（1）病史

45 ～ 55 岁的妇女，出现月经紊乱或停闭；或 40 岁前卵巢功能早衰；或有手术切除双侧卵巢；或其他因素损伤双侧卵巢功能的病史。

（2）临床表现

月经紊乱或停闭；出现烘热汗出、潮热面红、烦躁易怒、头晕耳鸣、心悸失眠、腰背酸楚、面浮肢肿、皮肤蚁行样感、情志不宁等症状。

（3）检查

1）妇科检查：子宫大小尚正常或偏小。

2）辅助检查：血清 E_2、LH、FSH 等，出现 LH、FSH 增高；绝经后 FSH 增加 20 倍，LH 增加 5 ～ 10 倍；FSH/LH ＞ 1，E_2 水平降低；典型者呈现二高（高 FSH、LH）一低（低 E_2）的内分泌改变。绝经后 E_2 水平周期性变化消失。

3. 辨证论治

本病临床虽表现为心脾肝肾诸虚证，但以肾虚为病之根本，故治疗时应以顾肾为要，兼调脏腑阴阳。临证虽见月经紊乱，若经量不多，或经来有期，则不必调经，任其自然断绝；若经量过多且非时而下，或成崩漏者，按崩漏论治。

（1）肝肾阴虚

［主要证候］面部阵发性潮红，汗多，月经紊乱，前后不定，经量较少，其色鲜红，心烦失眠，烦躁易怒，伴见一组肾阴虚之证。

［病机］肝肾阴虚，虚阳外越。

［治法］滋肾养肝，清热潜阳。

［方药］左归丸（《景岳全书》）加减。

熟地黄、山药、枸杞子、山茱萸、菟丝子、龟胶、鳖甲、黄柏、知母。

本方为左归丸去牛膝、鹿角胶，加鳖甲、黄柏、知母。方中熟地黄、枸杞子、菟丝子、山茱萸、山药滋养肝肾之阴精；龟胶、鳖甲育阴潜阳；黄柏、知母滋阴清热。若头痛眩晕较甚者，酌加牛膝以引血下行，并加天麻、钩藤以平肝息风；若兼见皮肤干燥瘙痒者，酌加玉竹、蝉蜕、防风等润燥疏风之品；若汗多者，酌加浮小麦、五味子、白及。

（2）脾肾阳虚

［主要证候］面色晦黯，精神委顿，或月经量多、色淡，白带清稀，伴见一组脾肾阳虚之证。

［病机］脾肾阳虚，精髓不充。

［治法］温补脾肾，填精充髓。

［方药］理中丸（《伤寒论》）合右归丸（《景岳全书》）加减。

人参、白术、干姜、甘草、熟地黄、山药、山茱萸、枸杞子、鹿角胶、菟丝子、杜仲、补骨脂、淫羊藿、巴戟天、肉豆蔻。

方中鹿角胶、补骨脂、淫羊藿、巴戟天温肾助阳；熟地黄、山药、山茱萸、枸杞子、菟丝子、杜仲滋肾填精；人参、白术、甘草健脾益气；干姜、肉豆蔻温脾止泻。

若阴阳俱虚，证候错杂，时而畏寒，时而潮热汗出等，治宜滋阴助阳，清热调冲。方以二仙汤（《中医方剂临床手册》）合二至丸（《医方集解》）加味。

仙茅、仙灵脾、巴戟天、知母、黄柏、当归、女贞子、墨旱莲、熟地黄。

本方为二仙汤合二至丸加熟地黄。方中仙茅、仙灵脾、巴戟天温补肾阳；女贞子、墨旱莲滋补肾阴；熟地黄、当归养血调冲；知母、黄柏滋阴清热。

（3）心肾不交

①阴虚阳亢

[主要证候] 心悸烦躁，失眠多梦，眩晕耳鸣，或五心烦热，盗汗。舌尖红，苔少，脉细数。

[病机] 心肾不交，阴虚阳亢。

[治法] 交通心肾，滋阴安神。

[方药] 交泰丸（《韩氏医通》）合柏子养心丸（《体仁汇编》）。

黄连、肉桂、柏子仁、枸杞子、麦冬、当归、茯神、玄参、熟地黄、甘草、远志。

本方为交泰丸合柏子养心丸去石菖蒲，加远志。方中黄连清泻心火；肉桂引火归原；柏子仁、茯神、远志养心安神；枸杞子、熟地黄滋补肾水，当归补养阴血；麦冬、玄参滋阴清热；甘草安胃和中，调和药性。若失眠较甚者，酌加酸枣仁、首乌藤；若小便频者，酌加桑螵蛸，益智仁。

（4）诸脏阴虚

[主要证候] 精神抑郁，恍惚不安，敏感猜疑，悲伤欲哭，失眠

多梦，情绪不宁，烦闷急躁，甚或喜怒无常，言行失态，汗多，口干，尿黄，大便秘结。舌红少苔，脉细数。

[病机] 肾水不足，诸脏阴伤。

[治法] 滋补肾水，调养诸脏。

[方药] 百合地黄汤（《金匮要略》）、甘麦大枣汤（《金匮要略》）合天王补心丹（《摄生秘剖》）加减。

百合、生地黄、甘草、小麦、大枣、人参、玄参、五味子、远志、当归、天冬、麦冬、酸枣仁、石菖蒲、知母、白芍。

本方为百合地黄汤、甘麦大枣汤合天王补心丹去丹参、茯苓、柏子仁、桔梗，加石菖蒲、知母、白芍。方中生地黄滋养肾水；百合润肺清心宁神；人参、甘草健脾生津；玄参、天冬、麦冬甘寒滋润，清热养阴；小麦养心阴、安心神；酸枣仁、五味子敛心阴、安心神；石菖蒲开窍宁心；远志安神定志；当归、白芍滋肝养血；知母滋阴降火；白芍配甘草敛阴缓急；大枣和中润燥缓急。诸药合用，具有滋养肾水，调补诸脏阴液之效。

4. 验案举例

（1）经断前后诸证案 1

王某，女，52 岁，汉族。2012 年 2 月 5 日初诊。

[主诉] 月经紊乱，神疲乏力 1 年余。

[现病史] 末次月经：2011 年 10 月 4 日至 2011 年 10 月 8 日，量少，色淡，质稀薄。患者自述近 1 年月经紊乱，或先或后，量时多时少，腰膝酸痛，神疲乏力，形寒肢冷，动则汗出，纳呆便溏，面浮肢肿，面色晦暗。舌质淡胖，有齿印，苔薄白，脉沉细。

[中医诊断] 经断前后诸证（脾肾阳虚）。

[西医诊断] 围绝经期综合征。

[治法] 温补脾肾。

[方药] 熟附子 10g，肉桂（焗服）1.5g，补骨脂 15g，菟丝子 20g，杜仲 15g，鹿角胶 12g（溶化），党参 20g，茯苓 15g，炙甘草 6g，黄芪 20g，泽泻 15g，薏苡仁 20g，淫羊藿 15g，巴戟天 12g。

7 剂，日 1 剂，水煎服。

二诊（2 月 12 日）：患者服用上方后诸症减轻，汗出少，面浮消，纳食可，夜寐可，二便调。方药：熟附子 10g，补骨脂 15g，菟丝子 20g，杜仲 15g，鹿角胶 12g（溶化），党参 20g，茯苓 15g，炙甘草 6g，黄芪 20g，泽泻 15g，薏苡仁 20g，淫羊藿 15g，巴戟天 12g，川续断 15g，熟地黄 20g。7 剂，日 1 剂，水煎服。患者服本方调理 3 个月后，平稳绝经，诸症消失。

（2）经断前后诸证案 2

齐某，女，50 岁，教师。

[主诉] 月经紊乱伴烘热汗出 5 个月。

[现病史] 患者因 5 个月前熬夜，疲劳过度后出现心悸失眠，气短乏力，头晕耳鸣，腰膝酸软，畏寒肢冷，五心烦热，烘热汗出，手足麻木，关节活动不利，胃纳欠佳，小便清长，夜尿多，月经紊乱，量少。严重时自觉伴有窒息感并晕倒，难以坚持正常上班，曾到多间医院诊治无效，经全身检查未发现异常，遂来我院中医科住院治疗。

[中医诊断] 经断前后诸证（肾阴阳两虚兼脾虚型）。

[西医诊断] 围绝经期综合征。

[治法] 阴阳双补，益气健脾。

[方药] 补骨脂15g，菟丝子15g，山茱萸15g，首乌18g，党参15g，白术15g，黄芪15g，首乌藤15g，五味子10g，远志6g，浮小麦20g，炙甘草6g。

以此方加减，并静脉点滴参麦注射液，口服配以中成药杞菊地黄丸、龟鹿补肾丸等。用药1个月，患者自觉上述症状明显减轻，按此方调理3个月后，痊愈出院，可正常上班。

(3) 经断前后诸证案3

刘某，女，54岁，工人退休。2012年5月7日初诊。

[主诉] 乏力心悸2年余，加重2个月。

[现病史] 患者乏力、心悸2年余，近2个月加重，2010年绝经，无经断复来，无阵发性烘热，糖尿病病史20年余，高血压病史10年余，纳可，夜寐差，二便调。舌红，苔白，脉右沉细，左沉弦。

[中医诊断] 绝经前后诸证。

[西医诊断] 围绝经期综合征。

[治法] 益气养阴，补血活血。

[方药] 补骨脂15g，山茱萸10g，肉苁蓉10g，浮小麦10g，穿山甲20g，当归15g，川芎15g，熟地黄10g，仙灵脾15g，黄精15g，五味子10g，柴胡15g，香附15g，党参15g，白术10g，茯苓10g，炙甘草10g，远志10g，酸枣仁15g，首乌藤15g。

药面1料，1次5g，1日3次。

配以中成药益气补血片、杞天口服液、血府逐瘀颗粒，按说明书最小剂量，分散在早、中、晚各服1次，丹黄祛瘀片、枸子养心丸每天中午、晚上各服1次。

二诊（5 月 31 日）：患者自述服用上方后心悸、乏力明显减轻，近两周动则汗出甚，纳可，夜寐差，二便调，舌红，苔白，脉沉弦细。方药：浮小麦 30g，莲子心 15g，西洋参 15g，麦冬 10g，补骨脂 10g，山茱萸 15g，肉苁蓉 10g，巴戟天 10g，穿山甲 20g，当归 15g，川芎 15g，熟地黄 10g，仙灵脾 15g，黄精 15g，五味子 10g，柴胡 15g，香附 15g，党参 15g，白术 10g，茯苓 10g，炙甘草 10g，远志 10g，酸枣仁 15g，首乌藤 15g。药面 1 料，1 次 5g，1 日 3 次。配以中成药益气补血片、杞天口服液、血府逐瘀颗粒，按说明书最小剂量，分散在早、中、晚各服 1 次，丹黄祛瘀片、天王补心丹每天中午、晚上各服 1 次。

三诊（8 月 16 日）：患者自述服上方后心悸、乏力减轻，间歇性烦躁，舌红苔白，脉沉细。方药：钩藤 10g，枸杞子 10g，菊花 10g，补骨脂 15g，山茱萸 15g，巴戟天 15g，穿山甲 6g，当归 15g，川芎 15g，熟地黄 10g，仙灵脾 15g，黄精 15g，五味子 10g，柴胡 15g，香附 15g，党参 15g，白术 10g，茯苓 10g，炙甘草 10g，远志 10g，酸枣仁 15g，首乌藤 15g，肉苁蓉 10g。7 剂，日 1 剂，水煎服。配以中成药益气补血片、杞天口服液、血府逐瘀颗粒，按说明书最小剂量，分散在早、中、晚各服 1 次，丹黄祛瘀片、天王补心丹每天中午、晚上各服 1 次。按本方调理 1 个月后好转。

二、带下病

引起带下病的常见原因有盆腔炎、阴道炎及性传播疾病，本类疾病易反复发作，影响患者生活质量。慢性盆腔炎对患者的主要影响有不孕症、异位妊娠、慢性盆腔痛及盆腔炎性疾病反复发作。对于慢性盆腔痛，西医无特效的治疗方法，采用中药辨证口服，配合中药保留灌肠及理疗、针灸等综合疗法，能明显改善患者临床症状和局部体征，提高患者生活质量；同时通过课题研究，对一些指标的检测，表明其能改善患者血液的浓、黏、凝、滞状态，减轻了炎症反应，并能调节患者免疫系统，促其平衡。对于慢性输卵管炎所引起的不孕症或异位妊娠，通过中药的综合疗法，能够疏通输卵管，使部分患者免除手术痛苦，保留了生育能力，尤其是异位妊娠手术后或盆腔粘连松解术及盆腔脓肿手术后的病人，配合中医综合疗法，效果会更明显。

（一）盆腔炎

女性生殖器官及其周围结缔组织、盆腔腹膜发生的炎症称为盆腔炎，又称为盆腔炎性疾病，分为急性和慢性两种，是妇科常见病之一。其炎症可局限于一个部位，也可以几个部位同时发病。急性盆腔炎症有可能引起弥漫性腹膜炎、败血证、脓毒血证，甚至感染性休克而危及生命；若未能得到彻底治愈则可转为慢性盆腔炎，往往日久不愈并可反复发作。慢性盆腔炎包括慢性输卵管炎、输卵管积水、输卵管卵巢炎、输卵管卵巢囊肿、慢性盆腔结缔组织炎。由于顽固难治，反复发作，可导致盆腔炎后遗症（盆腔炎反复发作、慢性盆腔疼痛、不孕症及异位妊娠）的发生，影响妇女的健康和工作，故应引起重视和积极防治。

1. 病因病机

本病多由于经行、产后血室正开，邪气内侵，湿热瘀血内结冲任、胞宫；或肝气郁结，气机不畅而血瘀，脉络不通；或素体阳虚，寒湿之邪侵犯，血行不畅，凝滞于胞宫；或久病不愈，瘀血内结，而致气虚血瘀。常见湿热蕴结、寒凝气结、血瘀痰阻3型。临床以湿热蕴结更为多见，表现为少腹疼痛，痛连腰骶，带下量多而色黄，舌红，苔黄腻，脉滑数等一派湿热之象，故湿热为慢性盆腔炎的病理基础。该病病程长，病势缠绵难愈，病情反复发作，虚实错杂。慢性盆腔炎多为急性盆腔炎未彻底治疗或素体虚弱，脏腑气血功能失调导致气血痰湿等互结致病。其病因多端，多由经期、产后胞脉空虚或手术不洁，正气不足，湿热之邪乘虚而入，互结于气血，蕴结于胞宫，致使下焦受累，腹痛不舒；或由寒邪客于胞宫，寒凝血瘀，经脉运行不畅，不通则痛而发病。

2. 西医病因

（1）病原体感染

当机体防御系统功能遭到破坏，或者机体免疫功能下降，导致病原体侵袭。主要的病原体为沙眼衣原体和淋病奈瑟菌。可由生殖道黏膜、淋巴系统、血液循环等途径传播。

（2）性生活不节

有多个性伴侣，不洁性交、性卫生习惯不良，性交频繁，经期性交，不注意性卫生保健，使用不洁月经垫，与患病的混合性行为或带菌者的性活动，都可使盆腔炎的机率增加。性关系混乱致性传播疾病的传播，可导致盆腔炎发病率升高。

（3）医院性因素

阴道、宫颈裂伤、血肿、子宫切除等，感染后继发盆腔结缔组织炎，炎症扩散途径以淋巴系统蔓延及生殖器黏膜上行蔓延为主。人工流产术、宫内放置节育器、输卵管通液术、宫腔镜检查等消毒不严，亦可导致生殖道黏膜损伤、出血、感染。

西医治疗主要为抗生素药物治疗，必要时手术治疗。由于盆腔炎性疾病的病原体多为淋病奈瑟菌、衣原体以及需氧菌、厌氧菌的混合感染，需选择广谱抗生素以及联合用药。

3. 中医治则

本病的治疗难点在于盆腔炎导致的慢性盆腔痛，盆腔粘连，以及由盆腔粘连引发的输卵管阻塞，进而导致的不孕症和异位妊娠。中医药治疗急、慢性盆腔炎均有明显优势，尤其是对慢性盆腔炎所致的慢性盆腔疼痛、盆腔炎性包块、盆腔炎性积液，疗效更加理想。高慧教授根据长期临床研究及经验总结，认为急性盆腔炎多为以渗出为主，视为“湿性炎症”。中医立法应以清热解毒、清热利湿、利水消肿为主，佐以活血化瘀。慢性盆腔炎多以增生、粘连为主，为“干性炎症”。中医立法应以活血化瘀、软坚散结为主，佐以清热解毒。在口服中药的同时，采用中药保留灌肠、中药外敷、中药阴道上药、针灸等中医传统疗法治疗女性生殖系统炎症。

其独特的治疗方法主要体现在用药和治疗上。在炎症急性期注重抗炎治疗，常用方药大黄牡丹皮汤合薏苡红藤败酱汤加五味消毒饮；当瘀血形成，应加入活血的药物如丹参、赤芍、桃仁、三棱、莪术等；当炎症渗出时，重用利水渗湿药如泽泻、茯苓，加清热解毒的土茯苓和清热泻火的夏枯草；当渗出导致盆腔粘连时，应重用虫类药和理气药，以破解粘连。

（1）急性盆腔炎（含慢性盆腔炎急性、亚急性发作）

是以渗出为主的“湿性炎症”，中医立法以清热解毒（金银花、连翘等），清热利湿（黄柏、黄连等），利水消肿（土茯苓、夏枯草等）为主，佐以活血化瘀（丹参、赤芍等），治疗效果显著。

（2）慢性盆腔炎

慢性盆腔炎病程长，病情复杂多变，多为以增生、粘连为主，高慧教授定义为“干性炎症”。中医立法以活血化瘀（丹参、赤芍、当归等），软坚散结（浙贝母、王不留行等），祛瘀消癥（水蛭、莪术）为主，佐以清热解毒（金银花、连翘等）。治法多以中药保留灌肠和中药理疗为主，配合中药汤剂口服。同时，其认为“久病多虚”，过于寒凉易伤脾胃之气，过于温燥易耗伤阴液，病久易致肾虚。因此可酌情添加健脾养胃、顾护阴液、滋补肾气之品。

（3）盆腔炎性积液（积脓）

盆腔脓肿（积液）包括输卵管积脓，卵巢脓肿，输卵管卵巢脓肿，结缔组织间脓肿及急性盆腔腹膜炎脓液积聚在子宫直肠凹陷形成的包裹性脓肿。此类型按湿性炎症为主治疗。治法多以口服中药汤剂为主，配合中药保留灌肠和中药理疗。中医立法以清热解毒，清热利湿，利水消肿为主，佐以活血化瘀，发挥中药清热解毒的优势以抗炎，如泽泻、茯苓、木瓜，泽兰等，且要注意用量的把握。

（4）盆腔炎性包块

盆腔结缔组织炎一旦发生，局部组织充血水肿，有大量的白细胞及浆细胞浸润，使组织失去柔软感，且增厚发硬；慢性盆腔结缔组织炎以纤维结缔组织增生为主，逐渐使之成为较坚硬的瘢痕组织，重者出现“冰冻骨盆”状态。此类型按干性炎症为主治疗。治法多以中药保留灌肠和中药理疗为主，配合中药汤剂口服。中医立法以活血化瘀，软坚散结，祛瘀消癥为主，佐以清热解毒，发挥中药软坚散结的优势以抗粘连。

4. 辨证论治

（1）湿热蕴结证

［主要证候］低热起伏，腰酸背痛，月经不调，带下稍多，色黄而稠，味臭。小便黄，大便干。舌质红，苔黄腻，脉滑细数。

［治法］清热利湿，化瘀止痛。

［方药］四妙丸为主。苍术 10g，黄柏 10g，川牛膝 15g，薏苡仁 20g，红藤 10g，金银花 15g，连翘 15g，土茯苓 10g，夏枯草 10g，炙甘草 10g 等。湿邪甚加茯苓 10g，厚朴 10g，大腹皮 10g；便溏加白术 10g，藿香 10g。中成药：妇炎康复胶囊 4 粒，日 3 次口服。金刚藤胶囊 4 粒，日 3 次口服。

（2）寒凝气结证

［主要证候］小腹胀痛，得温痛减，烦躁易怒，胸胁胀满，畏寒肢冷，经色紫暗有块。舌质暗、有瘀斑或瘀点，脉沉细。

［治法］祛寒除湿，活血化瘀。

［方药］自拟温盆汤为主。肉桂 15g，干姜 10g，乌药 10g，小茴香 10g，枳实 10g，赤芍 15g，薏苡仁 20g，蒲黄 10g，红藤 10g。四末不温加炙附子 10g（先煎）；腹中结块加鸡内金 10g，桃仁 10g，莪术 10g。中成药：温经颗粒 5g，日 2 次口服。艾附暖宫丸 1 丸，日 2 次口服。

（3）血瘀痰阻证

［主要证候］小腹坠痛，肛门坠胀疼痛，痛时拒按，少腹包块，经色紫暗有块。舌质暗有瘀斑或瘀点，脉沉涩。

［治法］养血活血，化瘀止痛。

［方药］桃红四物汤为主。当归 10g，川芎 10g，丹参 15g，桂枝 15g，茯苓 15g，赤芍 10g，桃仁 10g，夏枯草 10g，蒲公英 15g。腹痛较甚加白芍 10g，延胡索 10g，水蛭 10g。中成药：血府逐瘀胶囊 4 粒，日 3 次口服。止痛化癥胶囊 4 粒，日 3 次口服。

以上各证型，若有盆腔包块者，加三棱 10g，莪术 10g，穿山甲

10g；有盆腔积液者，加土茯苓 15g，夏枯草 10g，蒲公英 15g；肾虚腰骶疼痛者，加桑寄生 15g，川续断 15g，补骨脂 10g。

5. 中医特色治疗

（1）中药保留灌肠

慢性盆腔炎病程长，长期服药易伤脾胃，用灌肠方法治疗有一定的优势。直肠给药不经过上消化道，可避免胃酸和酶对药物的影响，避免药物对胃肠的刺激，减低对肝脏的损伤，药物经直肠盆腔静脉丛吸收，直达病所，能起到药半功倍的疗效。

基本方：丹参 15g，赤芍 10g，桃仁 10g，莪术 10g，穿山甲 10g，肉桂 15g，连翘 15g，夏枯草 10g，土茯苓 10g。按辨证分型进行随证加减。药物经肠管局部弥散吸收，避免了口服药的首过效应，离盆腔患病部位近，药迅速到病所，抗炎、抗粘连效果好。中药保留灌肠方法：将导尿管插入肛门 15cm 左右，将温度适中的中药液 100mL 徐徐灌入，保留 30 分钟以上，若在临睡前灌入，保留至次日清晨疗效更佳，每日 1 次，10 天为 1 个疗程。注药速度不宜过快，否则刺激肠管，引起腹痛，若大便与药液立即排出，则不能起到治疗作用。

（2）中药理疗

采用具有电场效应、磁场效应、热效应、震荡效应的理疗机进行盆腔体表投影区及穴位理疗，可松解盆腔粘连，止痛，促进炎性代谢产物的吸收消散。方法为穴位区应用中药散剂和水煎剂装入外敷袋，放入电极板进行理疗。经过多年临床观察，发现盆腔炎患卧床休息可使疗程缩短，疗效提高。故在治疗中应注意指导病人严格卧床休息。

（3）针灸推拿疗法

主要是通过腧穴作用于经络、脏腑，以疏通经络、活血行气，使盆腔内郁滞的气血畅通，通过扶正祛邪达到防病治病的目的。各证型选穴均以任脉、冲脉的穴位为主，配以十二正经的穴位以及子宫穴和子宫、附件体表投影区的阿是穴，强刺激，留针 20 分钟，寒凝气结型加灸法，每日 1 次，10 天为 1 疗程，每个疗程之间休息 10 天，可用 1 ～ 3 个疗程。主要取穴：关元、中极、归来（双）、血海（双）、三阴交（双）。

按语：对盆腔粘连者，在口服中药中要加强理气行滞、活血化瘀、软坚散结、消散癥瘕中药的应用；对脾胃弱者，将上述立法的中药重点应用在中药保留灌肠液中，在理疗导药液中也要加强软坚散结、消散癥瘕中药的应用。加用推拿按摩手法治疗盆腔粘连，通过按摩子宫附件的体表投影区，疏解盆腔粘连部位，使致密粘连变为松散粘连，最终使粘连分解消散。善于运用中医针灸（拔罐、梅花针、刺络放血等）、中药外敷等疗法，在原有治疗手段的基础上（中药口服、中药保留灌肠、中药理疗），均加强理气止痛、活血止痛、化瘀止痛、消癥止痛中药的应用。多与患者沟通，取得患者信任，帮助其树立生理卫生健康意识，嘱患者养成良好的生活方式，适当地进行体育锻炼，注意饮食起居，增强机体自身免疫力，提高自我保健能力，以促进康复。

6. 验案举例

（1）盆腔炎案 1

才某，女，36 岁。2009 年 4 月 8 日初诊。

［主诉］持续性下腹胀痛20天。

［现病史］患者主因输卵管再通术后40天入院，该患者在行输卵管再通术时，由于医疗事故在腹腔留于纱布一块，于2009年3月18日在普外科行清除术手术治疗，术后持续下腹胀痛，无发热，少量白带，无阴道出血，超声提示：子宫底部周围广泛粘连，右附件区液性病变。妇科检查：炎性粘连面积约20cm×15cm，右、后穹窿饱满，触痛。炎症蔓延至子宫骶骨韧带处，使纤维组织增生，变硬，子宫固定，宫颈旁组织也增厚变硬，向外呈扇形扩散，形成“冰冻骨盆”。

［中医诊断］妇人腹痛。

［西医诊断］盆腔炎。

［治法］祛湿清热，活血化瘀。

［方药］丹参10g，赤芍10g，柏子仁6g，三棱10g，莪术10g，乳香、没药各10g，金银花10g，连翘15g，蒲公英15g，穿山甲10g，细辛10g，海藻12g，皂角刺10g，土茯苓15g，夏枯草6g。

7剂，日1剂，水煎，保留灌肠。

苍术10g，黄柏10g，川牛膝20g，薏苡仁20g，败酱草20g，鸡血藤10g，五灵脂10g，蒲黄10g，乳香、没药各10g，土茯苓15g，穿山甲10g，皂角刺10g，鳖甲10g，青皮10g，陈皮10g，莱菔子10g，连翘10g，蒲公英20g，紫花地丁10g，苦参10g，山药10g。

制成药面，1次5g，日3次。

熟大黄10g，丹皮10g，赤芍10g，桃仁10g，丹参10g，三棱10g，莪术10g，制天南星5g，败酱草20g，金银花10g，连翘10g，威灵仙10g，穿山甲10g，昆布10g，海藻10g，土鳖虫10g，白花蛇舌草10g，皂角刺10g，土茯苓10g，白芥子5g。

磨粉制成药面，导入仪器，外敷导药，日 1 次。

二诊（2009 年 4 月 13 日）：患者自觉腹痛明显减轻，今日妇检：炎性粘连面积 12mm×12cm。彩超提示：子宫大小为 64.5mm×42.6mm×55.9mm，双附件卵巢探查不清，右附件区内可见密集的点状弱回声，后方回声切入强。子宫底部周围可见少量无回声，盆腹腔内肠管蠕动不明显。超声诊断：①有附件区含液性病变，炎性、脓性可能；②子宫底部周围少量积液，炎性、脓性可能；③子宫未见异常。方药：丹参 15g，赤芍 15g，桃仁 10g，三棱 10g，莪术 10g，乳香 10g，没药 10g，金银花 10g，连翘 15g，蒲公英 15g，穿山甲 10g，细辛 10g，海藻 12g，皂角刺 10g，土茯苓 10g，败酱草 10g，夏枯草 6g。7 剂，日 1 剂，水煎，保留灌肠。莱菔子 20g，鸡内金 20g，厚朴 10g，草豆蔻 10g，陈皮 15g，枳壳 10g，青皮 10g，砂仁 10g，乳香 10g，没药 10g，蒲黄 5g。药面一次 5g，日 3 次，加入之前药面同服。

三诊（2009 年 4 月 19 日）：妇检回示：粘连面积约为婴儿头大小，后穹窿饱满，触痛消失。纳食可，夜寐可，二便调。舌淡红，苔白，脉沉弱。方药：丹参 15g，赤芍 15g，桃仁 10g，三棱 10g，莪术 10g，乳香、没药各 10g，金银花 10g，连翘 15，蒲公英 15g，穿山甲 10g，细辛 10g，海藻 12g，土茯苓 10g，败酱草 10g，皂角刺 10g，夏枯草 10g，肉桂 10g。7 剂，日 1 剂，水煎，保留灌肠。黄芪 20g，党参 10g，苍术 20g，白术 20g，茯苓 10g，莱菔子 10g，鸡内金 20g，陈皮 15g，青皮 10g，枳壳 10g，枳实 10g，砂仁 10g，乳香、没药各 10g，黄柏 10g，川牛膝 10g，薏苡仁 20g，败酱草 10g，鸡血藤 10g，穿山甲 10g，鳖甲 10g，五灵脂 10g，蒲黄 10g。药面一次 5g，一日 3 次。

四诊（2009年4月27日）：患者末次月经2009年4月19日，同往日月经，量中等，色红，无痛经。纳食可，夜寐可，二便调。舌淡红，苔白，脉沉缓。B超提示子宫大小：66mm×40.7mm×59.5mm，左卵巢大小29.6mm×21.6mm×27mm，边界不清，右卵巢24.2mm×27.8mm×27.2mm，边界不清。超声诊断：①双附件与周围不清，炎性粘连；②子宫未见异常。方药：丹参15g，赤芍15g，桃仁10g，三棱10g，莪术10g，败酱草10g，夏枯草6g，金银花10g，连翘10g，肉桂10g，细辛10g，穿山甲10g，海藻10g，土茯苓15g，鸡血藤20g。7剂，日1剂，水煎，保留灌肠。柴胡10g，龙胆草10g，厚朴15g，陈皮15g，鸡内金30g，蒲黄10g，郁金10g，莱菔子20g，焦三仙各15g，黄芪30g，党参10g，白术10g。药面1次5g，1日3次。

五诊（2009年5月4日）：末次月经2009年4月19日，纳食可，夜寐可，二便调。舌淡红，苔白，脉沉缓。粘连面积较之前继续变小，偶有腹痛。方药：熟大黄10g，土鳖虫10g，丹皮10g，赤芍10g，丹参10g，桃仁10g，红花10g，败酱草10g，夏枯草10g，鸡内金10g，昆布10g，海藻10g，三棱10g，莪术10g，青皮10g，枳实10g，蒲公英10g，穿山甲10g，王不留行10g，泽兰10g。药面1料，外敷局部，导药用。柴胡10g，荔枝核10g，丹参15g，赤芍15g，桃仁15g，莪术10g，三棱10g，穿山甲10g，细辛10g，败酱草15g，夏枯草10g，鸡血藤30g，黄柏10g，苦参10g。7剂，日1剂，水煎，保留灌肠。薏苡仁20g，败酱草20g，鸡血藤20g，莱菔子10g，鸡内金20g，厚朴10g，草豆蔻10g，砂仁10g，乳香、没药各10g，延胡索10g，穿山甲10g，鳖甲10g，苦参10g，土茯苓15g，白芷10g，皂角刺15g，三棱10g，莪术10g，山药10g，荔枝核10g，肉桂10g，炙附子5g。药面1次5g，1日3次。

六诊（2009年5月11日）：患者末次月经2009年4月19日，自觉腹胀，纳食欠佳，夜寐可，大便时腹部坠痛。舌淡红，苔薄白，脉沉细。方药：丹参15g，赤芍15g，桃仁10g，三棱10g，莪术10g，败酱草10g，夏枯草6g，金银花10g，连翘10g，肉桂10g，细辛10g，穿山甲10g，海藻10g，土茯苓15g，鸡血藤30g。7剂，日1剂，水煎，保留灌肠。苍术10g，白术10g，黄柏10g，川牛膝10g，败酱草10g，薏苡仁20g，莱菔子10g，鸡内金20g，厚朴10g，草豆蔻10g，砂仁10g，乳香、没药各10g，延胡索10g，穿山甲10g，鳖甲10g，苦参10g，土茯苓10g，莪术10g，炙附子10g，肉桂10g，荔枝核10g，茯苓10g，黄芪20g。药面1料，1次5g，1日3次。

七诊（2009年5月14日）：患者今日出院，带药。方药：丹参15g，赤芍15g，桃仁10g，三棱10g，莪术10g，败酱草10g，夏枯草6g，金银花10g，连翘10g，肉桂10g，细辛10g，穿山甲10g，海藻10g，土茯苓15g，鸡血藤30g。30剂，日1剂，水煎，保留灌肠。苍术20g，白术20g，黄柏20g，川牛膝20g，败酱草20g，薏苡仁20g，莱菔子20g，鸡内金30g，厚朴10g，草豆蔻20g，砂仁20g，乳香、没药各20g，延胡索20g，穿山甲20g，鳖甲20g，苦参10g，土茯苓10g，莪术10g，炙附子10g，肉桂20g，荔枝核20g，茯苓10g，黄芪30g。药面2料，1次5g，1日3次。熟大黄10g，土鳖虫10g，丹皮10g，赤芍10g，丹参10g，桃仁10g，红花10g，败酱草10g，夏枯草10g，鹿角霜10g，鸡内金20g，昆布10g，海藻10g，三棱10g，莪术10g，青皮10g，枳实10g，蒲公英15g，穿山甲10g，王不留行15g，莱菔子10g。药面1料，外敷局部，导药用。

八诊（2009年6月22日）：患者末次月经2009年5月15日，量中等，色红，质中，自觉腹胀、腹痛好转，偶遇寒凉，腹胀加剧，纳食可，夜寐可，大便时牵连小腹轻微坠痛。舌红，苔白，脉沉细。方药：苍术20g，黄柏20g，川牛膝20g，败酱草20g，薏苡仁20g，莱菔子20g，鸡内金30g，厚朴10g，草豆蔻20g，砂仁20g，乳香、没药各20g，延胡索20g，穿山甲20g，鳖甲20g，苦参10g，土茯苓10g，莪术10g，皂角刺10g，炙附子10g，肉桂20g，荔枝核20g，党参10g，黄芪20g。药面1料，1次5g，1日3次。

九诊（2009年7月20日）：患者末次月2009年6月10日，量中等，色红，质中，包块仍存在，包块触痛减轻，大便时坠痛已消失。舌红，苔白，脉沉细。方药：苍术20g，黄柏20g，川牛膝20g，薏苡仁20g，败酱草20g，莱菔子20g，鸡内金20g，厚朴10g，乳香、没药各20g，草豆蔻10g，砂仁20g，延胡索20g，穿山甲20g，鳖甲20g，浙贝母20g，苦参20g，土茯苓10g，炙附子10g，肉桂10g，党参20g，黄芪30g，荔枝核10g，当归5g。药面1料，1次5g，1日3次。

十诊（2009年8月17日）：患者自述行输卵管通液术，提示双侧输卵管通畅，B超提示炎性包块消失，可见通液液体，末次月经：2009年8月6日，行经5天，量多，色红，有血块，偶有痛经。舌质黯，苔白，脉沉细。乳房胀痛，胃脘灼热感，纳食较差，大便稍溏。方药：丹参10g，赤芍10g，桃仁10g，三棱10g，莪术10g，夏枯草6g，金银花10g，连翘10g，肉桂10g，细辛10g，穿山甲10g，海藻10g，土茯苓15g，败酱草5g，鸡血藤20g，补骨脂5g。20剂，日1剂，水煎，保留灌肠。熟大黄10g，土鳖虫10g，水蛭10g，全蝎10g，丹皮10g，赤芍10g，丹参10g，桃仁10g，三棱10g，莪术10g，穿山甲10g，鳖甲10g，昆布10g，海藻10g，青皮10g，枳实10g，王不留行10g，莱菔子10g，蒲公英15g，鸡内金15g，红花10g，败酱草10g，鹿角霜5g。药面1料，外敷局部，导药用。方药：苍术20g，黄柏20g，川牛膝20g，薏苡仁30g，败酱草30g，乳香、没药各10g，莱菔子20g，鸡内金20g，砂仁20g，木香20g，穿山甲20g，鳖甲20g，浙贝母20g，当归20g，苦参20g，土茯苓25g，莪术15g，党参20g，荔枝核20g，黄芪20g，肉桂10g，陈皮10g。药面1料，1次5g，1日3次。

十一诊（2009年10月19日）：患者自觉腹胀明显，排气则解，末次月经2009年10月9日，行经5天，量中等，色深红，有血块，今日妇检：子宫前位，与腹壁粘连，双附件未触及异常。纳可，夜寐差，大便难，舌质黯，苔白，脉沉细。方药：丹参15g，赤芍15g，桃仁10g，三棱10g，莪术10g，桂枝20g，丹皮10g，败酱草10g，夏枯草10g，水蛭10g，干姜10g，皂角刺10g，土茯苓15g，川楝子10g，穿山甲6g。20剂，日1剂，水煎，保留灌肠。党参10g，白术10g，苍术10g，黄芪20g，茯苓10g，炙甘草6g，木香10g，砂仁10g，陈皮15g，半夏10g，佛手10g，延胡索15g，莱菔子20g，川楝子15g，厚朴15g，枳实15g，薏苡仁20g，黄柏15g，鸡血藤20g，肉桂20g，荔枝核20g，焦三仙各15g，枣仁20g。药面3料，1次5g，1日3次。

十二诊（2009年11月29日）：他人代述，月经正常，包块触痛，纳可，夜寐差，大便干，无发烧，无呕吐。方药：党参20g，白术10g，黄芪20g，当归5g，茯苓10g，炙甘草5g，木香10g，砂仁10g，莱菔子10g，芒硝10g，延胡索15g，陈皮10g，半夏10g，蜈蚣10g，水蛭20g，熟大黄10g，土鳖虫15g，川牛膝5g，枳实10g，肉桂10g，厚朴5g。6剂，共研末，1次5g，1日3次。

十三诊（2010年1月17日）：患者自觉胀气，纳可，夜寐差，二便调，月经规律，精神差。嘱其继续灌肠，做震荡运动。方药：党参20g，白术10g，茯苓10g，炙甘草5g，黄芪30g，当归5g，丹参10g，赤芍10g，桃仁10g，三棱10g，莪术10g，水蛭10g，土鳖虫10g，熟大黄10g，枳实10g，沉香6g，厚朴10g，莱菔子10g，代赭石15g，肉桂10g，酸枣仁15g，合欢皮20g，延胡索15g，陈皮15g，半夏10g，木香10g，砂仁10g，荔枝核10g。8剂，共研细末，1次5g，1日3次。

十四诊（2010年4月17日）：他人代述，腹胀好转，肠蠕动缓慢，可进普食。方药：鸡内金50g，砂仁30g，草豆蔻20g，丹参10g，赤芍10g，桃仁10g，红花10g，水蛭10g，穿山甲10g，全蝎10g，蜈蚣1条，土茯苓15g，皂角刺15g，莱菔子20g，厚朴10g，木香20g，党参20g，白术10g，茯苓10g，炙甘草5g，玄参20g。3剂，共研末，1次5g，1日3次。

十五诊（2010年5月19日）：他人代述，腹胀明显。方药：鸡内金50g，砂仁30g，草豆蔻30g，木香20g，穿山甲20g，莱菔子20g，党参10g，白术10g，茯苓10g，炙甘草6g，陈皮10g，半夏10g，丹参10g，赤芍10g，桃仁10g，皂角刺10g，水蛭10g，全蝎10g，熟大黄10g，丹皮10g，连翘10g，肉苁蓉10g，干姜10g，巴戟天10g。7剂，共研细末，1次5g，1日3次。

十六诊（2010年8月1日）：患者自觉排气不顺畅，纳食较佳，夜寐可，二便调，精神转好，月经规律。方药：鸡内金50g，砂仁30g，草豆蔻20g，大黄10g，芒硝10g，厚朴10g，枳实10g，丹参20g，赤芍20g，桃仁10g，穿山甲10g，莱菔子15g，三棱10g，莪术10g，皂角刺10g，水蛭10g，全蝎10g，干姜10g，肉苁蓉10g，巴戟天10g，党参10g，白术10g，茯苓10g，炙甘草5g。2剂，共研细末，1次5g，1日3次。

十七诊（2010年8月19日）：患者自觉腹胀较前减轻，肠蠕动加快，尤其伤口处为甚，月经规律，白带不多，纳可，夜寐可，二便调，舌质淡，苔白，脉沉弦，现避孕。方药：大黄10g，全蝎10g，蜈蚣1条，五倍子10g，僵蚕10g，芒硝10g，厚朴10g，枳实10g，丹参20g，赤芍20g，桃仁10g，红花10g，三棱10g，莪术10g，皂角刺10g，鸡内金20g，砂仁20g，莱菔子20g，干姜10g，白术10g，党参20g，巴戟天10g，肉苁蓉10g，炙甘草10g。2剂，共研细末，1次5g，1日3次。大黄10g，丹参10g，桃仁10g，冬瓜仁10g，五倍子20g，蜈蚣2条，穿山甲10g，细辛10g，土茯苓15g，金银花20g，连翘20g，丹参20g，赤芍20g，三棱20g，莪术20g，路路通20g。1剂，共研末，外敷局部，导药用。

十八诊（2010年11月9日）：他人代述，腹胀，打嗝，自觉腹部胀大，精神好，纳可，夜寐安，二便调。并自测试纸已怀孕。方药：大黄20g，枳实20g，厚朴20g，党参10g，白术10g，茯苓10g，炙甘草10g，木香10g，砂仁20g，鸡内金30g，水蛭20g，穿山甲20g，枳壳15g，莪术10g，丹参10g，赤芍10g，桃仁10g，薏苡仁20g，砂仁20g，蒲公英30g，王不留行15g，山茱萸10g，山药10g，皂角刺10g。3剂，共研细末，1次5g，1日3次。

十九诊（2011年1月4日）：患者自觉前方效果较好，可改善腹胀，今日又轻微腹胀。方药：大黄20g，枳实20g，厚朴20g，党参10g，白术10g，茯苓10g，炙甘草10g，木香10g，砂仁20g，鸡内金30g，水蛭20g，穿山甲20g，枳壳15g，莪术10g，丹参10g，赤芍 10g，桃仁 10g，薏苡仁 20g，砂仁 20g，蒲公英 30g，王不留行 15g，山茱萸 10g，山药 10g，皂角刺 10g。3 剂，共研细末，1 次 5g，1 日 3 次。

二十诊（2011 年 2 月 15 日）：末次月经 2010 年 12 月 10 日，今日查 B 超提示：宫腔内可见 43.8mm×34.6mm×50.3mm 妊娠囊回声，囊内可见胎心、胎芽，顶臀长 20.0mm，超声诊断：子宫增大明显，宫内早孕，单活胎。

（2）盆腔炎案 2

赵某，女，29 岁，汉族，已婚。2013 年 9 月 23 日初诊。

[主诉] 发现多囊卵巢近 2 年。

[现病史] 患者于 2011 年出现月经不规律，周期延长直至停经，当时做彩超提示多囊卵巢综合征。口服黄体酮 1 周后，月经恢复正常。2012 年初再次停经，在当地市医院检查性激素提示异常，查腹部彩超及阴式彩超均提示多囊卵巢综合征。于 2012 年 7 月在北京同仁医院行腹腔镜手术，双侧卵巢打孔，及双侧输卵管再通术，单侧输卵管再通成功（两侧不详）。此后月经规律，复查性激素正常，术后 1 年未采用避孕措施，未受孕，丈夫行相关检查未见异常。末次月经：2013 年 9 月 23 日，量中等，无痛经，舌红，苔白，脉弦细。

[方药] 皂角刺 15g，当归 15g，红花 10g，蒲公英 15g，穿山甲 6g，白芍 10g，柴胡 10g，香附 10g，陈皮 10g，青皮 10g，路路通 15g，通草 10g，补骨脂 10g，夏枯草 10g，土茯苓 10g，鳖甲 15g，砂仁 10g，金银花 10g，连翘 10g，肉桂 10g。

7 剂，日 1 剂，水煎服。

二诊（9 月 30 日）：方药：肉桂 20g，水蛭 10g，败酱草 10g，

干姜 10g，薏苡仁 20g，细辛 6g，金银花 10g，红藤 20g，连翘 10g，黄柏 10g，路路通 10g，赤芍 10g，丹参 10g，桃仁 10g，土茯苓 10g，皂角刺 10g，穿山甲 10g，夏枯草 10g。7 剂，日 1 剂，水煎，保留灌肠。配以中成药止痛化癥片、丹黄祛瘀片、蒲苓盆炎康颗粒，按说明书最小剂量，一日一次，分散在早、中、晚服用。

三诊（11 月 14 日）：患者自述服本方 14 剂后即停经，自测尿妊娠试验阳性，1 个月后行 B 超检查提示单活胎。昨日阴道点滴出血，2 ～ 3mL，当地医院查孕激素偏低，诊断为先兆流产。患者希望中药保胎治疗。方药：菟丝子 15g，桑寄生 15g，川续断 15g，山茱萸 15g，山药 15g，杜仲炭 15g，女贞子 10g，墨旱莲 10g，熟地黄 10g，黄芪 10g，党参 10g，白术 10g，炙甘草 10g，血余炭 15g，白及 15g，仙鹤草 15g，藕节 15g，棕榈炭 10g，三七 5g，砂仁 10g，焦栀子 10g。7 剂，日 1 剂，水煎服。配合嗣育保胎丸按最小剂量，1 日 3 次。患者服药后阴道出血停止，治疗 4 周后，复查性激素水平均符合孕期标准，此后停药。孕 14 周复查彩超未见异常，孕 5 个月查四维彩超未见异常。足月后，顺产 1 男婴。

（3）盆腔炎案 3

陈某，女，40 岁，已婚。2008 年 10 月 15 日初诊。

[主诉] 腹部疼痛或坠胀不适 2 个月，加重 7 天。

[现病史] 患者自述 2 个月前因受寒劳累后出现腹部疼痛、坠胀不适，腰骶部冷痛，小便频数。查舌暗红，苔白腻，脉沉迟，有慢性盆腔炎及阴道炎病史。妇科检查：子宫体后位，左附件片状增厚，压痛阳性，活动受限；右侧附件稍增厚，压痛阳性。超声示：盆腔

炎性包块、盆腔积液。

[中医诊断] 妇人腹痛。

[西医诊断] 盆腔积液、盆腔炎性包块。

[治法] 活血化瘀，行气止痛。

[方药] 薏苡仁 30g，赤芍 15g，小茴香 10g，白芍 10g，桂枝 12g，川牛膝 15g，穿山甲 10g，茯苓 9g，乌药 12g，桃仁 12g，香附 10g，延胡索 12g，土茯苓 12g，夏枯草 10g，枸杞子 12g，肉桂 10，干姜 10g，三棱 10g，莪术 12g，水蛭 12g，补骨脂 12g，山茱萸 12g，巴戟天 10g，菟丝子 12g。

7 剂，水煎服，日 1 剂。

肉桂 20g，水蛭 10g，败酱草 10g，板蓝根 10g，干姜 10g，薏苡仁 20g，红藤 20g，虎杖 10g，紫花地丁 10g，黄柏 15g，丹皮 10g，赤芍 10g，乳香 10g，九香虫 10g，丹参 12g，桃仁 10g，土茯苓 10g，皂角刺 15g，穿山甲 10g，鱼腥草 10g。

7 剂，日 1 剂，水煎，保留灌肠。

患者经治疗 15 天后，腹部疼痛、坠胀明显减轻，嘱其注意保暖，注意休息。

（二）阴道炎

阴道炎是妇科常见病和多发病，是不同疾病引起的多种阴道黏膜炎性疾病的总称，阴道炎根据其病因和病原体的不同，有 10 余种之多：滴虫性阴道炎；假丝酵母菌（原称念珠菌）阴道炎；老年性（或萎缩性）阴道炎；细菌性阴道病；婴幼儿性阴道炎；病毒性（人乳头瘤病毒〈HPV〉、单纯疱疹病毒〈HSV〉）阴道炎；淋菌性阴道炎；阿米巴性阴道炎；脱屑性阴道炎；药物性阴道炎；气体性阴道炎；结核性阴道炎；非特异性阴道炎；阴道溃疡（急性、慢性）；放射性阴道炎；过敏性阴道炎；蛲虫性阴道炎等，临床中以滴虫性阴道炎、假丝酵母菌（原称念珠菌）阴道炎、老年性（或萎缩性）阴道炎、细菌性阴道病最为多见，且50%以上的阴道炎为混合感染。

健康女性阴道内存在多种微生物群落，常住菌主要有：乳杆菌、加德纳氏菌、支原体、白色念珠菌、表皮葡萄球菌、大肠杆菌、棒状杆菌、B族链球菌、消化球菌和类杆菌等，各种细菌通过自身的黏附机制与阴道上皮细胞结合，生长于阴道壁黏膜表面。阴道内的多种不同微生物之间，相互依存并制约着，共同维持阴道内微生态的平衡及阴道的自净功能。正常菌群中厌氧菌与需氧菌比例为5∶1，以能产生乳酸、过氧化氢的兼性厌氧乳杆菌占优势，它使阴道pH值维持在4.5以下，细菌的黏附性得到改变，并调节阴道的局部免疫，使阴道微生态环境得到维持，从而抑制其他微生物的生长，对预防阴道感染的发生起到了至关重要的作用。抗生素的广泛使用、全身性病、阴道灌洗不当、频繁性生活史、性激素的变化、避孕药具的使用等原因，均可使阴道内环境发生改变。机体内分泌紊乱以及免疫功能下降时，阴道的微生物群种会发生交替演变，阴道的微生态平衡被破坏，从而引起阴道疾病的发生。

1. 病因病机

带下的产生与肾气盛，天癸至，任脉通，太冲脉盛有直接关系。女子到二七之年，肾精充足，受到肾气和天癸的推动，肾精经任脉所司，汇集阴精津液，达于胞中，再经督脉的温化，带脉的约束，下注于胞宫，适量溢于阴道及阴户中，形成生理性带下，以润泽阴窍，并有助于阴阳交媾，两精相搏。若肝、脾、肾三脏功能失调，湿浊内生，或外感湿邪，则可导致带下病。《素问·太阳阳明大论》中曰："湿邪为病，下先受之。"说明本病发病的关键是湿热邪毒下注阴部所致。肝体阴而用阳，具有条达、疏畅、升发等生理特性，有着调畅气机，主疏泄的生理功能，故肝性喜条达而忌抑郁。肝的疏泄功能又与脾之运化功能有着密切的联系。若肝失疏泄，气机不利，横逆犯脾，脾土随之受损，运化水湿失常，水湿内停，与郁热相搏结，致湿热下注，直犯阴部，发为带下病。正如《傅青主女科·带下》中所云："妇人忧思伤脾，又加郁怒伤肝，于是肝经之郁火内炽，下克脾土，脾土不能运化，致湿热之气蕴于带脉之间。"脾为太阴湿土，主运化水液，为水液升降之枢纽，与"湿"关系密切，是本病的关键脏器。若脾阳虚弱，运化失司，水湿内停下注，损伤任带，使之约束无力，而致带下病。或饮食不节，劳倦过度，肝郁乘脾，损伤脾气，使之运化失常，水谷之精微不能上输以化血，反聚而成湿，流注下焦，伤及任带发为带下病。肾者主水，主津液，为水脏，开窍于二阴，任脉与肾相通以相济。任脉为阴脉之海，主一身之津、液、精、血，肾主藏精，若先天不足，年老精气亏损，久病及肾，或房事不节，以至肾气虚弱，精关不固，失于封藏，精液外泄，带脉失固，发生带下病。湿热之病，有内生和外感之分。内生者多与脾虚肝郁或贪食膏粱厚味有关；外感者，常因经行产后胞脉空虚，湿热之邪乘虚而入，直犯阴器胞宫而成带下等证。

2. 西医治疗

（1）滴虫性阴道炎

1）初治者：甲硝唑 2g 单次口服或替硝唑 2g 单次口服，也可甲硝唑 500mg，2 次 / 天，服用 7 天，或替硝唑 500mg，2 次 / 天，服用 7 天。

2）局部用药：不能耐受口服或不适宜全身用药可选择阴道局部用药，甲硝唑阴道泡腾片 0.2g，每晚 1 次，连用 7 天。

3）性伴侣治疗：此病主要由性行为传播，性伴侣应同时治疗，治疗期间禁性生活。

4）随访：治疗后需随访至症状消失，症状持续存在者，治疗后 1 个月复查，初次治疗失败者可增加药量及疗程，可重复用甲硝唑 0.4g，2 ～ 3 次 / 天，服用 7 天；若治疗仍失败，甲硝唑 2g，1 次 / 天，服用 3 ～ 5 天。

（2）外阴阴道假丝酵母菌病

1）消除诱因。

2）单纯性 VVC。局部用药米康唑栓剂，阴道纳药，每晚 1 粒（200mg）×7 天；或每晚 1 粒（400mg）×3 天；或 1 粒（1200mg）单次用药。克霉唑栓剂，阴道纳药，每晚 1 粒（150mg）×7 天；或每日早、晚各 1 粒（150mg）×3 天；或 1 粒（500mg）单次用药。制霉素栓剂，阴道纳药，每晚 1 粒，连用 10 ～ 14 日。全身用药，对不能耐受局部用药者、未婚妇女及不愿采取局部用药者，可选用口服药物。常用药物：氟康唑 150mg，顿服；或伊曲康唑每次 200mg，每日 1 次，连用 3 ～ 5 日，或采用 1 日疗法，400mg 分两次口服。

3）复发性 VVC 治疗。推荐延长初始治疗疗程，如可用 7 ～ 14 天的局部治疗，或氟康唑口服 3 次（第 1 天 100mg，第 4 天 150mg，第 7 天 200mg，每 3 天服 1 次）。复发性 VVC 维持治疗：每周口服氟康唑（100mg，150mg 或 200mg）×6 个月，为 1 疗程。若此方案不行，推荐每周 2 次局部外用 200mg 克霉唑或每周 1 次克霉唑。但仍有 30% ～ 50% 患者维持治疗终止后又复发。

4）重度 VVC 治疗。局部外用唑类药 7 ～ 14 天或口服氟康唑 150mg，3 天后再服 1 次。

（3）细菌性阴道病（BV）

1）全身治疗：甲硝唑 500mg 口服 2 次 / 天或 400mg 口服 3 次 / 天，服用 7 天；或甲硝唑 2g 单次口服；克林霉素 300mg 口服 2 次 / 天，服用 7 天；或氨苄青霉素 500mg 口服 4 次 / 天，服用 7 天。

2）局部治疗：2% 克林霉素霜软膏阴道涂布，每晚 1 次，7 天；或甲硝唑 500mg 纳入阴道，每晚 1 次，7 ～ 10 天。

（4）老年性阴道炎

1）抑制细菌生长：阴道局部应用抗生素如甲硝唑 200mg 或诺氟沙星 100mg，放于阴道深部，每日 1 次，7 ～ 10 日为 1 个疗程。对阴道局部干涩明显者，可应用润滑剂。

2）增加阴道抵抗力：雌激素制剂可局部给药，也可全身给药。可用 0.5% 乙烯雌酚软膏，或结合雌激素软膏局部涂抹，每日 2mg，维持 2 ～ 3 个月。对同时需要性激素替代治疗的患者，可给予结合雌激素 0.625mg 或醋酸甲羟孕酮 2mg 口服，也可选用其他雌激素制剂。但乳腺癌或子宫内膜癌患者慎用雌激素制剂。

西医使用雌激素治疗老年性阴道炎，有助于缓解更年期症状，对预防老年妇女的心血管及骨骼系统的疾病均有帮助，但激素类药物长期使用可致代谢紊乱，增加血中雌激素、性激素结合蛋白及血浆肾素底物浓度，降低抗纤维蛋白酶活性等，增加心血管疾病，血栓性疾病患病率，存在其他妇科肿瘤（如外阴癌、阴道癌、宫颈癌和卵巢癌）、胆囊疾病等的危险性。抗生素能杀灭病原菌，但对调整阴道的微环境无益，甚至会扰乱阴道的内环境平衡。

3. 中医治疗

近年来，中医药治疗阴道炎取得很大的进展。由于本病局部症状明显，所以其治疗措施主要以外治为主，内治为辅；在外治法当中，近年来已研究出各种方法，开发出不少剂型，如冲洗、熏洗、栓剂、纳药、散剂、胶囊及药垫等，使药物的有效成分渗透到组织内，直达病所而取得良效。

（1）中医熏洗法

苦参、蛇床子、地肤子、白鲜皮、白头翁、薄荷、黄柏、紫草、黄连、百部等煎水坐浴薰洗外阴，在热与药的协同作用下可加速局部血液循环，促进药物吸收，使药物的有效成分渗透到组织内以消散炎症。

（2）散剂

黄连、黄芩、黄柏、苦参各等分，大黄、蛇床子、蒲公英、连翘、血竭、马鞭草等研磨成粉状，干燥杀菌后制成散剂。每日对阴道进行消毒后，取适量均匀地涂抹于阴道及宫颈外口。也可装于胶囊，放入阴道深处。

4. 辨证论治

（1）脾虚证

［主要证候］临证可见带下量多，色白或淡黄，质稀薄，绵绵不断，无臭；面色㿠白或萎黄，四肢倦怠，胸胁不舒，纳少便溏，或四肢浮肿，舌淡胖，苔白或腻，脉细缓。

［治法］健脾益气，升阳除湿。

［方药］完带汤（《傅青主女科》）。

人参、白术、白芍、山药、苍术、陈皮、柴胡、黑荆芥、车前子、甘草。全方脾胃肝同调，补虚而不滞，共奏健脾益气，升阳除湿之功。若脾虚蕴而化热，带下量多，色黄，质稠，有味，治宜健脾祛湿，清热止带，用易黄汤。

（2）肾阳虚证

[主要证候] 临证可见带下量多，绵绵不断，质清稀如水，腰酸如折，畏寒肢冷，小腹冷感，面色晦暗，小便清长或夜尿频多，大便溏薄，舌质淡，苔白润，脉沉迟。

[治法] 温肾培元，固涩止带。

[方药] 内补丸（《女科切要》）。

鹿茸、肉苁蓉、菟丝子、潼蒺藜、制附子、肉桂、黄芪、桑螵蛸、白蒺藜、紫苑茸。全方共奏温肾培元，固涩止带之功。

（3）阴虚夹湿证

[主要证候] 临证可见带下量多，色黄或赤白相兼，质稠，有气味，阴部灼热感，或阴部瘙痒，腰酸腿软，头晕耳鸣，五心烦热，咽干口燥，或烘热汗出，失眠多梦，舌质红，苔少或黄腻，脉细数。

[治法] 滋肾益阴，清热利湿。

[方药] 知柏地黄汤。

熟地黄、山茱萸、山药、泽泻、丹皮、茯苓、知母、黄柏。

（4）湿热下注证

[主要证候] 临证可见带下量多，色黄或呈脓性，质黏稠，有臭气，或带下色白质黏，呈豆渣样，外阴瘙痒，小腹作痛，口苦口腻，胸闷纳呆，小便短赤，舌红苔黄腻，脉滑数。

[治法] 清热利湿，解毒杀虫。

[方药] 止带方（《世补斋·不谢方》）。猪苓、茯苓、车前子、泽泻、茵陈、赤芍、丹皮、黄柏、栀子、牛膝。若肝经湿热下注，症见带下量多色黄或黄绿，质黏稠，或成泡沫状，有臭气，阴痒，烦躁易怒，口苦咽干，头晕头痛，舌边红，苔黄腻，脉弦滑。治宜

清肝利湿止带，方用龙胆泻肝汤。

（5）热毒蕴结证

[主要证候]临证可见带下量多，黄绿如脓，或赤白相兼，或五色杂下，质黏稠，臭秽难闻，小腹疼痛，腰骶酸痛，烦热头晕，口苦咽干，小便短赤，大便干结，舌红，苔黄或黄腻，脉滑数。

[治法]治以清热解毒为主。

[方药]五味消毒饮（《医宗金鉴》）加土茯苓、败酱草、鱼腥草、薏苡仁。

5. 验案举例

（1）阴道炎案1

李某，女，28岁，已婚，病程4个月。2014年6月8日初诊。

[主诉]带下量多，外阴瘙痒4个月。

[现病史]患者自觉外阴瘙痒、灼痛，阴道有白色分泌物，量多，质黏稠，味腥臭，尿频、尿痛、尿急，舌体胖大，边有齿痕，苔薄黄，脉沉迟。分泌物霉菌培养诊断为霉菌性阴道炎，曾在多家医院、诊所治疗，使用西药口服药、栓剂等，效果不明显，来我院诊治。

[中医诊断]带下过多（脾虚湿盛、湿热下注型）。

[西医诊断]阴道炎。

[治法]清热解毒祛湿。

[方药]白术25g，山药25g，莲子20g，芡实15g，益智仁15g，泽泻10g，车前子10g，栀子10g，苍术10g，牡丹皮10g，龙胆草15g。

7剂，日1剂，水煎服，非经期服用。

肉苁蓉15g，巴戟天15g，菟丝子15g，山药20g，芡实15g，益智仁15g，泽泻15g，车前子10g。

7剂，日1剂，水煎服，月经前后2天及月经期服用。

阴道上药：黄连、黄芩、黄柏、苦参各等分，大黄、蛇床子、蒲公英、连翘、血竭、马鞭草等研磨成粉状，干燥杀菌后制成散剂。每日对阴道进行消毒后，取适量均匀涂抹于阴道及宫颈外口。用药7天后，症状明显改善，继续巩固治疗3周后痊愈。

（2）阴道炎案2

王某，女，64岁。2010年10月27日初诊。

［**主诉**］带下量多伴阴痒2年余。

［**现病史**］患者自述外阴痒，痛甚，56岁绝经，无经断复来，有肛窦炎史，纳可，夜寐差，二便调，舌红，苔白，脉沉弦。妇检：外阴皮肤黏膜红，呈老年样改变，阴道通畅黏膜红，阴道黏膜呈老年样改变，宫颈光滑有充血，分泌物色黄，黏稠，量多，有臭味，有附件轻度增厚，压痛阴性，左附件片状增厚，压痛阳性，子宫体后位，大小正常，质中等。

［**中医诊断**］带下过多。

［**西医诊断**］老年性阴道炎，外阴炎，宫颈炎，盆腔炎。

［**治法**］清热解毒。

［**方药**］炙附子10g，肉桂20g，水蛭10g，败酱草10g，干姜10g，薏苡仁20g，红藤20g，虎杖20g，地龙15g，黄柏15g，丹皮10g，赤芍10g，乳香10g，九香虫10g，丹参10g，桃仁10g，鱼腥草15g，板蓝根10g，土茯苓15g，皂角刺10g，穿山甲10g。

7剂，日1剂，水煎，保留灌肠。

虎杖20g，熟大黄10g，丹皮10g，赤芍15g，桃仁10g，金银花15g，连翘15g，蒲公英15g，紫花地丁15g，薏苡仁20g，败酱草10g，红藤20g，五灵脂10g，蒲黄10g，枳实10g，土茯苓15g，夏枯草15g，皂角刺10g，穿山甲10g，水蛭10g，路路通15g，丹参10g，三棱10g，莪术10g，肉桂20g，干姜10g，橘核15g。

1剂，水煎，导药用。

炙附子10g，肉桂15g，丹参15g，赤芍10g，桃仁10g，三棱10g，莪术10g，血竭10g，乳香10g，没药10g，穿山甲10g，土鳖虫10g，三七10g，水蛭10g，干姜10g，皂角刺10g，土茯苓10g，枳实10g，厚朴10g，熟大黄10g，荔枝核15g，金银花15g，连翘15g，鱼腥草15g。

药面1料，研成细末，1次5g，1日3次。

阴道上药：黄连、黄芩、黄柏、苦参各等分，大黄、蛇床子、蒲公英、连翘、血竭、马鞭草等研磨成粉状，干燥杀菌后制成散剂。每日对阴道进行消毒后，取适量均匀涂抹于阴道及宫颈外口。

二诊（2010年11月2日）：自述症状减轻，效果较好。方药：焦三仙各15g，厚朴15g，枳实15g，枳壳15g，苍术10g，黄柏10g，川牛膝10g，薏苡仁20g，败酱草15g，红藤15g，丹参15g，赤芍10g，桃仁10g，金银花15g，连翘15g，蒲公英15g，补骨脂10g，山茱萸15g，肉苁蓉15g，巴戟天10g，砂仁10g，菟丝子15g，熟大黄8g，丹皮10g。6剂，日1剂，水煎服。继续阴道上药。

三诊（2010年11月9日）：外阴皮肤黏膜略红，较之前明显减轻，外阴呈老年样改变，阴道通畅黏膜略红，炎症较之前明显减轻，阴道黏膜呈老年样改变，少量黄色分泌物，宫颈光滑，轻度充血，宫颈炎症较之前减轻，子宫体后位，质中，活动可，压痛阴性，双附件区轻度增厚，稍有压痛，较之前减轻。方药：党参 15g，白术 15g，茯苓 15g，甘草 10g，陈皮 10g，半夏 10g，木香 10g，砂仁 10g，延胡索 10g，三七 5g，甘松 10g，佛手 10g，薏苡仁 15g，败酱草 10g，红藤 10g，蛇床子 10g，金银花 10g，连翘 10g，苦参 10g，黄柏 10g，焦三仙各 15g。5 剂，日 1 剂，水煎服。嘱其继续阴道上药，5 日后痊愈。

（3）阴道炎案 3

赵某，25 岁，已婚。

[主诉] 带下量多伴阴痒 2 日。

[现病史] 患者自述不洁性交后，近 2 日带下量多，色黄如脓，外阴、阴道奇痒如虫爬，伴尿频、尿急、尿痛，口干口苦，心烦难寐，小便黄短。舌质红，苔黄腻，脉弦滑。妇检：外阴皮肤黏膜红，阴道通畅黏膜潮红，阴道分泌物量多，色黄质稀如脓，带腥臭味。阴道分泌物检查：滴虫阳性。

[诊断] 滴虫性阴道炎。

[治法] 清热利湿，解毒止痒。

[方药] 猪苓 15g，茯苓 15g，车前子 10g，泽泻 10g，茵陈 10g，赤芍 15g，丹皮 10g，黄柏 10g，栀子 10g，牛膝 15g，柴胡 10g，甘草 5g。

7 剂，日 1 剂，水煎服。

蛇床子 30g，地肤子 30g，苦参 30g，乌梅 30g，五味子 30g，百部 20g，黄柏 20g。

煎水，外洗坐盆，每天 1 次，坐盆后每晚阴道纳入灭滴灵 2 片，并口服灭滴灵 0.2g/ 次，每天 3 次，连用 14 天。

阴道上药：黄连、黄芩、黄柏、苦参各等分，大黄、蛇床子、蒲公英、连翘、血竭、马鞭草等研磨成粉状，干燥杀菌后制成散剂。每日对阴道进行消毒后，取适量均匀涂抹于阴道及宫颈外口。

性伴侣同服灭滴灵 14 天，患者用药 5 天，症状已完全消失，继续用药共 14 天。月经干净后复查白带正常。

（三）性传播疾病所致带下病

性传播疾病（sexually transmitted diseases，STD）是指以性行为为主要传播途径的一组传染病。近年来发病率呈上升趋势，病原体包括细菌、病毒、螺旋体、衣原体、支原体、真菌、原虫及寄生虫 8 类。我国重点监测的 8 种性传播疾病，有梅毒、淋病、艾滋病、尖锐湿疣、软下疳、性病性淋巴肉芽肿、生殖器疱疹、非淋菌性尿道炎。

1. 宫颈人乳头瘤状病毒感染

宫颈癌是女性生殖器官最常见的恶性肿瘤，目前，在全球妇女恶性肿瘤中仅次于乳腺癌居于第二位。近年来，宫颈癌前病变及宫颈癌的发病率持续上升，并有年轻化趋势，因此，早期诊断和干预癌前病变就显得尤为重要。宫颈癌的发生发展是一个复杂的渐变过程，即 CINI—CINII—CINIII—原位癌—浸润癌，故通过宫颈脱落细胞学筛查联合 HPV 检测，早期发现宫颈的癌前期病十分必要。研究表明，高危型的 HPV 持续感染是宫颈癌及癌前病变的首要因素，但并不是 HPV 感染就会导致 CIN 的发生，典型的宫颈癌的发生，从高危型 HPV 感染到病变需要 8 ～ 10 年，且多发生在多种高危型 HPV 持续感染后。全世界引起 HPV 感染最常见的高危因素有性行为、免疫抑制、年龄、避孕方式以及其他性传播疾病等。据研究表明：全球范围内，不论鳞癌还是腺癌，HPV16、18、33、45 和 31 是宫颈癌中最常见的分型。

有研究显示，女性感染 HPV 有两个高峰：第一个高峰约在 25 岁左右，即初次性交的第一个 10 年，主要表现为 HPV 亚临床感染、尖锐湿洗、或宫颈上皮内低度病变，但大多 HPV 感染可以在两年内清除；第二个高峰约在 45 岁之后，可以是早期获得的潜伏感染被激活，或是获得新的感染，加之此时机体免疫功能降低，其临床表现主要是高度宫颈内瘤变或宫颈癌，危险性超过第一个高峰。

西医对本病的治疗，药物治疗中干扰素为目前 HPV 感染的主要治疗用药；物理治疗有冷冻治疗、激光治疗、LEEP 刀治疗、聚焦超声治疗；疫苗治疗包括预防性疫苗治疗和治疗性疫苗治疗；若病灶范围较大则需手术治疗。CINI 治疗后定期随访，需每 12 个月检测一次 HPV、每 6 ～ 12 个月复查宫颈细胞学，CINII、CINIII 治疗后的定期随访，可间隔 6 ～ 12 个月检测 HPV，每 6 个月进行一次宫颈细胞学和阴道镜检查。物理疗法及部分手术治疗虽能彻底的去除病灶，但术后阴道排液、术后出血、宫颈瘢痕形成可影响生育，甚至造成子宫颈管狭窄、粘连等而影响子宫颈生理功能。全子宫切除术或扩大子宫切除术治疗宫颈上皮内瘤变对患者创伤性大，需要住院治疗，且经济负担重。目前发达国家多采用 HPV 预防性疫苗来防止 HPV 感染，可有效降低宫颈病变及宫颈癌的发生率，但是现有的预防性疫苗只能覆盖 70% 的致癌 HPV 类型，并且价格昂贵，在我国进行大范围的推广不太现实。

中医治疗 HPV 感染主要通过中药制剂及基本方加减内服、外用，疗效确切、应用方便，目前未发现明显毒副作用，同时避免了宫颈激光、电切手术等过度治疗，减轻了患者的心理和经济负担，且在病变的防治中，其“未病先防，已病防变”的理念也得到广泛的关注，成为治疗HPV感染一大热点。但是目前国内尚无统一的HPV感染中医证型体系，辨证分型论治也较少。

HPV感染在中医学上并没有相对应的中医病名。可归属于中医学“带下病”“瘙疣”“交感出血”和“癥瘕”等范畴。“带下”一词始见于《素问·骨空论》:“任脉为病，女子带下瘕聚。”此处为广义的带下病。《神农本草经·牡蛎》中记载:“女子带下赤白。”此为狭义的带下病。真正提出“带下病”一词的是隋朝巢元方的《诸病源候论》，巢氏指出古人所指“三十六病”为“十二症、九痛、七害、五伤、三固，谓之三十六疾也”，非单独带下病，同时他还提出五色带下，分有青、赤、黄、白、黑五色名候，并对相应的病因病机作出了阐述。

（1）病因病机

正常情况下，带下是妇人正常的生理产物。现代医学认为，带下，即通常所说的白带，主要是由宫颈腺体的分泌物、阴道黏膜渗出物等物质混合而成的，可以起到调节阴道酸碱度及菌群状态等作用。带下量一般不多，受体内雌、孕激素变化的影响，不同的生理时期呈现不同的变化，其颜色多为乳白色或呈无色透明状，质地既非像水一样清稀，也不似痰一样稠厚，而是呈现一种较黏腻的可拉丝状态，且无明显异味。当机体受到各种因素的干扰，产生了量变和质变，影响了妇人的生理平衡，即中医所谓的“阴阳失衡”，带下才会成为“带下病”。《诸病源候论·妇人杂病诸候·带下候》中云:“带下者，由劳伤过度，损动经血，致令体虚，受风冷，风冷入于胞络，搏其血之所成也。冲脉任脉为经络之海，任之为病，女子则带下……故风邪乘虚而入于胞，损冲任之经……致令胞络之间，秽液与血相兼连带而下。冷则多白，热则多赤，故名带下。”《傅青主女科》云：“夫带下俱是湿证。”认为白带为“湿盛火衰，肝郁气弱，则脾土受损，湿土之气下陷。是以脾精不守，不能化荣血以为经水，反变成白滑之物，由阴门直下，欲自禁而不可得也”；黄带为“任脉中湿热不得化，煎熬成汁，变而为黄”；赤带为“忧思伤脾，又加郁怒伤肝，肝经之郁火内炽，下克脾土，脾土不能运化，致湿热之气蕴于带脉之间，而肝不藏血，亦渗于带脉之内，皆由脾气受伤，运化无力，湿热之气随气下陷，同血俱下”。古代医家虽对本病的认识不同，但其有共同之处：①七情内伤、房劳多产等致脏腑功能受损，脾虚生湿，湿邪久蕴生热，湿热下注；②肝经湿热下注，损伤任带二脉，致任脉失调，带脉不固，而见带下量多；③不洁性交，外感湿热邪毒，浸淫并瘀结胞宫、子门；④热毒熏蒸，损伤脉络，则见赤白相兼带下或交接出血，甚则血性带下；⑤湿毒蕴结，瘀阻脉络，则血脉瘀而不畅；经久不治，而致血败肉腐，脓血相兼而下。本病属虚实夹杂，以湿热毒邪瘀结为主，兼以正气不足，气血失和。

（2）中医治疗

中医对本病的治疗方法多样，主要以用局部外治法加内服法为主，将具有清热解毒、燥湿止痒及祛腐生肌作用的药物制成煎剂、散剂、栓剂等剂型在胞门处局部治疗，并佐以健脾益气、活血化瘀、补肾调经，清热祛湿之药物，以达到扶正祛邪的目的。

1）散剂。黄连、黄芩、黄柏、苦参各等分，大黄、蛇床子、百部、紫草、鹤虱、蒲公英、连翘、血竭、马鞭草等研磨成粉状，干燥杀菌后制成散剂。每日对阴道进行消毒后，取适量均匀涂抹于阴道及宫颈外口。也可装于胶囊放入阴道深处。蛇床子性味辛、苦、温，归肾经，功善祛风燥湿止痒。黄连、黄芩、黄柏性味苦寒、沉降，可清热燥湿，泻火解毒，长于清泻三焦湿热。苦参性味苦寒、沉降，归心、肝、胃、大肠、膀胱经。既清热燥湿，清下焦湿热，又能杀虫止痒而善治带下阴痒。《本草正义》："苦参，大苦大寒，退热泄降，荡涤湿火，其功效与芩、连、龙胆皆相近，而苦参之苦愈甚，其燥尤烈，故能杀湿热所生之虫，较之芩、连力量益烈。"鹤虱性味辛苦，辛行苦降，善解毒消积止痒。《本经逢原》云："善调逆气，治一身痰凝气滞，杀虫。"百部味苦，能除痰燥湿、杀虫止痒，善治湿热下注，阴部瘙痒。紫草性味甘、咸、寒，归心、肝经，可凉血活血解毒。大黄性味苦寒，可清热泻火，凉血解毒，逐瘀通经，即可增全方清解热毒之功，又能助紫草活血化瘀通络之力，以除热、毒、瘀。蒲公英、连翘清热解毒、消肿散结。血竭性甘、咸，平，归肝经，可化瘀止血，敛疮生肌，修复宫颈上皮细胞。马鞭草性苦、凉，归肝、脾经，可活血化瘀，解毒截疟，对杀 HPV 病毒效果较好。全方针对湿、热、毒、瘀的基本病机，共奏清热解毒，燥湿止痒之功，对于宫颈 HR–HPV 感染所致的宫颈上皮内瘤变临床疗效确切。

2）内服方。方药：生黄芪、熟地黄、党参、枸杞子、白术、土茯苓、黄柏、龙胆草、贯众、当归、川芎、砂仁、甘草。方中生黄芪可补气升阳、益卫表，利尿托毒，排脓，敛疼生肌；熟地黄补血养阴，填精益髓；党参补脾益气，补血，生津；枸杞子滋补肝肾，益精明目，补益正气，增强自身抵抗力；白术健脾益气，燥湿利水，与黄芪、党参相配，共奏益气升阳、健脾利水之功；黄柏清热解毒、燥湿止带，善治下焦湿热；土茯苓解毒，利水渗湿，使热随湿下，湿去而不留热，与黄柏合用，加强了清热燥湿的功效。龙胆草具有清热燥湿，清泻肝胆湿热之功。因足厥阴肝经绕阴器而行，因此龙胆草对湿热性阴肿阴痒、带下有奇效。贯众具有清热解毒、凉血止血、杀虫的功效，对于感染热毒而致的带下病疗效显著。女子以血为本，以气为用，气血调畅，则脏腑协调，身体安康；若气血不调，则百病从生，故而用当归、川芎调气养血，气行则湿化，血行则湿消。砂仁善于理气化湿，温脾开胃，令气行而湿化，与黄芪相伍，又可使补而不滞。脾胃为后天之本，气血化生之源，所以时刻不忘顾护脾胃，此处用砂仁，除了利用其芳香化湿之功外，还可以防苦寒之品损伤脾胃。甘草调和诸药。全方共奏益气健脾、清热解毒、燥湿止带之功。

（3）验案举例

董某，女，43岁，满族。2010年3月30日初诊。

[主诉] 发现HPV16阳性7天。

[现病史] 患者单位体检行宫颈黏液TCT检查结果：低级别鳞状上皮内病变，建议行HPV检测及阴道镜活检。HPV检查结果：HPV16阳性。阴道分泌物检查：滴虫阳性。在家用甲硝唑栓阴道上药过敏。遂来我科进行诊治。末次月经为2010年3月15日，量中等，色红，有少量血块。妇检：外阴皮肤黏膜红，阴道通畅黏膜红，宫颈Ⅰ度糜烂，子宫体后位，大小正常，质中等，活动可，压痛阴性，左附件轻微增厚，压痛阳性，右附件未触及异常。舌红，苔白，脉沉弦。

[中医诊断] 带下过多。

[西医诊断] 外阴炎，阴道炎，宫颈炎，附件炎。

[治法] 清热解毒，杀虫止痒。

[方药] 薏苡仁20g，败酱草10g，红藤15g，金银花15g，连翘

15g，丹参 15g，赤芍 15g，桃仁 10g，蒲公英 15g，紫花地丁 15g，三棱 10g，莪术 10g，土茯苓 15g，夏枯草 15g，鸡血藤 15g，炙甘草 10g，枳实 10g，厚朴 10g，木香 10g，砂仁 10g。

7 剂，日 1 剂，水煎服。

黄连、黄芩、黄柏、苦参各等分，大黄、蛇床子、百部、紫草、鹤虱、蒲公英、连翘、血竭、马鞭草等研磨成粉状，干燥杀菌后制成散剂。每日对阴道进行消毒后，取适量均匀涂抹于阴道及宫颈外口。

二诊（4 月 6 日）：患者自觉服上方有效，外阴瘙痒减轻，后继续服用上方 14 剂，阴道继续上药，月经期停药。

三诊（4 月 27 日）：妇检回示：外阴皮肤黏膜略红，较之前减轻，阴道通畅黏膜略红，宫颈糜烂面积减小。分泌物质稀色黄量多。方药：牛蒡子 10g，桂枝 15g，射干 10g，薏苡仁 20g，败酱草 10g，红藤 15g，金银花 15g，连翘 15g，丹参 15g，赤芍 15g，桃仁 10g，蒲公英 15g，紫花地丁 15g，三棱 10g，莪术 10g，土茯苓 15g，夏枯草 15g，鸡血藤 15g，炙甘草 10g，枳实 10g，厚朴 10g，木香 10g，砂仁 10g。7 剂，日 1 剂，水煎服。阴道继续上药，改为隔天上。

四诊（5 月 4 日）：患者自觉纳食差，食后腹胀，便溏，腰酸乏力，下腹痛，舌红苔薄白，脉沉迟。方药：补骨脂 15g，肉豆蔻 10g，吴茱萸 10g，五味子 10g，牛蒡子 10g，桂枝 15g，射干 10g，薏苡仁 20g，败酱草 10g，红藤 15g，金银花 15g，连翘 15g，丹参 15g，赤芍 15g，桃仁 10g，蒲公英 15g，紫花地丁 15g，三棱 10g，莪术 10g，土茯苓 15g，夏枯草 15g，鸡血藤 15g，炙甘草 10g，枳实 10g，厚朴 10g，木香 10g，砂仁 10g。7 剂，日 1 剂，水煎服。阴道继续上药，隔天上。

五诊（5 月 11 日）：患者自述下腹痛消失，希望能助其疏肝理气。方药：当归 15g，白芍 15g，补骨脂 15g，肉豆蔻 10g，吴茱萸 10g，五味子 10g，牛蒡子 10g，桂枝 15g，射干 10g，薏苡仁 20g，败酱草 10g，红藤 15g，金银花 15g，连翘 15g，丹参 15g，赤芍 15g，桃仁 10g，蒲公英 15g，紫花地丁 15g，三棱 10g，莪术 10g，土茯苓 15g，夏枯草 15g，鸡血藤 15g，炙甘草 10g，枳实 10g，厚朴 10g，木香 10g，砂仁 10g。7 剂，日 1 剂，水煎服。阴道继续上药，隔天上。

六诊（5 月 19 日）：今日妇检：外阴及阴道黏膜颜色正常，分泌物量少，宫颈光滑略红。患者自觉精神状态大有改善。方药：生黄芪 20g，熟地黄 10g，党参 10g，枸杞子 15g，白术 10g，土茯苓 10g，黄柏 10g，贯众 10g，当归 10g，川芎 10g，砂仁 10g，炙甘草 10g，郁金 20g，柴胡 15g，薏苡仁 20g，败酱草 10g，红藤 15g，金银花 15g，连翘 15g，丹参 15g，生姜 3 片，大枣 5 枚。按此方调理 1 个月。嘱其于月经前后阴道上药，巩固 3 个月。半年后患者告知检查 HPV 转阴，期间未复发。

2. 淋病

淋病是由淋病奈瑟菌引起的以泌尿生殖系统化脓性感染为主要表现的性传播疾病。近年来其发病率位于我国性传播疾病首位。淋菌为革兰阴性双球菌，离开人体不易生存，一般消毒剂易将其杀灭。淋菌对柱状上皮及移型上皮有亲和力，常隐匿于女性泌尿生殖道引起感染。本病绝大数是通过性交经黏膜感染，多为男性先感染淋菌后再传播给女性，可波及尿道、尿道旁腺、前庭大腺等处，以宫颈管最为多见。若病情继续发展，沿生殖道黏膜上行，可引起子宫内膜炎、输卵管黏膜炎或积脓、盆腔腹膜炎及播散性淋病。若急性淋病治疗不当，可迁延不愈或反复性发作。间接传播比例很小，主要通过接触含菌的毛巾、衣物、床单、浴盆等物品和消毒不彻底的检查器械等。

本病治疗应尽早、彻底治疗，遵循及时、足量、规范用药的原则。由于青霉素菌株增多，目前药物以第三代头孢菌素为主。症状轻者可选用大剂量单次给药，使血中有足够高浓度的药物杀灭淋菌；重症应连续每日给药，保证足够治疗时间使其彻底治愈。合并沙眼衣原体感染的，应同时应用抗衣原体药物。首选药物为头孢曲松钠。但由于一些抗生素的不规范使用，耐药菌株的不断增多，以及抗生素过敏等原因，使部分淋病患者不能得到较好治疗，演变成慢性淋病，从而引起前列腺炎、疤痕性尿道狭窄、盆腔炎、不育等不良后果。

本病属于中医的“膏淋”“淋浊”“精浊”“毒淋”等范畴。中医文献中的淋证，是广义泌尿系疾病的总称，指排尿不畅，点滴而下，甚或茎中作痛。古籍《杂病源流犀烛》中云：“其茎中如刀割火灼，窍端有秽物，如米泪，如粉糊，如疮脓，如目哆。”比较接近于现代医学的淋病范畴。

（1）病因病机

本病多为不洁性交使或误用秽浊湿热之邪污染的器具，使湿热秽浊下注前阴窍口，阻滞于膀胱经及肝经，局部气血运行不畅，湿热熏蒸，精败肉腐，气化失司或湿热秽浊久恋，伤津耗气，阻滞气血，久病及肾，导致肾虚阴亏，肾失温养，瘀结内阻日久则本虚标实，虚实夹杂，演变成以下诸证。本病急性期宜抓住邪毒入里，肝经湿热下注的特点，应予清热解毒、利湿通淋为法治疗。慢性期由于邪毒久羁，蕴久化热，或湿阻经络，气滞血瘀，或聚湿成痰，形成湿热、瘀血、痰阻之病证，治宜活血化瘀，软坚化痰，同时佐以清解余毒，利尿通淋、以达消除炎症、清解余邪、软化疤痕、通淋的目的。方药可选用桃核承气汤、萆解分清饮等。

（2）辨证论治

1）湿热瘀组（急性淋病）

[主要证候] 临床可见前阴窍口红肿，溢出秽浊物混浊如脂或呈脓性。尿频，尿急，尿痛，淋沥不止。女性兼见宫颈充血或前庭大腺红肿疼痛，可兼有发热，乏力。

[方药] 龙胆泻肝汤加减。

龙胆草、木通、车前子、栀子、金银花、滑石、蒲公英、忍冬藤、土茯苓、白头翁、紫花地丁、白茅根、小蓟、藕节、甘草、白芍等。

2）正虚邪恋（慢性淋病）

[主要证候] 临床可见小便短涩，淋沥不畅，腰膝酸软，五心烦热，食少纳差，易疲劳。女性带下量多。舌淡或有齿痕，苔白腻，脉沉细。治宜滋阴降火，利湿祛浊。

[方药] 六味地黄丸加减。

山茱萸、熟地黄、知母、黄柏、山药、女贞子、泽泻、丹皮、茯苓、萆薢、蒲公英、香附、白茅根、乌药等。

3）热毒流窜

[主要证候] 临床可见前列腺肿痛拒按，小便溢浊或淋沥，腰酸坠胀。女性下腹隐痛，压痛，白带秽浊量多。舌红，苔薄黄，脉滑数。治宜清热利湿，解毒化浊。

[方药] 石韦散加味。

石韦、木通、车前草、蒲黄、金银花、连翘、紫花地丁、野菊花、生地黄、通草、滑石、白茅根、冬葵子、荔枝核等。

4）热毒入络（淋病性败血症）

[主要证候] 临床可见小便不畅，灼热刺痛，下腹痛。高热头痛，表情淡漠，面目浮肿，四肢关节酸痛，心悸烦闷，舌红，苔黄燥，脉滑数。治宜清热解毒，凉血化浊。

[方药] 清营汤加减。

水牛角、生地黄、土茯苓、蒲公英、紫花地丁、丹皮、赤芍、金银花、鱼腥草、白花舌蛇草、连翘、竹叶、萆薢、黄连、黄柏、滑石等。

由于本病主要通过性交传染，因此在未治愈前应避免性生活，禁酒，忌辛辣食物，多饮水。家庭中做好必要的隔离，浴巾、脸盆、浴缸、便器分开使用，或用后消毒。平素洁身自爱，避免性乱交，增强自身抵抗力。

（3）验案举例

1）淋病案 1

张某，女，26 岁，未婚。2002 年 5 月 7 日初诊。

[主诉] 外阴痒痛，小便不利，小腹时胀 1 个月余。

[现病史] 患者自述外阴痒痛，小便时痛甚，小便不利，小腹时胀 1 个月余。半年前有过不洁性交史，时隔数日后，尿道口红肿，黄色黏稠分泌物，外阴痒痛。在某私人诊所用青霉素 80 万单位，肌肉注射，日 2 次，一周后症状好转。后又不洁性交，于当地医院确诊为淋病，并用利福平、四环素治疗，症状缓解，其后未能做跟踪治疗。近 1 周来，小便不利，小腹作胀，伴有乏力，低热，外阴痒痛难忍，黄色黏稠样分泌物量多，尿细如线。舌苔黄腻，舌质紫。妇检：外阴皮肤黏膜红肿，尿道口甚，阴道通畅黏膜红，黄色脓样

分泌物量多，子宫前位，质中，压痛阴性，双附件触及异常。阴道分泌物检查淋球菌为阳性。

[诊断] 淋病。

[治法] 清热解毒，利湿通淋。

[方药] 萆薢 15g，金银花 15g，莪术 15g，当归 15g，石菖蒲 10g，龙胆草 10g，车前子 10g，生大黄 10g，蒲公英 60g，桃仁 12g，红花 12g，昆布 18g，生甘草 5g。

5 剂，日 1 剂，水煎服。

二诊（5 月 13 日）：患者自觉服药后小便通畅，胀满减轻。

[方药] 红藤 15g，皂角刺 15g，萆薢 15g，金银花 15g，莪术 15g，当归 15g，石菖蒲 10g，龙胆草 10g，车前子 10g，生大黄 10g，蒲公英 60g，桃仁 12g，红花 12g，昆布 18g，生甘草 5g。10 剂，日 1 剂，水煎服。服后患者自诉小便通畅，诸症消失。嘱用上方改成的药面，1 次 5g，1 日 3 次，续服 1 个月。经检查，尿液澄清，不含淋丝，阴道分泌物检查淋球菌为阴性。

2）淋病案 2

梁某，女，27 岁。2011 年 9 月 28 日初诊。

[主诉] 性生活后尿频尿急 3 月余。

[现病史] 患者性生活后反复尿频尿急 3 月余。患者 3 个多月前出现尿频，约 10 余次 / 日，伴尿急、尿痛，尿色为棕色，排尿不尽感，反复发作。3 天前发作时查尿：尿隐血（+++）、WBC（+++）、RBC（++），于外院消炎治疗后现无不适。5 ～ 8/30，经量中，色鲜，伴小腹痛，腰痛。末次月经为 2011 年 9 月 14 日，量少、色暗、点

滴状，持续 8 天，血块较多，伴腹痛，无乳胀。精神可，纳呆，寐安，大便调，以前大便常较结。既往史：健康。个人史：1–0–0–1（避孕）。辅助检查：尿常规正常。妇科检查：外阴（–），阴道畅，分泌物少，宫颈轻糜，子宫前位，常大，质中，活动可，压痛（+），双附件压痛（+）。舌淡红，苔薄白，脉细。

[诊断] 淋病。

[治法] 清热利湿通淋。

[方药] 四逆散加石韦 20g，车前子 10g，土茯苓 15g，大蓟 15g，小蓟 15g，蒲公英 15g，红藤 30g。

14 剂。

二诊（10 月 14 日）：患者自述小便正常，尿 TT（–）。方药：当归芍药散加味。14 剂。

三诊（11 月 16 日）：末次月经为 2011 年 10 月 28 日。方药：四逆散加石韦 20g，车前子 10g，土茯苓 15g，大蓟 15g，小蓟 15g，蒲公英 15g，红藤 30g。14 剂。

四诊（12 月 27 日）：患者述性生活后尿频尿急已痊愈。

3. 梅毒

据考证，梅毒起源于美洲，15 世纪哥伦布发现新大陆后，通过海员和士兵使梅毒在欧亚两洲迅速传播。16 世纪以前，我国尚无梅毒的记载。大约于 1505 年，梅毒由印度传入我国广东岭南一带，当时称“广东疮”“杨梅疮”，此后梅毒向内地传播。古人陈司成著《霉疮秘录》，是我国现存最早的一部论述梅毒的专著，明代李时珍所著的《本草纲目》详细记载了梅毒流行情况。梅毒是由苍白（梅毒）螺旋体引起的慢性、系统性性传播疾病。主要通过性途径传播，临床上可表现为一期梅毒、二期梅毒、三期梅毒、潜伏梅毒和先天梅毒（胎传梅毒）等，是《中华人民共和国传染病防治法》中列为乙类防治管理的病种。梅毒患者的皮肤、黏膜中含梅毒螺旋体，未患病者在与梅毒患者的性接触中，皮肤或黏膜若有细微破损则可得病。极少数可通过输血或其他途径传染。获得性梅毒（后天）早期梅毒病人是传染源，95% 以上是通过危险的或无保护的性行为传染，少数通过接亲吻、输血、污染的衣物等传染。胎传梅毒由患梅毒的孕妇传染，一、二期和早期潜伏梅毒的孕妇，传染给胎儿的几率相当高。

本病治疗强调早诊断、早治疗、疗程规则、剂量足够的原则。治疗后要定期进行临床和实验室随访。性伴侣要同查同治。早期梅毒经彻底治疗可临床痊愈，消除传染性。晚期梅毒经治疗可消除组织内炎症，但已破坏的组织难以修复。青霉素现为不同时期治疗梅毒的首选药，配以中草药治疗，对治疗本病、增强患者体质大有裨益。

（1）辨证论治

1）肝经湿热型

[主要证候] 主要表现为外生殖器及肛门等处皮疹粟起或硬块，或腹股沟淋巴结肿大坚硬，胁肋胀痛，纳呆，厌食油腻，尿短赤，大便秘结，舌苔黄腻，脉弦数。

[病因病机] 此为淫秽疫毒之邪并湿热外感，浸淫肝经，下注阴器，气机阻滞，湿热疫毒之邪凝聚，发为疳疮。

[治法] 清泻肝经湿热。

[方药] 龙胆泻肝汤加减。木通、车前子、生地黄、土茯苓各 15g，龙胆草、黄芩、栀子、泽泻、当归各 10g，甘草 5g。

2）气郁痰结型

[主要证候] 主症为腹股沟一侧或两侧淋巴结肿大，坚硬不痛，

微热不红，胸闷不舒，口苦，舌红，脉数。多见于一期梅毒。

[病因病机] 此为淫秽疫毒循肝经下注并凝集于阴器，气血壅阻，痰瘀互结而成横痃。

[治法] 清热解毒，化痰散结。

[方药] 犀黄丸加减。牛黄 0.3g，麝香 0.1g，乳香、没药各 9g，金银花、土茯苓各 10g，皂角刺、穿山甲各 10g。

3）正虚邪陷型

[主要证候] 临床表现为腹股沟一侧或两侧肿大的淋巴结溃破，口大日久不敛，时有臭脓，面色黄而少华，神疲乏力，舌质淡，苔薄白，脉虚细。见于一期梅毒淋巴结肿大合并感染者。

[病因病机] 淫秽疫毒蕴结，横痃溃破，日久气血受损，正虚无力托邪外达。

[治法] 益气养血，扶正托邪。

[方药] 托里消毒散加减。熟地黄、黄芪、金银花、土茯苓各 15g，人参、川芎、当归、白芍、白芷、白术、桔梗、皂角刺各 10g，甘草 5g。

4）风热壅盛型

[主要证候] 临床主要表现为胸、腰、腹、四肢屈侧、颜面、颈部等处出现鲜红皮疹或斑块，伴恶寒发热，头痛，口苦咽干，便秘尿黄，苔黄干燥，脉数。见于二期梅毒。

[病因病机] 病程日久，卫外失固，风邪趁势而入，风热相搏，以致热壅于里，风热疫毒郁于肌肤发为杨梅疮。

[治法] 解表通里，清热解毒。

[方药] 防风通圣散加减。防风、荆芥、麻黄、大黄、芒硝、黄芩、连翘、山栀、当归、川芎、白芍、白术、桔梗各 10g，滑石、石

膏各 15g，甘草 5g。

5）湿热蕴结型

[主要证候] 主症为胸、腹、腰、四肢屈侧、颜面、颈等处先后出现红中透白的杨梅疹、杨梅痘或杨梅斑，腹胀纳差，便溏，渴不欲饮，苔白腻，脉濡或滑。见于二期梅毒。

[病因病机] 淫秽疫毒并湿热外感。邪郁于里，气机受阻，邪郁肌肤发为杨梅疮。

[治法] 清热解毒利湿。

[方药] 土茯苓合剂。土茯苓、金银花各 15g，威灵仙、白鲜皮各 10g，苍耳子、生甘草各 5g。

6）风毒蕴结型

[主要证候] 主要表现为筋骨疼痛，日轻夜重，随处结肿，溃前其色暗红，溃后黄水泛滥而腐臭，口渴，心烦，舌红，苔黄，脉数。见于三期梅毒。

[病因病机] 疫毒内蕴日久，沉于骨髓，自里外发，并风邪郁于肌肤，随处结为杨梅结毒。

[治法] 祛风清热解毒。

[方药] 搜风解毒汤加减。土茯苓、薏苡仁、木通各 15g，金银花、防风、木瓜、白鲜皮、皂角刺、当归各 10g，人参、甘草各 5g。

7）脾虚湿困型

[主要证候] 临床可见毒肿小如豌豆，大及胡桃，其色褐，无压痛，溃后难以敛口，疮口凹陷，边界整齐，腐肉败臭，筋骨疼痛，胸闷不饥，食少便溏，肢体困倦，苔黄，脉濡。见于三期梅毒。

[病因病机] 素体脾虚湿盛，淫秽疫毒久羁，自里外发而为杨梅结毒。

[治法]健脾渗湿，清热解毒。

[方药]参苓白术散合土茯苓合剂。土茯苓、金银花、威灵仙、白鲜皮各15g，白术、怀山药、莲子肉、砂仁、桔梗各10g，苍耳子6g，人参、甘草各5g。

8）气血两虚型

[主要证候]主症为结毒溃疡面肉芽苍白，脓水清稀，久而不敛，面色苍白，或萎黄，头晕眼花。少气懒言，舌淡苔白，脉虚细。见于三期梅毒。

[病因病机]杨梅结毒溃破，大泄脓血，气血受损。

[治法]补益气血。

[方药]八珍汤加减。熟地黄、茯苓、当归各15g，白芍、川芎、生姜、大枣各10g，人参、甘草各5g。

9）小儿遗毒型

[主要证候]胞胎内禀受父母精血遗毒（胎传梅毒）。主要表现为消瘦，皮肤干枯，貌似老人，口角有光亮斑片及大小疱，臀部皮肤剥落溃烂，鼻孔肿胀，有脓血鼻涕，呼吸、吮乳均困难，膝踝关节肿胀，或有鼻骨塌陷。治疗时参考以上各型辨治，或用土茯苓合剂调入人中黄细末服之。

（2）验方浅谈

1）土茯苓50g，金银花30g，生甘草15g，水煎，隔日1剂，日2次，代茶饮。夫妇二人同时服用，连服半年后，经梅毒血清度查验，夫妇二人呈阴性，效果佳，治愈多例。

2）软性下疳：地骨皮15g，水煎服，鹿角烧黑粉，搽患处，疗效佳。或取三白草30g，水煎服，治愈多例。

4. 支原体感染

女性下生殖道解脲支原体（ureap1asmaurelytieum，uu）感染属中医“带下病”“阴痒”范畴，是临床最为常见的、多发的妇科疾病之一。支原体是一类介于细菌与病毒之间的最小原核微生物。无性交的女性几乎无支原体感染，随着性伴侣数的增加，感染率也随之增加。uu感染被列为性传播疾病，uu是泌尿生殖道感染的常见病原体之一。uu侵入人体泌尿生殖道后，大都有1～3周或更长的潜伏期，在性活跃期或机体抵抗力低时易诱发炎症，可引发妇女尿道炎、下生殖道炎、子宫内膜炎，在妇女妊娠期间，可引起母儿垂直传播。

由于uu缺乏细胞壁，故对作用于细胞壁的β–内酰胺类抗生素无效，但对作用于核蛋白体或核酸干扰蛋白质合成的抗生素敏感。四环素类、喹诺酮类、大环内酯类抗生素为治疗uu感染的首选药物，但由于滥用广谱抗生素，支原体的耐药、反复感染和慢性迁延等因素，以及部分患者服用后较明显的胃肠道反应，给临床治疗带来了困难。下生殖道uu感染的治疗临床首选红霉素和四环素，其次是氧氟沙星、交沙霉素、强力霉素。选用抗菌素上应尽可能进行药物敏感性试验，及时掌握uu耐药性变迁，研究其耐药机制，有目的地选择敏感的药物治疗，以降低耐药性的发生率。

《诸病源候论》中曰：“妇人阴痒是虫食所为。三虫九虫在肠胃之间，因脏虚虫动，作食于阴。其虫作食，微则痒，重者乃痛。”由外而感者，多是摄生不慎，忽视卫生或性不洁，以致病虫感染，虫蚀阴中，发为阴痒。阴痒有虚实之分，肝肾阴虚、经血亏损、外阴失养而致阴痒者，属虚证；因肝经湿热下注，带下浸渍阴部，或湿热生虫，虫蚀阴中以致阴痒者，为实证。《傅青主女科》云“带下即湿浊秽毒下注，影响妇女任带二脉，累伤于任带二脉，致使任脉失固，带脉失约”，湿浊聚结于阴道内，湿性黏滞，不易速去。带下由内而生，湿热生虫，郁怒伤及肝脾，肝郁化热，脾虚生癖，湿癖化热，湿热互结，注于下焦，遏于阴中，蕴积生虫，虫蚀阴中而成。临床表现为白带异常，阴道及外阴瘙痒，下腹部不适，尿频、尿急、尿痛、尿灼热等表现。本病多由肝脾功能失调，正气不足，抗邪乏力，虫邪存于阴中；湿邪停聚阴中，虫邪繁殖。抗生素属苦寒，如大量应用会加重肝脾功能的失调，非但疗效不显，大多数病人反而适得其反。中药治疗下生殖道解脉支原体感染有一定优势，不仅能抑制或杀灭 uu，而且对于改善临床症状，体征和下生殖道环境等方面都有优势，还可以改善 uu 感染伴发的其他炎症情况。

（1）辨证论治

1）脾虚湿困型

[主要证候] 白带量多，色白或淡黄，质稀薄，异味不明显，伴见四肢倦怠及神疲乏力，或有少腹隐痛，便溏，舌体胖大，边有齿痕，苔白腻，脉缓。

[治法] 健脾益气，杀虫祛湿。

[方药] 完带汤加味。

白术、山药、人参、白芍、苍术、甘草、陈皮、黑芥穗、柴胡、车前子、杜仲、紫草、土茯苓、黄柏、黄连。

完带汤健脾益气，升阳除湿。加紫草可凉血活血解毒；黄连、黄柏清热燥湿，泻火解毒；土茯苓清热除湿，解毒杀虫。全方肝、脾、肾同调，补于散之中，寄消于升之内。

2）肝胆湿热型

[主要证候] 白带量增多，色黄，质地黏稠，伴有腥臭味，可

伴外阴部红肿灼热，小便短涩，阴道瘙痒，口苦咽干或有少腹隐痛，舌红苔黄腻，脉象弦而有力。

[治法] 清泻肝胆，清利湿热。

[方药] 龙胆泻肝汤。

龙胆草、柴胡、泽泻、车前子、通草、生地黄、当归、栀子、黄芩、甘草。

方中龙胆草大苦大寒，为泻肝胆之火的主药；黄芩、栀子苦寒直折，清肺与三焦之热，并协助龙胆草清肝胆湿热为辅；木通、泽泻、车前子清利湿热，引湿热从前阴而出；火盛伤阴，故用当归、生地黄滋阴养肝，以泻肝之剂，佐补肝之药，使邪去而不伤正，实有标本兼顾之妙；柴胡疏肝脾之气；甘草缓肝之急，又有和解诸药之功。

（2）验案举例

1）支原体感染之带下病案 1

张某，女，29 岁。2013 年 10 月 9 日初诊。

[主诉] 白带量多，色黄，有腥臭味 1 年余。

[现病史] 患者婚后 2 年夫妻同居未孕，丈夫精液常规大致正常，患者 2 个月前在外院经全面检查，提示解脲支原体阳性，其他正常，被诊断为“生殖道支原体感染”，在外院接受西药抗生素治疗一个月余（先静滴阿奇霉素，后改为口服），停药后复查 uu 阴性而停药。停药半个月后，自觉白带量增多，色微黄，质地稀薄，无异味，伴小腹不适，体倦乏力，善太息，情绪萎靡，大便溏泄，睡眠可，劳累后腰酸疼，小便正常，舌淡有齿痕，苔白，脉濡。妇科内诊：外阴发育正常无红肿，阴道黏膜未见明显充血，分泌物量多，

色黄，无异味，宫颈糜烂Ⅱ度，左附件轻微压痛，右侧未触及异常。自宫颈管内取分泌物培养，提示 uu 阳性。

[诊断] 带下过多（肝郁脾虚）。

[治法] 疏肝健脾，化湿止带。

[方药] 白术 30g，山药 30g，人参 15g，白芍 15g，苍术 15g，炙甘草 15g，陈皮 15g，黑芥穗 15g，柴胡 15g，车前子 15g，黄芪 50g，杜仲 15g，黄柏 15g。

共 10 剂，每日 1 剂，分两次水煎服。

阴道纳药：黄连、黄芩、黄柏、苦参各等分，大黄、蛇床子、蒲公英、连翘、血竭、马鞭草等研磨成粉状，干燥杀菌后制成散剂。每日对阴道进行消毒后，取适量均匀涂抹于阴道及宫颈外口。10 日后诸症减轻，续服药 7 日，诸症明显好转，复查支原体转阴。后根据具体辨证促进受孕，半年后怀孕。

2）支原体感染之带下病案 2

李某，女，35 岁，已婚。2012 年 9 月 28 日初诊。

[主诉] 白带增多 1 月余，色黄质稠，伴有腥臭味，

[现病史] 近日来外阴部红肿灼热难忍，小便短涩，阴道瘙痒，口苦咽干。内诊：外阴皮肤黏膜红，阴道通畅，白带量多，色黄，有腥臭味，宫颈Ⅱ度糜烂，双附件未触及异常。阴道分泌物检查回报：清洁度Ⅲ度，解脲支原体（+）。患者脉象弦而有力，舌红苔黄腻。

[诊断] 带下过多（肝经郁热，湿热下注）。

[治法] 泻肝胆湿热，佐以解毒杀虫止痒。

[方药] 龙胆草 6g，柴胡 8g，黄芩 10g，黄柏 10g，土茯苓 30g，败酱草 30g，当归 15g，生地黄 12g，通草 10g，车前子 10g，

甘草 6g，怀牛膝 10g，白鲜皮 15g。

共 7 剂，水煎服，每日 1 剂，分两次服用。

阴道纳药：黄连、黄芩、黄柏、苦参各等分，大黄、蛇床子、蒲公英、连翘、血竭、马鞭草等研磨成粉状，干燥杀菌后制成散剂。每日对阴道进行消毒后，取适量均匀涂抹于阴道及宫颈外口。7 日后阴痒大减，肿势大消，白带减少，后续服药 7 剂，纳药 7 天后，复查支原体转阴。

5. 艾滋病

获得性免疫缺陷综合征（AIDS），又称艾滋病，是由人免疫缺陷病毒（HIV）引起的性传播疾病。HIV 引起 T 淋巴细胞损害，导致持续性免疫缺陷，多个器官出现机会性感染及罕见恶性肿瘤，最后导致死亡。HIV 属反转录 RNA 病毒，有 HIV-1、HIV-2 两型，HIV-1 引起世界流行。

目前艾滋病尚无有效的根治疗法，西医现有的治疗方法主要是抗病毒治疗、免疫治疗、并发症治疗、支持及对症治疗和预防性治疗。经过多年的临床实践和研究总结，目前医学界普遍认为，早期抗病毒治疗是关键，既能有效地缓解病情，减少机会性感染和肿瘤，又能预防、减少和延缓艾滋病相关疾病的发生，例如免疫复合物引起的肾小球肾炎和血小板减少等。但目前的抗病毒治疗仍然无法完全杀灭患者体内的 HIV，即使 HIV 被长期地抑制在血浆中无法检测到的水平，但 HIV 仍在体内低水平地复制。

原因是 HIV 具有高度的变异性，每完成一个复制周期，HIV 的子代基因可能出现变异多达 10 ～ 20 个。这使得目前医学界一直无法研制出有效预防 HIV 感染的疫苗。

目前临床使用的抗 HIV 药物分为三大类：核普类逆转录酶抑制剂、非核普类逆转录酶抑制剂和蛋白酶抑制剂。鉴于临床仅用一种抗病毒药物容易诱发 HIV 突变，并产生耐药性，因此目前医学界主张联合用药。但上述的三类药物均存在各种副作用：①核营类逆转录酶抑制剂的副作用多为胃肠道反应（恶心、腹泻）；急性胰腺炎；周围神经炎；乳酸中毒和骨髓抑制等。②非核普类逆转录酶抑制剂的副作用多为转氨酶升高；皮疹和中枢神经系统症状（头晕、失眠、嗜睡等）。③蛋白酶抑制剂的副作用多为糖尿病、高脂血症、肾结石和腹泻等。

艾滋病主要是由于感染 HIV 导致机体免疫功能受损，尤其是细胞免疫功能缺陷，使患者的免疫力下降乃至完全丧失免疫力而出现一系列的临床症状，艾滋病晚期患者并发各种严重的机会性感染和肿瘤而死亡，故称为获得性免疫缺陷综合征。中医治疗有利于增强机体的免疫功能，延缓艾滋病期的到来；中期和晚期的中医治疗也能提高艾滋病患者的免疫力，控制和改善病情，提高生活质量，延长生存期。

WHO 推荐的诊断标准为：经血清学证实的 HIV 感染者，如出现下列 1 项或以上的临床表现，即可确诊为艾滋病。具体包括：①体重减轻超过 10% 或伴有持续性发热或腹泻超过 1 个月；②隐球菌脑膜炎；③肺内、肺外结核病；④卡波西肉瘤；⑤影响正常生活的神经系统症状；⑥食管白色念珠菌感染；⑦威胁生命的复发性肺炎、浸润性宫颈癌。

从中医学的角度来分析，感染 HIV 相当于邪毒内侵，在潜伏期 HIV 不断消耗人体正气，使机体免疫力逐渐下降，正虚邪实，虚实夹杂，正虚与邪实在发病过程中同等重要。外因（感染 HIV，邪实）

与内因（正虚）在发病过程中互相影响，邪正力量强弱的对比直接影响病情。尽管艾滋病期病情变化多端，错综复杂，但邪毒（HIV）耗伤正气，元气亏虚是艾滋病的基本病机。艾滋病为病情复杂的综合征，临床出现的症状，体征非常多，且往往无特异性。有人把艾滋病的各种临床表现与中医病证进行联系，按不同病期及所累及脏腑的主次，可表现为虚劳、伏气温病、瘟疫、咳喘、噎隔、呕吐、泄泻、痢疾、淋证、血证、黄疸、瘾疹、积聚、中风、惊悸、痉证、癫痫、痴呆、口疮、喉痹、痰核、赘瘤、斑疹、瘙痒、失荣等。艾滋病发现于20世纪80年代，传统中医书籍对此不可能有超前的记载，许多医家把其归于瘟毒、伏气温病、虚劳等观点，只不过是把艾滋病的某一种病情或晚期的合并症与类似的中医病证进行联系，实际上，艾滋病并不等同于任何一种中医病证，我们不必勉强地为艾滋病制造出一个中医病名，也不应把艾滋病与某些中医病证进行机械地对号入座。某些中医病证的治疗经验可以为艾滋病的中医治疗提供参考，但不要混淆视听。

清热解毒类药物往往有不同程度的抗HIV作用，而大多数补益类中药均能提高机体免疫力，获得公认的药物如甘草甜素等，往往作为各种抗HIV中成药的主要成分，用补益药增强机体免疫力，而抗HIV有效成分则扮演祛邪的重要角色。然而，在降低HIV的病毒载量方面，目前尚无任何中药或中成药获得官方认可，因此各种中药抗HIV的研究仍在继续，有待于中医临床科研工作者继续挖掘和反复验证。目前虽然中西医均难以真正彻底治愈艾滋病，但在减轻症状，调节机体功能，增强免疫力，提高生活质量等方面，中医药疗法还是大有可为的。如果能够结合气功疗法，艾滋病的治疗应该有可能得到进一步的发展。

若为肺胃阴虚型，以呼吸系统症状为主，方可用参苓白术散合百合固金汤加减，并加服生脉饮或六味地黄丸等，气阴双补。若为脾胃虚损型，多以消化系统症状为主，腹泻是典型症状，方可用补中益气汤、小柴胡汤及温胆汤加减、香砂六君子汤、人参归脾丸、金匮肾气丸等。若为脾肾两亏型，多见于晚期患者，方可用四君子汤、补中益气汤、小柴胡汤加减和四神丸加减，或同时服用金匮肾气丸或十全大补丸，以补益正气。若为热盛痰蒙型，多见于 HIV 侵犯中枢神经系统的晚期垂危者，方可用安宫牛黄丸、钩藤饮、苏合香丸、人参生脉饮等。常用药物：补益正气，提高免疫力用人参、黄芪、白术、甘草、熟地黄、当归、柴胡、白芍等；抗感染用金银花、蒲公英、大青叶、紫花地丁、败酱草、板蓝根等；抗肿瘤用三棱、莪术、山慈菇、马钱子、水蛭、虻虫、半枝莲等。

6. 生殖器疱疹

生殖器疱疹（genital herpes，GH）是由单纯疱疫病毒（herpes Simplex virus，HSV）感染引起的性传播疾病，单纯疱疹病毒 I 型和 Ⅱ 型均可致人类感染。I 型称为口型或上半身型，主要引起上半身皮肤、黏膜或器官疱疹，如唇疱疹、疱疹性脑膜炎等，极少感染胎儿，生殖道疱疹占 10% ～ 30%。Ⅱ 型称为生殖器型，主要引起生殖器、肛门及腰以下皮肤疱疹，性接触传播占 70% ～ 90%，以青年女性居多。HSV 感染是终身性的，一旦感染即终身携带病毒且易反复发作，因此给患者及其家人带来一系列生理和心理问题。另外，孕妇生殖器疱疹还可以引起胎儿 HSV 宫内感染或新生儿感染，因其可导致流产、死产，新生儿死亡或发生严重的后遗症而日益受到关注。

西医对于本病的治疗，主要从抗病毒和提高机体免疫力出发，常用药物主要有阿昔洛韦、伐昔洛韦和泛昔洛韦等抗病毒药。这些药物在其发作时控制症状疗效肯定，但并不能根除潜伏病毒及预防复发；药物在缓解期应用价值不大，且长期服用有一定的副作用。

中医历代文献并无生殖器疱疹一病的记载，但许多相关病证亦有类似于生殖器疱疹的临床表现，属于阴疮、热疱、热疮、阴疱、阴疳、下疳、疳疮、阴蚀疮、瘙疳等范畴，并有着丰富的诊疗方法。中医文献中有关生殖器疱疹的记载，最早见于东晋葛洪的《肘后备急方》："阴疮有二种，一者作臼脓出，曰阴蚀疮，二者但赤作疮，名为热疮。"在《诸病源候论·阴疮部》中论及："阴疮者，由三虫、九虫动作，侵食所为也。诸虫在人肠胃之间，若腑脏调和，血气充实，不能为害。若劳伤经络，肠胃虚损，则动作侵食于阴，轻者或痒或痛，重者生疮也诊其少阴之脉，滑而数者，阴中生疮也。"宋代赵佶所撰《圣济总录》载有："论曰热疮本于热盛，风气因而乘之，故特谓之热疮。"其病因主要有房事不洁、外感风热、湿热内蕴、七情内伤、虫毒侵袭、内因体虚等。早在《素问·刺法论》就有"正气存内，邪不可干"，《内经·评热病论》有"邪之所凑，其气必虚"的记载。因此，正虚邪实是生殖器疱疹发病的总病机。生殖器疱疹是虚实夹杂之证，正气不足是生殖器疱疹发生的主要原因，而邪气入侵则是重要条件。

中医治疗生殖器疱疹是以祛邪扶正为总的治疗原则。根据不同的病程阶段，明辨正邪衰盛，权衡扶正祛邪的轻重，确定不同的治法。一般早期邪实者宜祛邪为主；愈合迟缓者宜扶正祛邪兼施；非发作期或反复发作宜扶正为主，祛邪为辅，强调扶正不留邪，祛邪不伤正。目前常用的治法有清热解毒法、清热利湿法、健脾益气法、补肝益肾法、活血化瘀等法。在治疗过程中，还应注重标本缓急，辨证与辨病相结合，注重精神调养等。

（1）辨证论治

1）发作期：湿热毒盛证

[主要证候] 生殖器皮肤黏膜局部皮损鲜红，初起小红疹，瘙痒，迅速变为疱疹，或水疱溃破后形成糜烂面，自觉灼热刺痛，口干口苦，尿频或排尿不畅。舌红，苔黄腻，脉弦数或滑数。

[治法] 清热利湿解毒。

[方药] 龙胆泻肝汤加减。

龙胆草、泽泻、炒栀子、黄芩、丹皮、甘草、土茯苓、板蓝根、车前子（包煎）、生地黄。小便不利者，加木通、泽泻；便秘者，加生大黄。

2）发作期：肝经炽热证

[主要证候] 生殖器皮肤黏膜灼热疼痛潮红，隐现小水疱，口干口苦，常在忧怒烦扰后出现。舌红，苔薄黄，脉弦数。

[治法] 清肝泻火解毒。

[方药] 丹栀逍遥散加减。

丹皮、栀子、柴胡、当归、芍药、茯苓、白术、夏枯草、黄芩、龙胆草、郁金、紫花地丁。疱疹痛甚者，加延胡索、川楝子。

3）间歇期：阴虚内热

[主要证候] 外阴皮肤反复出现潮红水疱，很少形成溃疡，腰膝酸软，口干咽燥，五心烦热，失眠多梦。舌红，少苔，脉细数。

[治法] 滋阴降火。

[方药] 知柏地黄丸加减。

熟地黄、山茱萸、山药、泽泻、丹皮、茯苓、知母、黄柏、麦冬、白薇、枸杞子、地骨皮。失眠者加酸枣仁、合欢皮。

4）间歇期：脾胃湿阻

[主要证候] 阴部水疱反复发作，周身困重，脘痞纳差，大便溏

烂。舌淡红，苔白或腻，脉细或濡。

[治法] 健脾利湿。

[方药] 萆薢分清饮合胃苓汤加减。

白术、萆薢、茯苓、泽泻、半夏、陈皮、厚朴、扁豆、薏苡仁、马齿苋、白豆蔻。

5）间歇期：正虚邪恋

[主要证候] 外阴反复出现潮红、水疱、溃疡，日久不愈，遇劳复发或加重，神疲乏力，腰膝酸软，纳差健忘。舌淡，苔薄白，脉细弱。

[治法] 益气养血。

[方药] 归脾丸加减。

人参、茯苓、白术、当归、远志、龙眼肉、黄芪、酸枣仁、木香、薏苡仁、虎杖、金银花、板蓝根、山药、甘草。阳虚者加杜仲、菟丝子；腰骶疼痛者加鸡血藤、延胡索、赤芍。

（2）验案举例

宋某，女，26 岁，无业。2011 年 6 月 9 日初诊。

[主诉] 外阴出现散在性水疱 20 余天。

[现病史] 患者自述外阴出现散在性水疱，有明显痒感，有不洁性生活史，平素体健，西医诊断：生殖器疱疹。治疗：干扰素 100 万肌注，连用 3 周，口服阿昔洛韦 5 片，皮肤血毒丸 20 粒，连服 3 个月，皮损消除后停药，一月后又复发，再以上法治疗，皮损消失，近段时间又复发，且口干咽燥，腰膝酸软，失眠多梦。妇检：外阴皮肤黏膜红，可见散状水疱，阴道通畅黏膜红，黄色黏稠分泌物量多，宫颈光滑，双附件未触及异常。舌红，苔薄黄，脉细数。

[诊断] 生殖器疱疹（阴虚内热型）。

[方药] 熟地黄 20g，山茱萸 15g，山药 10g，泽泻 10g，丹皮

10g，茯苓 15g，知母 15g，黄柏 20g，麦冬 10g，白薇 10g，枸杞子 10g，地骨皮 10g，酸枣仁 15g，合欢皮 10g。

7 剂，日 1 剂，水煎服。

黄连、黄芩、黄柏、苦参各等分，大黄、蛇床子、百部、紫草、鹤虱、蒲公英、连翘、血竭、马鞭草等研磨成粉状，干燥杀菌后制成散剂。每日对阴道进行消毒后，取适量均匀涂抹于阴道及宫颈外口，并将另外一料煎汤外洗，日 1 次。

二诊（6 月 17 日）：今日查外阴皮肤水疱萎缩，黏膜略红，较之前有所减轻；咽干有所改善。方药：熟地黄 15g，山茱萸 15g，山药 10g，泽泻 10g，丹皮 10g，茯苓 15g，知母 15g，黄柏 15g，麦冬 10g，白薇 10g，枸杞子 10g，地骨皮 10g，酸枣仁 15g，合欢皮 10g，黄芪 20g，当归 10g，陈皮 10g，党参 10g，木香 10g，砂仁 10g，杜仲 10g，桑寄生 10g。14 剂，日 1 剂，水煎服。继续煎汤清洗外阴，阴道上药。

三诊（6 月 28 日）：患者自述症状好转许多，乏力、腰酸也有所改善。方药：人参 10g，茯苓 10g，白术 10g，当归 10g，远志 10g，龙眼肉 10g，黄芪 20g，酸枣仁 10g，木香 10g，薏苡仁 10g，虎杖 10g，金银花 10g，板蓝根 10g，山药 10g，甘草 10g，败酱草 15g，鱼腥草 10g，黄柏 10g，土茯苓 15g，连翘 10g，紫花地丁 10g。嘱其按方调理 1 月，忌食生冷、黏腻、辛辣，生活规律。

三、妊娠病

高慧教授认为，妊娠用药必以安胎为主，养胎之法最宜清淡润和，补宜平补，益气而不助火消阴，养血而不碍胃恋湿，宜清不宜泻，宜凉不宜热。胎漏、胎动不安是妊娠病中最为常见的，其病理主要为肾虚受胎不实，冲任不固；或气血亏损，生化无源，胞脉失养。同时也非常重视免疫因素引起的胎漏、滑胎，尤其是ABO血型不合，常在安胎方的基础上加茵陈、焦山栀以清热解毒，另配西洋参以养阴清热安胎。

（一）胎漏、胎动不安

妊娠期间阴道有少量出血，时出时止，称为“胎漏”，亦称“胞漏”“漏胎”。妊娠期间出现腰酸、腹痛、小腹下坠，或伴有少量阴道出血者，称为“胎动不安”。

1. 历史沿革

早在汉《金匮要略·妇人妊娠病脉证并治》中即有“妇人有漏下者，有半产后因续下血都不绝者，有妊娠下血者”的记载，据“胶艾汤主之”推论，其因当属血虚有寒。隋代巢元方《诸病源候论》在“妊娠漏胞”“妊娠胎动”“妊娠僵仆胎上抢心下血”“妊娠卒下血”诸候中，广泛讨论了“劳疫气力”“触冒冷热”“饮食不适”“居处失宜”“行动倒仆或从高坠下”等外有所伤而病胎动不安，提出“漏胞者……冲任气虚则胞内泄漏，不能制其经血，故月水时下”的病机，并在“妊娠胎动候”提出了“其母有疾以动胎，治母则胎安；若其胎有不牢固致动以病母者，治胎则母瘥”的分治原则。唐代孙思邈《千金要方》附录有北齐徐之才“逐月养胎说”及保胎方药二十余首，并提出按月注意饮食宜忌、生活起居，勿为情志所伤，不可针灸其经等孕期保健措施。宋代陈自明《妇人大全良方·妊娠门》“胎动不安”“妊娠胎漏下血”等方论，进一步归纳、阐述了外感、饮食起居、跌仆击触、七情失宜、脾气虚弱等病因，在“胎动不安方论”中指出：“轻者转动不安，重者必致伤堕。”在“妊娠堕胎后下血方论”中指出“堕胎后，复损经脉而下血不止，甚则烦闷至死”，已认识到胎漏、胎动不安可发展为堕胎。一旦发生堕胎，对孕妇会有严重危害。元代朱丹溪《丹溪心法·妇人·产前》创“芩、术安胎”“产前宜清热”之说，云：“产前安胎，白术、黄芩为妙药也，黄芩安胎圣药也……产前宜清热令血循经而不妄行，故能养胎。”其说虽非尽善，但也有一定的指导意义，为后世医家所遵循。明代妇产科有了较大的发展，如李梴《医学入门·妇人门·胎前》提出“若冲任不充，偶然受孕，气血不足荣养其胎，宜预服八珍汤补养气血以防之，免其坠堕”的预防性措施，《景岳全书·妇人规》提出“父气薄弱，胎有不能全受而血之漏者”“或因脾肾气陷，命火不固而脱血”之说。其在《妇人规·安胎》中云“凡妊娠胎气不安者，证本非一，治亦不同，盖胎气不安必有所因，或虚或实，或寒或热，皆能为胎气之病去其所病，便是安胎之法，故安胎之方不可执……但当随证随经，因其病而药之，乃为至善”，说明安胎应辨证施治。并在《胎动欲堕》中提出“妊娠胎气伤动者……轻者转动不安或微见血，察其不甚，速宜安之……若腹痛血多，腰酸下坠，势有难留者，无如津煎、五物煎助其血而落之，最为妥当”，说明难免流产者不宜继续安胎。清《傅青主女科·妊娠跌损》论：“妇有失足跌损，致伤胎元……人只知是外伤之为病也，谁知有内伤之故乎？唯内之气血素亏，故略有闪挫，胎便不安。”“若止作闪挫外伤治，断难奏功。”“必须大补气血，而少加以行瘀之品，则瘀散胎安。”综上可以看出，从《金匮要略》开始，历隋、唐、宋、明至清代各家，对胎漏、胎动不安病证，从病因病机到理法方药，形成了较为系统全面的认识，突出了血热、外伤、服食毒药毒物及脾肾肝诸脏功能失常与本病的密切关系，确立了相应的论治原则，积累了大量有效的治疗方药，并对病势的发展变化、转归预后做了明晰的提示，从而为今人研讨胎漏、胎动不安病证奠定了坚实的基础。

2. 证治概要

胎漏与胎动不安的病因病机和辨证施治基本相同。其致病原因有先天父母精气不足，平素体虚，房劳所伤，邪热动胎，跌仆闪挫等。其病机关键在于气血不调，胎元不固。胎漏、胎动不安应结合不同致病原因来辨证，特别要注意体质因素和有无外伤史、其他病史、服药史以及情志因素等。其治疗以安胎为主，并根据不同情况，分别采用固肾、调气、养血、清热等法。胎漏、胎动不安之因，隋代《诸病源候论》即指出有“其母有疾以动胎”和“胎有不牢固”的母体、胎元两大类病因病理观。明《景岳全书·妇人规·胎漏》所补充的“父气薄弱，胎有不能全受而血之漏”又涉及父精不足，以致胎元不固的原因。清代阎诚斋《胎产心法·胎动不安论》又有“子宫久虚，血海虚羸”的病机病位说。但究其根本，本病主要责之母体气血不调、胎元不固。综历代医籍，结合今人认识，导致孕母气血不调、胎元不固的主要原因有肾虚、气血虚弱、血热，以及父母精气不足等。

此外，孕母不慎为跌仆所伤，或误食毒药毒物，或因痼疾，或孕后而患他病，或因胞宫病变亦可影响母体气血或直伤胎元，亦常为胎漏、胎动不安之因。

一是肾虚：孕母先天禀赋不足，肾气虚弱，或因多产（含堕胎、小产、人流等）房劳损伤，或因孕后不节房事，耗肾精伤肾气。肾虚冲任不固，血海不藏，阴血下漏，胎失所系，发为胎漏、胎动不安。《女科经论·嗣育门》引《女科集略》云“女子肾藏系于胎，是母之真气子所赖也……儿从母气……不可不慎也”，即突出了肾与胎元间在生理上的密切关系。

二是气血虚弱：胎居母腹，赖孕母气载血养而发育成实，若其母素体不足气血虚弱，或由劳倦过度，饮食不节，忧思气结；或因病恶阻、频繁呕恶所伤，以致脾虚气弱，化源匮乏；或因他病损伤气血，终至气虚而胎失所载，血失统摄，血亏故胎失所养，胎元不固而病胎漏、胎动不安。《临证指南医案·胎前·秦天一注》所云：“胎气系于脾，如寄生之托于苞桑，茑与女萝之施于松柏。”即举象比类、十分形象地描绘了胎元与脾气间的密切关系。《万氏妇人科·胎前章·胎动不安》云“脾胃虚弱不能管束其胎，气血素衰不能滋养其胎”，又直接提出脾胃虚弱、气血不足而病的机理。

三是血热：孕妇素体阳盛或因孕后过食辛辣椒姜类助热生火食物，过服温热暖宫药物，或外感热邪，或因七情内伤郁而化热，或因阴虚而内热，热伤冲任，冲任失固，血为热迫而妄行不能养胎反离经下走发为胎漏，热扰胎元则胎动不安。《经效产宝·妊娠伤寒热病防损胎方论》云：“非即之气伤折妊妇，热毒之气侵损胞胎，遂有堕胎漏血。”《医宗己任编·胎前》所称“胎前下血，名曰漏胎……其恼怒伤肝，肝木贼土，血不能藏而成漏”，均指此种病因而言。

四是跌仆外伤：孕后或因起居失慎跌仆闪挫或为举重提挈强力所伤或因劳累过度所伤，致使气血失和，气乱而不载胎，血乱则胎失所养；或因伤而直损冲任内扰胎气，以致胎元失固导致胎漏、胎动不安。即如《诸病源候论·妇人妊娠病诸候·妊娠僵仆胎上抢心下血候》“行动倒仆，或从高堕下，伤损胞络，致血下动胎”及《三因极一病证方论·漏阻例》“怀孕全假经血以养胎，忽因事惊奔，或从高坠下顿仆失据……致暴下血”所言。

五是癥疾伤胎：孕妇胞内宿有症疾，孕后因癥疾未除，瘀血内阻胞脉，恶血不去，新血不得归经，冲任气血不调，胎失所养而病胎漏，胎动不安，是以《三因极一病证方论·产科二十一论评》有“或因顿仆惊恐，出入触冒，及素有癥瘕积聚、坏胎最多”的见解。

六是毒药毒物：妊娠期间，因误食毒药或毒物，内伤母体脏腑气血而胎失载养，或径伤胎元损动胎气，均可导致胎漏、胎动不安。类如《陈素庵妇科补解·胎前杂症门·妊娠误食毒药伤胎方论》所云：“妊娠误食毒药如硝石、巴豆，砒霜、乌附等味。毒物如野菌及无名草药酿酒，病死牛羊鸡豕等，内则伤胎气、血下不止。”此外，胞宫为女性主行月经、孕育胎儿的特有器官。具藏纳和泄溢的双重性生理功能，若母体胞宫发育尚不完善或有畸形，则将直接影响其孕育胎儿之功而导致胎漏、胎动不安之疾。如《广嗣五种备要·保胎方论·胎动不安》所云：“胎动不安者，盖因子宫久虚，气血两弱，不能摄之养胎，致令不安欲堕。”对此已有一定认识。至于胎元因素，因“胎病”属于父母精气不足，胎元有所缺陷而致胎漏，胎动不安者，因其根本源于“胎多不牢实”。药物治疗多难以建功，最终常难以避免而出现堕胎、小产之患，故此作重点讨论。

3. 辨证论治

（1）肾气不足证

[主要证候] 妊娠期，阴道漏红，量少色淡。腰酸腹坠，或伴头晕耳鸣，小便频数，或有流产史。舌淡，苔白，脉沉滑尺弱。

[治法] 补肾益气安胎。

[方药] 寿胎丸。菟丝子 120g，桑寄生、续断、阿胶各 60g。水化阿胶和为丸。每次 6g，一日 2 次，开水送下。亦可作汤剂，用量

按原方比例酌定。若兼小便失禁者，加益智仁、覆盆子以温肾固涩；若兼失眠者，加炙远志、炒酸枣仁、茯神以宁心安神，交通心肾；若腰酸，坠痛明显者，加炙黄芪、升麻以益气升阳，或可改用安奠二天汤；若阴道流血量多，加用艾叶、仙鹤草以止血安胎，或改用补肾安胎饮。

（2）气血亏虚证

[主要证候] 妊娠期，阴道漏红，量少，色淡质薄。腰酸腹坠，神疲肢软，心悸气短，面色少华。舌质淡，苔薄白，脉细滑。

[治法] 补气养血安胎。

[方药] 胎元饮。人参、当归、杜仲、芍药各6g，熟地黄6～9g，白术4.5g，炙甘草3g，陈皮2.1g。水煎服，每日1剂。小腹下坠明显者，加黄芪、升麻以益气升提；若兼带下量多者，加补骨脂、五味子以固肾止带；若偏于血虚，心悸失眠者，加何首乌、龙眼肉、合欢皮以养血安神；若因房事动血者，加续断、阿胶以固肾止血安胎，或改用八物胶艾汤；若兼大便溏者，去熟地黄，倍白术，加黄芪以益气健脾。

（3）血瘀证

[主要证候] 妊娠期阴道少量出血，色暗红，质稠，或小腹拘急而痛，腰酸下坠，或有堕胎、小产病史，舌暗红或有瘀点，脉弦滑。辅助检查可见盆腔包块或子宫肌瘤。辨证依据：有癥瘕病史；阴道出血，色暗，小腹痛，腰酸下坠；舌暗或有瘀点。

[治法] 调和气血，固冲安胎。

[方药] 当归芍药散或桂枝茯苓丸合寿胎丸。当归芍药散加三七、丹参、益母草、川续断。少腹胀痛，腰痛者，加柴胡、香附、

木香；兼带下多，色黄者，加败酱草、茵陈；虚实夹杂，头晕气短，腰膝酸软者，加桑寄生、续断、黄芪、首乌；胞中结块，加龟甲、鸡内金、橘核。桂枝茯苓丸：阴道反复下血，色暗，或有宫腔积血，而胎儿存活者，可在严密观察下用之。中病即止，不宜过用。

（4）血热证

[主要证候] 妊娠期，阴道漏红，色鲜。或腹痛下坠，心烦不安，手心灼热，口干咽燥，大便秘结。舌红，苔黄而干，脉弦滑或滑数。

[治法] 清热凉血安胎。

[方药] 生苎根散。生苎麻根 45g，阿胶 45g，黄芩、赤芍、当归各 25g。上为粗末，每次 12g。水煎服，每日 1 剂。阴道流血量较多者，加墨旱莲、生地黄等，以清热凉血止血。兼骨蒸潮热盗汗者，为阴虚致血热，加地骨皮、知母以清虚热。腰酸明显者，加桑寄生、菟丝子以固肾安胎。方中苎麻根、黄芩为清热安胎圣药，临证时用新鲜苎麻根，效果更佳。

（5）外伤损络证

[主要证候] 妊娠外伤后腰腹胀坠作痛，阴道漏红，色紫红，或有小血块。舌淡红，脉细滑无力。

[治法] 调气活血，固冲安胎。

[方药] 安胎散。砂仁、当归、川芎各 3g。当归、川芎水煎，调入砂仁末，每次 1 剂，每日 2 次。兼腰酸重坠者，加川续断、桑寄生、杜仲以补肾安胎。兼气短乏力者，酌加白术、党参、黄芪等，以健脾补气安胎。若舌有紫气或有瘀点，阴道漏红色紫，或有瘀块，加丹参、益母草等，以养血活血安胎。

4. 验案举例

（1）胎动不安案1

韩秋红，女，34岁。末次月经：2011年1月16日。

［主诉］阴道流血1天余，小腹正中痛1天余。

［现病史］婚后10年无小孩，流产4次，末次流产7年前。妊娠期出现少量阴道出血，色淡红，质清稀。或腰酸小腹疼痛，神疲劳倦，舌淡，苔薄白，脉细弱略滑。

［中医诊断］胎动不安。

［西医诊断］先兆流产。

［治法］益肾补血安胎。

［方药］菟丝子15g，川续断15g，桑寄生15g，阿胶20g（烊化），山芋15g，山药15g，杜仲炭15g，女贞子10g，墨旱莲10g，玄参20g，生地黄10g，麦冬10g，补骨脂10g，连翘15g，党参15g，白术15g，炙甘草10g，黄芪10g，白芍10g，血余炭15g，仙鹤草15g，白及15g，藕节15g，荷叶炭15g，黄芩10g，陈皮10g。

7剂，水煎服，日1剂。2011年3月22日查房时发现有恶阻症状。

二诊：诊查发现出血量减少，舌红，苔薄黄，脉细滑。方药：菟丝子15g，川续断15g，桑寄生15g，阿胶20g（烊化），山芋15g，山药15g，杜仲炭15g，女贞子10g，墨旱莲10g，玄参20g，生地黄10g，麦冬10g，补骨脂10g，连翘15g，党参15g，白术15g，炙甘草10g，黄芪10g，白芍10g，陈皮15g，茯苓15g，半夏10g，栀子10g，黄芩10g。

三诊：服用上方，上火症状消失但臀部出现红疖，无出血，无恶阻，无腰酸腹痛。请皮肤科张医生会诊，目前未化脓，静等，可行引流术。方中添加祛毒排脓化脓肿之药。方药：白芷 15g，蒲公英 15g，紫花地丁 15g，黄芩 10g，山芋 15g，山药 15g，女贞子 10g，墨旱莲 10g，熟地黄 20g，生地黄 20g，地骨皮 15g，仙鹤草 30g，白及 15g，藕节 15g，鱼腥草 15g，金银花 15g，连翘 15g，玄参 20g，麦冬 10g，党参 15g，白术 10g，炙甘草 15g，败酱草 10g。随访：早产一女婴，存活。

（2）胎动不安案 2

马某，女，30 岁。

［主诉］孕 82 天，阴道出血伴腰酸 1 月。2014 年 12 月初诊。

病史：患者现怀孕 82 天，10 月 21 日开始出现少量阴道出血，色暗红，至今未净，无腹痛，偶有腰酸，纳可，便秘，舌稍红，苔薄白，脉细滑。11 月 22 日 B 超：宫内活胎（约 9+ 周）。12 月 4 日：血 E_2：8186pmol/L；P ＞ 127.21nmol/L；HCG ＞ 200000U/L。D 二聚体：0.41ug/mL。

［中医诊断］胎动不安。

［西医诊断］先兆流产。

［治法］益肾清热，益气安胎。

［方药］桑寄生 15g，川续断 10g，女贞子 10g，墨旱莲 10g，黄芪 30g，党参 30g，白术 10g，熟地黄 20g，升麻 10g，血余炭 30g，仙鹤草 30g，白及 10g，藕节 10g，棕榈炭 10g，炙甘草 10g，菟丝子 20g，阿胶 10g，山芋 25g，杜仲炭 20g。

7 剂，日 1 剂，水煎服。

二诊（2014 年 12 月 8 日）：孕 86 天，腰酸，今日未见阴道出血。今血 E_2：9759pmol/L，P ＞ 127.21nmol/L，HCG ＞ 200000U/L。D 二聚体：0.52ug/mL。

［方药］中药守上方的基础上加陈皮 10g。

三诊（2014 年 12 月 12 日）：孕 90 天，阴道出血净 2 天，腰背酸痛。今血 E_2：14578pmol/L，P ＞ 127.21nmol/L，HCG：184313U/L。D 二聚体：0.54ug/mL。查房一切安好，但昨日偶有下腹痛。

［方药］中药守上方。

（3）胎动不安案 3

贾某，女，28 岁。2011 年 7 月初诊。

［现病史］末次月经为 2011 年 6 月 12 日，现孕 46 天，近 1 周来因过度操劳出现阴道少量出血，色黯，伴小腹下坠，腰酸不适，劳累后加重，食欲不振，时有恶心、呕吐，入睡困难，舌淡少苔，脉细滑而软。今日彩超：宫内早孕（妊娠囊大小为 24mm×12mm，可见胚芽回声，未见心管搏动）。

［中医诊断］胎漏、胎动不安（肾虚精亏，气血不足）。

［西医诊断］先兆流产。

［治法］补肾益气，养血安胎。

［方药］经验方：党参 10g，白术 20g，杜仲 30g，山茱萸 15g，枸杞子 20g，川续断 30g，桑寄生 30g，远志 15g，砂仁 10g，炒升麻 10g，白芍 10g，枳壳 10g，红参 10g。

5 剂，日 1 剂，水煎服。嘱其卧床休息，忌食辛辣刺激食物。

二诊（8 月 3 日）：上药已服，服药后阴道出血基本已止，但仍有腰酸不适、入睡困难，小腹下坠、食欲不振已明显减轻，上方减红参。5 剂，日 1 剂，水煎服，医嘱同前。

三诊（2011 年 8 月 8 日）：药已服完，服药后阴道出血已止，无小腹下坠、腰酸不适、入睡困难等不适，今日彩超宫内早孕（妊娠囊大小为32mm×24mm，可见胚芽回声及心管搏动）。继服上方5剂，巩固治疗，医嘱同前。

按语：肾为冲任之本，肾主系胞，肾虚系胎无力，冲任失约，蓄以养胎之血不固，故阴道少量出血，腰为肾之府，肾虚则有腰酸不适、腹痛下坠。舌淡少苔，脉细滑而软均为肾精亏虚，气血不足之象。故治疗应以补肾益精为主，兼以健脾益气，养血安胎。方中杜仲、山茱萸、枸杞子、川续断、桑寄生补益肝肾，养血安胎；党参、白术健脾益气，是以后天养先天，生化气血以化精，先后天同补，加强安胎之功；红参、炒升麻益升提，固摄胎元；白芍缓急止痛，补血养血安胎；枳壳行气宽中，使诸药补而不滞；因睡眠、饮食欠佳，加远志、砂仁以宁心安神、化湿温中止呕。全方共奏补益肝肾，益气养血安胎之效，临床灵活运用，随症加减，疗效显著。

现代医家在继承古代医家的认识和治疗的基础上，结合现代社会发展实际及现代医学的检测方法，灵活运用，安胎多采用辨证分型论治，审因论治，专方专药和辨证与辨病结合的治疗方法；分型论治法讲究辨证论治，遣方用药，体现了中医传统理法方药的完整性，为广大医家所喜用，如肾虚型选用寿胎丸，气血虚弱型用胎元饮、泰山磐石散，脾肾两虚用安莫二天汤，血热型用保阴煎，宿有癥积或孕期跌仆伤胎而致胎动不安、滑胎者，可选桂枝茯苓汤或圣愈汤加减。审因论治就是辨证求因，结合现代医学的检测方法和现代社会实际，明确导致流产的基本原因和病理变化来加减用药，如抗心磷脂抗阳性导致的流产，结合现代医学的认识，现代社会，人们生活环境的复杂化和人们观念的转变，人工流产的增多，妊娠合并有盆腔炎的病例增加，其直接的病例因素离不开瘀血阻络，补肾化瘀已成为了医家不可忽视的治疗方法。专方专药治疗法近年来应用较多，盖因导致胎漏、胎动不安及滑胎以脾肾亏虚、气血虚弱、冲任不固所致为多见。

此病相当于西医的先兆流产。

先兆流产指妊娠28周前，出现少量阴道流血和（或）下腹疼痛，宫口未开，胎膜未破，妊娠物尚未排出，子宫大小与停经周数相符者；早期先兆流产的临床表现常为停经后有早孕反应，以后出现阴道少量流血，或时下时止，或淋漓不断，色红，持续数日或数周，无腹痛或有轻微下腹胀痛，腰痛及下腹坠胀感。一般先兆流产的主要表现为怀孕后，阴道有少量出血，根据流血量和积聚在阴道内的时间的不同，颜色可为鲜红色、粉红色或深褐色。有时伴有轻微下腹痛，胎动有下坠感、腰酸腹胀。如果从民间传统的说法上讲，先兆流产的主要依据就是“见红”。先兆流产是妊娠早期常见的病理临床表现，大约占妊娠的15%～20%，其主要临床表现为腹痛、阴道少量流血、腰痛、下腹坠胀等。具有先兆流产体征的孕妇经保胎治疗后，一部分继续妊娠，而另一部分则妊娠失败。有报道统计，自然流产率占全部妊娠的10%～15%。对于具有先兆流产症状的患者经过保胎治疗后，其保胎成功率，根据国内一些文献报道在62.1%～81.1%不等。因此，明确先兆流产的病因，及时给予相应的治疗及适当的预防措施，是非常必要的。临床上多有停经及阴道出血和腹痛的症状，并发症多包括大出血及感染等症状。疾病发生后治疗难点在于反复多次大月份流产。西医治疗除卧床休息、严禁性生活外，应给患者营造一个有利于心情稳定、解除紧张气氛的环境，对曾经有流产史者，应给予更多的精神支持。如孕妇孕激素水平低，可用孕激素支持治疗；计划外妊娠或估计预后不良者，及早行人工流产术；符合计划生育者，如超声检查或HCG连续测定均提示胎儿存活，应给予保胎：①卧床休息，禁止性交，避免不必要的盆腔检查；②镇静剂：苯巴比妥 0.03g，口服，3 次 / 天或安定 5mg，2 ～ 3 次 / 天；③黄体酮 10 ～ 20mg，1 次 / 天，肌内注射，症状消失后 5 ～ 7 天停用；④维生素 E20mg，3 次 / 天。

现代医学认为，先兆流产的病因较为复杂，主要包括遗传因素、子宫解剖异常、感染因素、内分泌异常、免疫紊乱等，黄体功能不全占内分泌因素的 20% ～ 60%。西医对于先兆流产病因的研究越来越深入，但是孕早期的治疗只局限于提高黄体功能。中医学发挥整体观念、辨证论治、四诊合参的特点，到目前为止，未见任何研究提示中药保胎对母体及胎儿有不良反应，故易为广大患者所接受。虽然目前中医药治疗先兆流产的临床研究较多，但相关的实验研究较少，更多的仅局限于单味中药的药理研究，因此应加强中医药治疗先兆流产的复方实验研究，充分利用现代科学技术方法和手段，揭示中医药治疗先兆流产的机制，寻找科学的组方依据，以更好地服务于临床。

（二）妊娠高血压综合征

妊娠期出现以头晕目眩，状若眩晕为主证，甚或眩晕欲厥，称“妊娠眩晕”，也称“子晕”。妊娠中晚期，孕妇出现肢体面目肿胀称“子肿”，亦称“妊娠肿胀”。妊娠晚期或临产前及产后，突然发生眩晕倒仆，昏不知人，两目上视，牙关紧闭，四肢抽搐，全身强直，须臾醒，后复发，甚至昏迷不醒者，称为“子痫”。相当于西医的妊娠高血压综合征。

本病属于中医范畴的“子肿”“子晕”“子痫”。

妊娠期高血压疾病是妊娠期所特有的疾病，9.4%的孕妇会发生不同程度的妊高征。本病发生于妊娠20周以后，临床表现为高血压、蛋白尿、浮肿，严重时出现抽搐、昏迷，甚至母婴死亡。迄今为止，仍为孕产妇及围生儿死亡的重要原因，严重影响母婴的健康及生命安全。症状轻者仅有水肿、头晕头痛等不适，重者可出现晕厥、四肢抽搐、牙关紧闭、两目上视等。妊娠期高血压疾病属中医学子肿、子晕、子痫等范畴。病位在肾，兼及肝脾，妊娠期高血压的主要临床症状是肢体面目肿胀，头晕目眩，状若眩冒，头胀痛，甚至晕厥，四肢抽搐。中医古籍多从不同证候求因。《增补胎产心法》云：“所谓子肿，面目虚浮，多因脾胃气虚或久泻所致。诸湿肿满皆属于脾。”《女科证治约旨》明确指出子晕的病因：“肝火上升，内风扰动，或痰涎上涌。”刘完素认为，“肾水衰而心火旺，肝无所养”是子痫的发病原因。《万氏女科》指出：“子痫乃气虚夹痰夹火症也。”现代医学认为，妊娠期高血压疾病的病因及发病机制复杂，目前尚不明确。妊娠期间的免疫平衡失调、遗传因素、某些细胞或血浆活性因子的作用、钙平衡失调、血管内皮损伤等均可导致本病。近年来的研究表明，妊娠期高血压疾病的发病模型为免疫介导的滋养细胞侵蚀胎盘螺旋动脉，导致胎盘单位血流灌注不足，使得一些因子分泌进入母血，从而活化血管内皮，导致血管内皮细胞的广泛变化。

1. 发病机制

妊娠高血压综合征（pregnancy-induced hypertension syndrome，PIH，简称妊高征）是妊娠期特有的疾病，此病多发生在妊娠20周以后，临床表现为高血压、蛋白尿、水肿，严重者有头痛、头晕、眼花等自觉症状，甚至出现抽搐、昏迷。轻度妊娠中毒症：包括妊娠水肿和妊娠高血压两个类型。妊娠后期，由于膨大的子宫压迫下腔静脉，血液回流受阻，常有轻度下肢浮肿，但在休息后消退。如果休息后浮肿仍不消失，或浮肿较重，又无其他异常发现时，称“妊娠水肿”。水肿由踝部开始逐渐向小腿、大腿腹壁蔓延，若体表无水肿，但每周体重增加一公斤，称为“隐形水肿”。如妊娠前血压正常，妊娠24周以后血压达到130/90mmHg以上；或与基础血压（指未孕时或妊娠24周以前的血压）相比，收缩压升高30mmHg，舒张压升高15mmHg以上而无浮肿或蛋白尿者，称为“妊娠高血压”。中度妊娠中毒症：凡出现水肿、高血压、蛋白尿或其中两种情况者，称中度妊娠。眼底检查有小动脉痉挛。重度则表现为在水肿、高血压和蛋白尿之外，尚有头痛、眩晕、眼花、恶心、呕吐、上腹不适等症状时。子痫则是妊娠中毒症的最后阶段，表现为抽搐和昏迷，可发生在产前、产时或产后（多在产后24小时内）。一般在抽搐发作前都有先兆子痫症状，并且血压突然升高。少数基础血压很低的孕妇，抽搐前血压可无明显升高，易被忽视。

西医认为，PIH早期治疗非常重要。妇女妊娠后由于血流动力学改变而使血液处于高凝状态。在此基础上，PIH患者因血管内皮受损，微血栓形成致微循环障碍，从而导致母体组织器官及胎盘供血不足，多易发生脏器功能不全及胎儿宫内发育迟缓。合理扩容可疏通微循环而改善胎盘循环，纠正组织低氧，减少尿蛋白漏出及促进胎儿宫内生长。在硫酸镁解痉治疗的同时给予扩容治疗，并在扩容的基础上适当利尿，有效降低心脏前负荷，防止心力衰竭。重度PIH，尤其是子痫患者应给予剖宫产术治疗，产后应严密注意病情变化，酌情使用硫酸镁预防产后子痫等，是降低孕产妇及围生儿病死率的重要举措。有学者研究发现，适时终止妊娠是治疗妊娠高血压综合征的有效措施，终止妊娠的时机：轻度子痫前期在妊娠 37 周左右；重度子痫前期在妊娠 34 周左右；妊娠 34 周前若出现危急情况、多器官损害、严重胎儿生长受限、胎盘早剥、胎儿窘迫等，亦应及时终止妊娠。妊娠 33 ～ 34 周者，给予肾上腺皮质激素促胎肺成熟，48 小时后终止妊娠；妊娠＜ 23 周者予以引产；妊娠 23 ～ 32 周者进行个体化治疗，观察 24 小时的临床疗效，若母儿病情好转，则在 34 周终止妊娠，期间每日评估母儿情况，但若母儿病情不允许则随时终止妊娠。终止妊娠的方式：宫颈条件成熟的可引产，重度妊娠高血压综合征以选择剖宫产为宜。

妊高征的病因及发病机制至今尚未完全清楚，因而在治疗方面也尚无重大性突破。目前各种治疗方案都是在以纠正其病理及生理为基础，在确保母婴安全的前提下，尽可能降低胎儿或新生儿并发症和死亡率；在临床上，应根据不同的症状和诊断而采取相应的最佳治疗方案。由于妊高征尚不能做到完全预防其发病，因此，为减少妊高征的危害，早预防、早发现、早治疗是最佳治疗手段，尤其是对孕妇各器脏功能进行全面的监测，包括全面监测胎儿的生长发育状况，加强产前保健工作，注意孕妇的营养与休息，使其不致于发展到严重阶段。

2. 辨证论治

中医治病讲究辨证施治，因此妊高征治疗也进行了分型：①补益肾气。肾主藏精，主一身之水，肾气不足，上不能温煦脾阳，运化水湿，下不能温煦膀胱，化气行水。方选真武汤或肾气丸。②健脾利水。脾主运化、升清，脾虚则水停痰生；健脾利水方选四君子汤或白术散等。③平肝潜阳。肝为刚脏，肝阳易亢，生风化火。④平抑肝阳。方选天麻钩藤饮或杞菊地黄丸加减。⑤理气行滞。化湿气机不畅，水湿瘀滞不化，祛湿行滞方选天仙藤散加减。⑥清火息风。若本病出现突然倒仆，昏不知人，全身抽搐则选用中药牛黄清心丸、安宫牛黄丸等清火息风。妊高征的治疗难点在于血压增高的程度难以维持到足月分娩，易出现宫内死胎。

通过现代药理研究，可以证明中药在妊高征中起降低血液黏度、调整机体神经体液、内分泌、免疫机能等作用。例如，川芎、莪术扩血管作用较好，赤芍有抗血小板聚集的作用；丹参能提高红细胞表面电荷；地黄、山茱萸、何首乌、女贞子可以滋补肝肾，并且可以调节神经内分泌的异常改变，地黄能抑制肾上腺素，对肝阳上亢型高血压有调整作用；泽泻渗湿利水，增加尿量和氯化钠的排泄；龙骨、牡蛎镇静降压；菊花清热平肝；地黄、麦冬、玄参有增液扩容作用。妊娠高血压疾病病情复杂，病位主要在肾，涉及肝脾心肺；病机复杂，主要有虚、瘀滞、湿、痰火等，正虚邪实混杂，在临床辨证施治过程中难以一证概括，难以一方治之，需辨病与辨证相结合，方能取得良好的临床疗效。妊娠高血压综合征属于中医“子晕”“子肿”“子痫”的范畴。中医学认为，妊娠水肿是由于妊娠晚期，胎体增大阻碍母体气体下降，影响水液运行或脾肾衰惫，水液代谢失常，泛溢肌肤而成水肿，肝肾阴虚，肝阳上亢，热极生风而成高血压及子痫。气机阻滞，气血运行受阻，血瘀阻络，故可见舌下静脉曲张等血瘀证。

3. 验案举例

妊娠高血压综合征案

林某，34岁，女，教师。2006年5月9日初诊。

[主诉] 妊娠7月余，血压升高10余天。

[现病史] 妊娠7月余，头晕且痛，心悸烦躁，下肢浮肿，小便短频，口苦咽干，腰脊酸楚。收缩压150mmHg，尿蛋白（+）。脉沉弦滑，苔薄腻，质偏红，舌边有芒刺。

[中医诊断] 子肿（血不养肝，肝火偏旺）。

[西医诊断] 妊娠高血压综合征。

[治法] 滋水养血，平肝泻火。

[方药] 生地黄12g，白芍9g，当归9g，桑寄生12g，丹参4.5g，明天麻9g，生石决明15g（先煎），僵蚕9g，制首乌9g，钩藤9g（后下），夏枯草9g，泽泻9g。

二诊（5月14日）：头痛眩晕已减轻，血压127/82mmHg，下肢浮肿亦退，口苦溲勤，尿蛋白（±）。脉弦滑，苔薄，质红。亢阳已敛，肝火未清，再以养血清肝，补肾安胎。原方去明天麻、僵蚕、丹参，加淡黄芩4.5g，料豆衣9g，枸杞子9g，猪苓9g，茯苓9g。

三诊（5月19日）：血压恢复到120/80mmHg，诸症均好转。脉略弦滑，舌红，苔薄。再续原法以巩固，上方加炒白术6g。

（三）妊娠小便不通

妊娠期间，小便不通，甚至小腹胀急疼痛，心烦不得卧，称

"妊娠小便不通"。本病首见于《金匮要略·妊娠病脉证并治》:"妊娠,小便难,饮食如故……"并于《杂病脉证并治》中称为"转胞",提出以肾气丸主之。本病的发生与肾虚有关。隋代巢元方在《诸病源候论》中始称"妊娠小便不通",并有专论,明确提出小便不通的病位在肾与膀胱,进一步探讨其机理,认为是由热邪入胞所致,故云:"肾与膀胱俱主水,此二经为脏腑,若内生大热,热气入小肠及胞,胞内热故小便不通。"又在胞转候中指出:"胞转之病,由胞为热所迫,或忍小便俱令水气还迫于胞,屈辟不得充胀,外水应入不得入,内溲应出不得出,内外壅胀不通,故为胞转。"此论虽对病机分析有所启迪,但临床实际所见仍以肾虚膀胱气化不利为主。由热邪致病者,每以小便淋痛者为多,为元代朱丹溪从"古方皆用滑利疏导药鲜有应效"的教训中提出,小便不通若因"胞系了戾不通"者,但当升举其胎,"胎若举起悬在中央,胞系得疏,水道自行"(《格致余论》),治疗以补虚为主,虽有痰滞,也用参、术、当归、白芍、半夏、陈皮之类以照顾气血,并首创"丹溪举胎法",另还有随服药汁后探喉引吐以开肺举中通下利小便的方法。这一思路可取,但法难堪效。明代赵献可在《邯郸遗稿》中承朱丹溪之说,进而提出"中气虚怯不能举胎,胎压其胞。胞系了戾而小便不通,以补气药中加升举之药,令上窍通而下窍通矣"的施治方法,确可增强疗效。李时珍在《本草纲目》中又有外用导尿法以解其急,更有实际意义。清代《沈氏女科辑要》云:"转胞一证,因胎大压住膀胱或因气虚不能举膀胱之底。气虚者补气,胎压者托胎,若浪投通利,无益于病,反伤正气。"如此见解,实具一定的临床应用价值。

1. 病因病机

妊娠小便不通，自汉张仲景首论其理、法、证、治之后，经隋、唐、宋、元，至明清对此病的认识渐趋完善，在病因中突出了肾虚、气虚和湿热，强调了胎与膀胱在该病中的重要作用，确立了辨证论治的原则，也积累了一些行之有效的方药和治疗方法。

高老师认为，妊娠小便不通的病机主要是胎气下坠，压迫膀胱，致膀胱不利，水道不通，溺不得出。因此病因分为肾虚和气虚，但仍以肾虚为主。肾虚系胞无力，胎压膀胱或命门火衰，不能温煦膀胱，化气行水，故小便频数不畅，甚或闭而不通；溺蓄胞中，致小腹胀急疼痛，坐卧不宁；畏寒肢冷，腰膝酸软。方用金匮肾气丸和寿胎丸。气虚无力举胎，胎重下坠压迫膀胱，水道不利，以致溺不得出或频数量少；溺停膀胱，膀胱胀满，故小腹胀急疼痛，坐卧不安；面色㿠白，神疲倦怠，头重眩晕。治以补中益气，升举胎元，方用益气汤导溺汤加减。

因本病属于孕期生病，因此治疗上颇有难度，既要通便又恐药物伤胎，因此希望尽量选择物理疗法，但疗效不理想。高老师非常注重药物加减及剂量的使用，治疗上运用中药合并物理疗法。

2. 验案举例

妊娠小便不通案

患者王某，女，33 岁，河北人。2013 年 12 月初诊。

[主诉] 孕 11+1 周，排尿困难 8 天。

[现病史] 患者平素月经规律，末次月经为 2013 年 9 月 20 日，既往无泌尿系统病史。患者于 2013 年 11 月 29 日无明显诱因出现小便不能自行排出，逐渐加重，就诊于当地医院予留置尿管 2 天，尿

管拔出后小便仍不能自行排出。后间断置尿管 2 次，期间予抗生素预防感染，配合银花泌炎灵治疗，症状未缓解，2013 年 11 月 30 日查尿常规：未见异常。泌尿系彩超：双肾未见异常，考虑尿潴留可能性大。妇科彩超：宫内早孕相当于孕 11+ 周。患者就诊时带尿管入，持续开放状态，小腹胀急疼痛，坐卧不安，面色㿠白，腰膝酸软，畏寒肢冷，舌质淡，苔薄润，脉沉滑无力。诊断：妊娠小便不通，辨证：肾虚型。治疗时本着急则治其标，缓则治其本的原则，即刻行导尿术以救其急，2 小时后患者诉小便 1 次，约 200mL，小腹胀痛随之缓解，当夜又小便数次，症状减轻。嘱患者采取胸膝卧位，3 ～ 4 次 / 天，30 分钟 / 次，睡眠时采取侧卧位休息，不要仰卧位。

［诊断］妊娠小便不通（肾虚型）。

［治法］温肾补阳，化气行水，安胎。

［方药］金匮肾气丸合寿胎丸加减。桑寄生 20g，菟丝子、续断、阿胶、白术、熟地黄、山药各 15g，山茱萸、泽泻、茯苓、丹皮各 12g，肉桂 6g，牛膝 6g，车前子 9g（包煎）。

水煎服，日 1 剂，2 次分服。

3 剂后上述诸症明显改善，又照方续服 2 剂，小便通利，诸症消失。嘱患者出院后服原方去牛膝、车前子 1 周，以善其后，后随访无恙。

四、产后病

（一）产后发热

产褥期内出现发热持续不退，或突然高热寒战，并伴有其他症状者，称“产后发热”。是指分娩后因各种原因引起的发热。产后发热是妇产科临床常见病之一。如产后2日内，由于阴血骤虚，阳气外浮，而见轻微发热无其他症状者，属正常生理现象，不作病论。产后发热临证中伴寒战，或微恶风寒，或乍寒乍热，多数产妇有汗出，头晕或头痛，神疲乏力等，其中部分发热现代医学不能明确诊断，疗效亦不够理想，正如《医宗金鉴·妇科心法要诀》云：“产后发热之故，非止一端，如食欲太过，胸满呕吐恶食者，则为伤食发热；若早起劳动，感受风寒，则为伤发热；若恶露不去，瘀血停留，则为瘀血发热；若去血过多，阴血不多，则为血虚发热。亦有因产时伤力劳乏之发热者，兰日蒸乳发热者……”究其机理，主要与产后“多虚多瘀”的特点密切相关。

1. 辨证分型

笔者在临床中汲取前人的经验，结合自身的体会，将产后发热分为外感、气虚、血虚、阴虚、血瘀、伤食和蒸乳发热等类型。

（1）产后外感风寒发热

产后外感风寒发热者，不可作伤寒治。产后外感，离床太早，或换衣袭风，冷入下部，使人寒热似疟，头痛不止，治疗宜用四物汤加柴胡、葱白服之。属于血虚者，用芎归汤加人参、柴胡、葛根；气虚者，用补中益气汤加防风、干姜，切不可以伤寒法治疗。

（2）产后头痛发热

产后头痛发热多是血虚或是败血作梗，不可作外伤感冒治，治疗要以平和之剂，如玉露散、四物加柴胡汤，不可只用小柴胡汤、竹叶石膏汤之类。

（3）产后伤食发热

产后伤食发热，不可作血虚发热治，产后脾胃大虚，多有过服饮食，伤滞发热者，故产后发热，需问饮食如何，有无伤积饱闷，恶食泄泻等症，若有，则作伤食治疗；若发热而饮食调者，再用补血法治疗。

（4）产后肝虚血燥发热

产后发热属肝虚血燥者，不可作气血虚而大补气血。妊娠时有阴虚火旺证者，产后去血过多，肝虚血燥，必发热，伴烦躁、汗出等症，治疗当用逍遥散以清肝火养肝血。

（5）产后虚烦发热

产后虚烦发热，阳随阴散，气血俱虚，故有恶寒发热症状，治疗时不可作火治而误用寒凉。

有医家认为，妇人以血为本，产后“多虚多瘀”，故在治疗妇人产后发热病证时要注意顾护阴血，以期达到治病而不伤正的效果。产后发热的治疗难点在于重度感染危及生命；中度感染易致盆腔粘连。产后发热为妇产科的常见病、多发病，根据产后亡血伤津，元气受损，瘀血内阻，多虚多瘀的特点，本着“勿拘于产后，亦勿忘于产后”的原则，临证应细心体察，结合病情进行辨证论治。《景岳全书·妇人规》曰：“产后气血俱虚，诚多虚证。然有虚者，有不虚者，有全实者，凡此三者，但当随证随人，辨其虚实，以常法治疗，不得执有成心，概行大补，以致助邪。”产后发热多虚证或虚实夹杂，在治疗用药的过程中，因产后气血阴津亏虚所致的发热，应重在应用滋阴养血之品，使阴津充足，阳有所依，营卫调和，虚热自除。因产时脉络损伤，瘀血内停所致的发热，活血化瘀是治疗的关键，活血化瘀可促使子宫复旧，则瘀去热除。产妇身体虚弱，并担负着育儿任务，脾胃功能的健旺与否直接关系到产后身体的恢复和乳汁的质量，用药时佐以健脾和胃，消食导滞之品，既有利于胃肠的蠕动，又可帮助子宫复旧。尤其注意勿妄用发散、苦寒和攻下之品，重在维系津液，扶助正气，既能消除症状，又提高产妇的抗病能力。高老师认为，产后发热应首先注重预防，其次注重辨证施治治疗本病，在使用经典方剂的基础上，酌情加减使用中药，还要注重剂量的使用。

2. 验案举例

（1）产后发热案 1

顾某，女，27 岁，汉族。2013 年 1 月 14 日初诊。

[主诉] 产后发热 3 月余。

[现病史] 患者自述 3 个月前，剖宫产一男婴，二胎，第 2 天体温 38.9℃，伴有恶寒，头身疼痛，腰酸背楚，口干不渴，无汗，经住院医生给予治疗 3 日后（具体用药不详），体温恢复正常，住院 8 天后，手术刀口愈合出院。但是在这 3 个月内，频繁咳嗽，咳声无力，胸闷，时而感觉身热，体温 37.5℃左右，不经任何治疗，体温也可恢复正常，经多方求医无果，来我处求中药调理。患者家族中无传染病，无高血压病及心脏病病史。体格检查：心肺听诊未见异常，肝脾未触及，血压 120/80mmHg，体温 37.2℃，面色苍白，口唇、眼睑与指甲色淡，咳嗽无力，短气自汗，心悸，劳则尤甚，声音低怯，神疲体倦，食少便溏，舌淡苔薄，脉细弱。

[诊断] 产后发热（气虚下陷，血虚发热）。

[治法] 益气升阳，温补脾胃，少佐宣肺止咳之法。

[方药] 人参 10g，黄芪 30g，当归 15g，白术 15g，柴胡 15g，升麻 5g，知母 10g，桔梗 10g，杏仁 10g，陈皮 10g，炙甘草 10g。

3 剂，水煎服，每日 1 剂。

二诊（3 月 18 日）：体温正常，咳嗽明显减轻，已无胸闷、心悸感觉，饮食、面色也渐恢复，效不更方，原方再进 7 剂。

三诊（3 月 25 日）：已无明显不适，嘱其服用驴胶补血颗粒，人参养荣丸 1 个月，温补气血，加强疗效。

（2）产后发热案 2

患者，女，40 岁。2008 年 5 月 8 日初诊。

[主诉] 产后 1 个月，发热恶寒 3 天。

[现病史] 患者为经产妇，女婴，已一月有余，刻见发热恶寒，肢节烦疼，头昏，两侧太阳穴痛，目胀，口苦而干，欲呕，大便整日未行，小便尚畅。诊其脉浮数，舌质红，苔白腻。

[诊断] 产后发热（太阳少阳两阳合病）。

[治法] 解肌透表，调和营卫，兼以和解少阴少阳之法治疗。

[方药] 桂枝 6g，白芍 6g，甘草 6g，生姜 6g，大枣 4 枚，柴胡 6g，沙参 10g，半夏 5g，黄芩 6g，葛根 10g，一次服。

二诊：服药后次日，身痛已解，头痛减，不恶风冷，体温恢复正常，但自汗甚多，口苦而干，间或欲呕，不思饮食，二便流畅，脉弦数而滑，舌红苔腻，微黄，此表已解，而余证未清，仍守原法减葛根，加丹参 10g，花粉 10g，知母 10g，麦冬 10g，一次服。

三诊：自觉诸症悉除，胃纳渐佳，无不适感，体温正常。产后发热相当于西医的产褥感染。产褥感染是病原体在产妇分娩及（或）产褥期侵袭生殖道而引发，可为局部或全身心炎症反应，同时可引发相关并发症。近年来产褥感染具有较高的发病率，产褥感染治疗不当，会危害产妇的健康，甚至导致产妇死亡。

（3）产后发热案3

王某，女，28岁。2013年3月28日初诊。

［主诉］产后5天起发热，自汗2天。

［现病史］患者于产后5天即感发热，自汗出，测体温38.5～39.0℃，检查血常规示，HGB：105g/L，WBC：9.0×10^9/L，NEUT%：70%，曾予西药抗感染治疗，但发热仍时有反复。现面色少华，气短乏力，食欲较差，舌淡，苔薄白，脉细数。

［诊断］产后发热（气虚发热）。

［治法］补血益气，甘温除热。

［方药］补中益气汤加减。方药：黄芪、党参各20g，白术、神曲各15g，当归、柴胡、陈皮各10g，升麻、炙甘草各6g，生山楂30g。

3剂，水煎服，每日1剂，早晚分服。

二诊：症状明显好转，服服药后体温降至37.6℃，气短乏力症状减轻，饮食可，继服前方3剂以巩固疗效。

按语：产后发热，原因甚多，正如《景岳全书·妇人规》所云："产后发热，有风寒外感而热者，有邪火内盛而热者，有水亏阴虚而热者，有因产劳倦、虚烦而热者，有去血过多，头晕闷乱，烦热者。诸证不同，治当辨察。"该患者既无恶寒、头痛，脉浮等表象，血常规又大致正常，非感受邪毒之证，此因产时失血伤津，阴血骤虚，阴不敛阳，以致阳浮于外而发热，然"气为血之帅，血为气之母"，产后失血亦可致气随血脱而出现气短乏力、自汗等气虚之证。

治疗时应遵《内经》“劳者温之，损者益之”之义，以《脾胃论》中补中益气汤甘温除热。方中黄芪补中益气、固表止汗为君药，亦取其“有形之血难以速生，无形之气所当急固”之义；党参、白术、炙甘草甘温补中，助黄芪补气健脾之功，同为臣药；当归养血合营，陈皮理气健脾，以助升降之复，神曲、生山楂健脾益气，俱为佐药；再入少许轻清升散的柴胡、升麻以升提下陷之中气，如李杲《内外伤辨惑论》所云：“胃中清气在下，必加升麻、柴胡以引之，引黄芪、人参、甘草甘温之气味上升……二味苦平，味之薄者，阴中之阳，引清气上升也。”二药兼具佐使之用；炙甘草调和诸药，亦作使药。全方合用，共奏补血益气、甘温除热之效，可使中气内充，清阳得升，阴阳相平而病愈。

西医认为，产褥感染的发病因素大致为产妇自身免疫力低下，产前贫血、营养不良、体质差的孕妇，其机体免疫力多低下，经妊娠、分娩及产褥期后，免疫力更加低下，从而增加了感染几率。孕期阴道炎患者的阴道防御及自洁功能较弱，分娩后阴道再次受创，致感染几率增加。二是羊水早破，未即时处理，细菌可逆行沿阴道上传，造成宫内或胎儿感染，三是产妇分娩过程复杂多变，其不但对生殖道正常菌群有一定的干扰，且在分娩过程中的宫腔检查、胎盘残留等，均难免有阴道菌群进入宫腔，引发自身感染。四是产后因素主要为产后出血，而产后出血的主要诱因为宫缩乏力、羊水早破等，其会使产妇免疫力下降，诱发感染。因此西医治疗上更强调预防感染。

在治疗上，西医强调针对各种类型产褥的发生。

①加强营养，增强全身抵抗力，纠正水、电解质失衡。若病情严重或贫血者，可多次少量输新鲜血或者血浆。产妇宜取半卧位，

有利于恶露引流，使炎症局限于盆腔内。

②若会阴部感染，应及时拆开伤口缝线，每日至少坐浴2次。经抗生素治疗2～3天，体温仍持续不退，腹部症状、体征无改善，应考虑脓肿扩散或脓肿形成。如果高度怀疑为盆腔脓肿，可经腹部或后穹切开引流。若会阴伤口或者腹部伤口感染，则行切开引流术。

③应按药敏试验选用高效抗生素，注意需氧菌、厌氧菌及耐药菌株问题。在细菌培养及药敏试验结果出来之前，可先根据临床表现及临床经验选用广谱抗生素，待结果出来后再做相应调整。中毒症状严重者，可短期加用肾上腺皮质激素，以提高机体应激能力。

④对于血栓性静脉炎，在应用大量抗生素的同时，可加用肝素。治疗时应牢记产后亡血伤津、多虚多瘀、瘀血内阻的特点，进行辨证论治。本病以虚证居多，解表勿过于发散，化瘀勿过于攻破，清热勿过于苦寒，以免影响乳汁分泌。临床常两型或几型并见，治疗时应兼顾滋阴、活血、通乳，最终使产妇热邪得解、阴津充足、瘀血排出、乳汁分泌旺盛。临床上西医注重针对病原体施治，中医以辨证为主，重在维系津液、扶助正气，因此，中西医结合治疗比单纯应用抗生素疗效好，既能避免抗菌素的副作用及耐药性，又可迅速消除临床症状，提高产妇的免疫力。

（二）产后缺乳

产后泌乳不足系指分娩后乳腺泌乳量少，不能满足喂养婴儿的需要。近年来，由于产妇年龄趋于增高，加之剖宫产率上升，以及妊娠期营养不均衡、精神过度紧张等诸多因素，产后缺乳有上升趋势，尤其在城市妇女中较为常见。国外研究资料显示，仅 54% 的婴儿有充足的乳汁喂养，46% 的婴儿因各种原因所致的产后缺乳而得不到充足的乳汁喂养，我国相关调查统计表明，产后 4 个月哺乳率仅占 44%。母乳是婴儿最好的食物，所含成分能供应婴儿最好的营养，以及增强婴儿的免疫力，母乳具有的独特作用是人类自身进化的结果，是任何其他乳类和代乳品所无法替代的。随着世界范围内对母乳喂养重要性认识的提高，提倡母乳喂养已成为世界潮流。

1. 病因病机

产后缺乳也称“乳汁不足”或“乳汁不行”。隋《诸病源候论》列有“产后乳无汁候”，认为其病因“即产则血水俱下，津液暴竭，经血不足”。唐《经效产宝》则认为，“气血虚弱，经络不调”为缺乳的病因。宋陈无择《三因极一病证方论》分虚实论缺乳：“产妇有两种乳脉不行，有气血盛而壅闭不行者，有血少气弱涩而不行者，虚当补之，盛当疏之。”这对后世研究缺乳颇有启迪。《儒门事亲·卷五》又说：“妇人有本生无乳者不治，或因啼哭、悲怒、郁结、气溢闭塞，以致乳脉不行。”傅青主曾说：“妇人产后绝无点滴之乳，认为乳管之闭也，谁知是气与血海之两涸乎，夫乳乃气血所化而成也，无血固不能化乳汁，无气亦不能化乳汁。”现代学者认为，缺乳的病因病机大多由于气血虚弱、生化不足、无乳可下，或肝气郁结、乳脉壅塞、乳不得下。

2. 辨证论治

产后缺乳的中医治疗方法。

（1）气血虚弱型（补气血通乳法）

［主要证候］乳汁量少甚或全无，乳汁清稀，乳房柔软，无胀

感，面色少华，头晕目眩，神疲食少，舌淡少苔，脉虚细。

[治法] 益气补血，健脾通乳。

[方药] 八珍汤加减。黄芪30g，太子参15g，生地黄、熟地黄各12g，茯苓15g，白术12g，白芍12g，王不留行12g，桔梗12g，通草10g，当归10g，穿山甲8g。

（2）肝郁气滞型（疏肝通乳法）

[主要证候] 产后乳汁分泌少，甚或全无，胸胁胀闷，情志抑郁不乐，食欲不振，舌质淡红，苔薄黄，脉弦细。

[治法] 疏肝解郁，通络下乳。

[方药] 逍遥散加减。柴胡12g，白芍15g，当归10g，茯苓15g，白术15g，通草12g，穿山甲8g，漏芦12g，王不留行12g，陈皮10g。

（3）痰湿壅阻型（化痰通乳法）

[主要证候] 形体肥胖，产后乳汁不行，乳房胀痛，胸闷不舒，纳谷不香，厌油腻厚味，嗜卧倦怠，头晕头重，舌胖，苔白腻，脉滑。

[治法] 健脾利湿，化痰通乳。

[方药] 苍附导痰汤加减。苍术12g，半夏10g，陈皮15g，茯苓15g，瓜蒌12g，桔梗12g，当归10g，香附12g，厚朴15g，漏芦10g，王不留行12g，穿山甲8g，薏苡仁30g。

（4）津液亏虚型（生津通乳法）

[主要证候] 产后乳汁不行，或行而量少质黏稠，乳房柔软而皮肤干燥。兼见鼻燥口干，小便短赤，大便干燥，舌质干少苔，脉细数。

[治法] 养阴生津，通络下乳。

［方药］增液汤加味。生地黄 20g，麦冬 18g，沙参 15g，天花粉 30g，通草 10g，王不留行 12g，穿山甲 6g。

（5）瘀血阻滞型（化瘀通乳法）

［主要证候］产后乳汁分泌少，甚或全无，乳房硬痛拒按或乳房柔软，少腹有包块拒按，恶露不行或恶露不绝而量少，色紫黯有血块，舌质黯紫，或舌边有瘀斑，脉沉紧或弦涩。

［治法］活血化瘀，通经下乳。

［方药］生化汤加减。当归 15g，川芎 10g，桃仁 9g，红花 6g，益母草 30g，赤芍 l0g，皂角刺 20g，炮姜 3g，通草 10g，王不留行 12g，穿山甲 8g，炙甘草 6g。

3. 验案举例

（1）产后缺乳案 1

王某，女，28 岁。2010 年 10 月 28 日初诊。

［主诉］产后 3 个半月，乳少 15 天。

［现病史］2010 年 7 月 14 日顺产一女婴，产后 3 个月内乳汁充足，近半月无明显诱因出现乳汁渐少，无法满足婴儿需求，乳质稀，乳房触之柔软，无胀满感，纳少，眠可，二便调，舌质淡，苔白薄，脉细弱。

［诊断］产后缺乳（气血虚弱型）。

［治法］补气养血，通经下乳。

［方药］党参 30g，炙黄芪 30g，炒白术 9g，熟地黄 6g，制黄精 9g，枸杞子 9g，制何首乌 12g，路路通 9g，王不留行 9g，砂仁 6g（后入）。

6 剂，水煎，日 1 剂，分 2 次服。并注意休息，多饮米汤，忌食生冷、油腻之品。

二诊（11 月 4 日）：食欲增强，乳汁明显增多，但仍无法满足婴儿需求。上方熟地黄改为 9g，加山药 12g，当归 9g。再服 6 剂后乳汁充足，已能满足婴儿需求。

（2）产后缺乳案 2

张某，女，28 岁。2010 年 2 月 24 日初诊。

[主诉] 产后乳少 12 天。

[现病史] 产后乳汁少 12 天。患者于半月前足月顺娩一男活婴，因新生儿体重偏低，重 2250g，转新生儿科病房 3 天，不许探视，以致情志抑郁，不思饮食，待哺乳时无乳汁分泌。诊见：胸胁胀闷，时欲太息，乳房胀痛，下腹疼痛，恶露量少，色暗，纳眠差，大小便正常，舌质暗红，苔薄白，脉弦细。

[诊断] 产后缺乳（肝郁气滞型）。

[治法] 疏肝解郁，化瘀通乳。

[方药] 柴胡 12g，白芍 15g，当归 15g，川芎 10g，茯苓 15g，白术 15g，益母草 30g，炮姜 3g，漏芦 12g，通草 12g，穿山甲 8g，王不留行 12g，陈皮 10g。

3 剂，水煎，每日 1 剂。

二诊：服上药后，乳汁较前稍多，质稀，乳房松软，纳可，舌质淡红，苔薄自，脉细。方药：黄芪 30g，太子参 15g，茯苓 15g，鹿茸 9g，白术 12g，白芍 12g，生地黄、熟地黄各 10g，当归 10g，王不留行 12g，桔梗 12g，通草 10g，穿山甲 8g。7 剂，每日 1 剂。嘱其注意饮食调理，加强营养。

三诊：一周后复诊，乳汁充足，超出婴儿需求量，纳眠可，舌淡红，脉平和。

按语：产后缺乳多发生于产后第二三天至一周内，也可发生在整个哺乳期。本病是产后常见病，虽非重症，但影响了婴儿的身体及智力发育，同时加重了家庭的经济负担。本例患者初为情志抑郁，以致经脉涩滞，阻碍乳汁运行因而乳汁不行。用疏肝通乳法症状较前好转。产后气血虚，加之纳差，脾虚运化无力，气血化生乏源，导致乳少，故二诊用补气血通乳之法。在治疗上兼顾辨证用药，亦注意食疗，故疗效颇好。

（3）产后缺乳案3

石某，女，26岁。2013年4月5日初诊。

[**主诉**] 产后乳少难下7天。

[**现病史**] 患者产后7天，乳少难下，质稀，因事生气后乳房胀硬疼痛，胸胁胀满，精神抑郁，嗳气，伴见面色苍白，体倦乏力，舌淡，苔白，脉弦细，乳腺彩超检查示双侧乳腺未见明显异常。

[**诊断**] 产后缺乳（气血虚弱兼肝郁气滞型）。

[**治法**] 补气养血，益气疏肝。

[**方药**] 下乳涌泉散加减。生黄芪、党参、熟地黄各20g，当归、川芎、漏芦、桔梗、穿山甲各10g，白芍、路路通、王不留行、香附各15g，瓜蒌30g，炙甘草6g。

7剂，水煎服，每日1剂，早晚分服。

二诊：乳汁明显增多，乳房及胸胁胀痛减轻，乳房微热，食欲差，寐欠安，舌红、苔黄腻，脉弦。予前方加砂仁6g，陈皮10g，蒲公英、酸枣仁各30g。继服5剂，以行气健脾，清热安神。

三诊：症状明显好转，乳汁显著增加，已能正常喂养婴儿，食欲及睡眠皆好转，嘱其加强营养，保持心情舒畅，适当锻炼。

按语：产后缺乳是常见的产后病，其原因有气血虚弱、肝郁气滞、痰浊阻滞等，其中以气血虚弱、肝郁气滞较为常见。女子以血为本，以肝为先天，而肝体阴而用阳，肝脏的疏泄调和必赖阴血之滋养，《景岳全书·妇人规》云："妇人乳汁，乃冲任气血所化，故下则为经，上则为乳。"妇女产后亡血伤津，元气受损，气血皆虚，导致肝脏疏泄功能失常，可致乳少或无。又如《傅青主女科》谓："乳汁之化，原属阳明，然阳明属土，必得肝木之气以相通，始能化成乳汁。羞愤成郁，土木相结，又安能化乳而成乳汁也。"由此可见，乳汁的行与不行还与肝脾是否相合相关。在治疗中应以补气养血、疏肝健脾为主，故选用双补气血、疏肝通络下乳之下乳涌泉散治疗，方中穿山甲气腥而窜，故能宣通脏腑，通经下乳；脾胃为气血生化之源，而乳汁则由气血化生，赖肝气疏泄与调节以供给婴儿，若肝失疏泄，木不疏土，肝脾不和，则脾弱不运血，易致乳少或无。然乳头属肝经，乳房属胃经，故方中加人生黄芪、党参以健脾益气；瓜蒌、香附、漏芦、路路通、王不留行疏肝理气，通络下乳；气血虚弱则加入四物汤以补血养血；桔梗宣肺通络；炙甘草调和诸药；全方合用，可使肝气得疏，气血得补，乳汁得通，临证应用时为防止演变为乳痈，可加清热消肿散结的蒲公英，效果更佳。同时还需提醒患者注意哺乳期的调护，加强产后营养，保持心情舒畅，维护气血和调，保证乳汁生化及运行正常。

2001年5月，世界卫生大会向全球倡议：最初6个月纯母乳喂养并坚持哺乳24个月以上，这是人类哺育婴儿的最理想方式。如何充分地催乳泌乳，这一目标的提出，对广大缺乳患者及医务工作者都是一个严峻的考验。近十多年临床研究证实，中医治疗缺乳有着广阔的前景，如何挖掘开发及推广应用，是目前亟待解决的问题。

在现代生产方式改变状况下，如何重新阐发、辨证分型、如何建立可重复性的统一标准、实验研究中模型的建立及客观指标的筛选、多种治疗方式如何统一等。但所有这些工作的实施有一个重要的前提，必须全民宣传母乳喂养的重要性，增强母亲哺乳的信心，这是我们目前工作最薄弱的环节，也是阻碍母乳喂养正常实施的重要原因。

（三）产后身痛

妇女在产褥期间出现头痛，肢体关节酸楚，疼痛麻木，重着肿胀等，称为“产后身痛”或“产后痛风”，俗称“产后风”。本病特点是产褥期产妇出现肢体肌肉疼痛麻木，或遍身疼痛，局部红肿灼热等，多为突发性，常见于冬春严寒季节。须知痿证患者以肢体痿弱不用，肌肉瘦削为特点，但肢体关节一般不痛。

1. 病因病机

（1）风寒

产后气血俱虚，或起居不慎，或外感风寒湿邪，以致风寒湿留着于经络、关节，气血运行受阻，瘀滞而作痛。

（2）血虚

素体血虚，或产时失血过多，以致四肢百骸空虚，筋脉关节失养，故而肢体麻木疼痛。

（3）肾虚

素体肾虚，而产后更虚，加上不禁房事而房劳过度，或过早劳动操作，以致胞脉失养。因胞脉系于肾，胞脉虚则肾气亦虚，故腰痛，筋脉失养，造成全身疼痛。

（4）血瘀

产后百节空虚，或恶露不下，或恶露去少，或七情刺激等，以致瘀血留滞于经络、肌肉之间，气血运行受阻，故而遍身疼痛。

中医认为，“产后百节开张，血脉流散”（《妇人大全良方》二十卷），“产伤动血气”（《经效产宝·产后中风方论》），“血脉空虚，不能荣养”（《医学心悟》卷四）四肢百骸、经脉关节，故见产后身痛，肢体酸楚、麻木，“若按之而痛稍止，此血虚也”（《医学心悟》卷四），伴面色黄无华，头晕气短，舌淡脉弱等。《沈氏女科辑要笺正》云：“此证多血虚，宜滋养。”《丹溪心法》亦云：“产后无得令虚，当大补气血为先。”因此出现产时或产后失血过多，遍身关节疼痛，肢体酸楚麻木，或乳汁不足，面色㿠白，头晕心悸，四肢怕冷，气短乏力，肌肤不泽，舌淡红，苔少，脉细无力等症状时，多服用养血益气，温经通络的黄芪桂枝五物汤（《金匮要略》）加味。肾虚型产后身痛的症状：产后腰脊酸痛，腿脚乏力，甚或难于俯仰，或足跟痛，伴有头晕耳鸣，眼眶黯黑，夜间尿多，舌质黯淡，苔薄白，脉沉细。治法：补肾益腰，养血祛风，强筋壮骨，方用养荣壮肾，汤加味。中医认为，血脉空虚，“败血乘虚而注于经络，皆令作痛”（《医学心悟》卷四），“遇气弱则经络、分肉之间血多流滞；累日不散，则骨节不利，筋脉急引。故腰背不能转侧，手足不能动摇，身热头痛也”（《妇人大全良方》二十卷），产后气虚无力行血，血虚血行不畅，风夹寒湿之邪痹阻，致瘀血阻滞筋骨，产后身痛较剧，“若遍身疼痛，手按更痛者，是瘀血凝滞也”（《医学心悟》卷四），伴恶露量少色暗，少腹疼痛拒按，舌黯脉弦涩。症状多为产后遍身骨节疼痛，屈伸不利，恶露量少而不畅，色紫黯，或有小腹疼痛拒按。治宜活血祛风，化瘀利湿，通络止痛，方用身痛逐瘀汤加味。中医认为，“新产血虚，多汗出，喜中风”（《金匮要略·妇人产后病脉证治第二十一》），“或有风寒湿三气杂至之痹”（《沈氏女科辑要笺正》），产后气虚肌腠失固，风夹寒湿之邪，乘虚而人，正气无力驱，侵滞经络关节，致周身关节疼痛，或伴恶风寒，舌淡红，苔薄白，脉浮缓。程钟龄在《医学心悟》中曰：“或有兼风寒者，则发热恶寒，头痛鼻塞……以散之。”《沈氏女科辑要笺正》也曰：“此证多血虚……则养血为主，稍参宣络。不可峻投风药。”风寒型产后身痛辨治，治宜养血祛风，散寒除湿，方用独活寄生汤加味。

2. 中医治疗

产后周身关节疼痛，屈伸不利，或痛有定处，或疼痛剧烈，犹如锥刺，或肢体肿胀麻木重着，步履艰难，得热则舒，伴有面色眺白或虚浮，全身恶风怕冷，背部微恶风寒，头痛身热，饮食不香，舌淡，苔薄白，脉细缓。目前产后身痛的治疗，以在辨证论治原则指导下的中药内服为主要方法，但产后身痛的患者，因各自体质、分娩环境的不同，临床表现也相异，尤其是疼痛的部位不一。因此，临床上辨证与辨部位结合治疗产后身痛是十分必要的。若病在上肢、颈项，用桑枝、白芷、姜黄、羌活、葛根、桂枝、延胡索。若病在下肢，用木瓜、牛膝、五加皮、威灵仙，其中尤以膝关节痛甚者，可用松节、伸筋草，足跟痛甚者，可用独活、首乌藤。若病在腰间，用桑寄生、川续断、杜仲、骨碎补；腰腿痛甚者，可酌情选用制川乌、制草乌。再者，由于产后身痛的临床症状与风湿病较为相似，易造成误治。故治疗因失治、误治而致病情迁延不愈的产后身痛患者，选用虫类药物如穿山甲、蜈蚣等，与固扶正气的药物合用，可使临床疗效大大提高。此外，中成药治疗产后身痛具有体积小，携带及服药方便，药效稳定等优点，为一些医家所采用。

高老师在以上辨证论治的基础上，加入自己的治疗方法，根据多年的临床经验，得出本病治疗难点在于如何解决身痛反复发作。

3. 验案举例

（1）产后身痛案 1

王某，女，30 岁。2012 年 11 月 5 日初诊。

[主诉] 剖宫产后 3 个月，四肢关节疼痛 1 个月。

[现病史] 剖宫产后 3 个月，四肢关节疼痛 30 天。患者 1 个月前不慎受风，四肢关节疼痛，畏风怕冷，乳汁不足，二便正常，舌尖红，苔黄稍厚，脉弦细。

[诊断] 产后身痛（外感风寒证）。

[治法] 散风祛寒，养血利湿。

[方药] 独活寄生汤加减。羌活 10g，独活 10g，防风 10g，当归 10g，炒白芍 10g，姜黄 10g，桑枝 10g，桂枝 10g，桑寄生 15g，秦艽 10g，细辛 3g，路路通 10g，通草 3g，川芎 10g，茯苓 15g，炒杜仲 15g，川牛膝 10g，太子参 10g，乳香 5g，没药 5g，炒薏苡仁 20g，豨莶草 10g，炙甘草 10g。

日 1 剂，水煎取汁 300mL，分早、晚 2 次服，共 10 剂。

二诊（11 月 16 日）：上肢疼痛明显减轻，畏冷感缓解，下肢酸胀，足跟疼痛，舌苔薄黄，脉弦细。上方加全蝎 2g，共 7 剂。

三诊（11 月 23 日）：诉服药后疼痛减轻，后洗衣时用水偏凉，手指关节疼痛。依二诊方全蝎增至 5g，加蜂房 6g，共 10 剂，嘱其注意保暖，禁碰凉水。药后痊愈。

按语：产后百脉空虚，卫阳不固，稍有不慎，风寒湿邪趁虚而入，留着关节肌肉，痹阻经脉而致全身关节酸痛，即《素问·痹证》云：“风寒湿三气杂至，合而为痹。”产后身痛有别于一般风湿痹痛，因产后气血俱虚，风寒湿邪易于侵袭，故治疗重在补气养血，强筋补肾。本例方中羌活、独活并用，羌活入太阳经，独活入少阴经，二者合用，祛风湿，止痹痛，可祛一身的风寒湿邪；防风、秦艽、细辛、桑枝、姜黄、豨莶草祛风除湿，通利关节；太子参、当归、川芎、茯苓、炒白芍益气养血；桂枝温通经脉；桑寄生、川牛膝、炒杜仲补肝肾，强筋骨，祛风湿；炒薏苡仁利水渗湿，健脾除痹；路路通、乳香、没药、通草通经下乳；甘草调和诸药。全方共奏补气养血、祛风散寒、宣阳通痹、通经下乳之效。二诊、三诊加全蝎、蜂房，不仅有助于活血通络，而且虫类药还有搜风止痛的作用。

（2）产后身痛案 2

陈某，女，29 岁，农民。2006 年 5 月 22 日初诊。

[主诉] 新产后双肩关节疼痛半个月。

[现病史] 1999 年 12 月 2 日足月顺娩一女婴，产后 1 周由医院回家，次日感头痛头晕，恶寒发热，咳嗽流涕，全身乏力，双肩关节疼痛不适，当时以外感风寒诊治，投中药发散风寒之剂，服药后多量汗出。3 天后诸症皆除，唯双肩关节疼痛不去，乏力不适，未再治疗。月余后感寒冷则疼痛加重，按摩或加厚衣被则痛减轻，迁延 6

年未愈。今值新产后半月，咳嗽流涕，双肩关节疼痛较前加重，穿衣时难以上举，伴见腰膝酸痛不适。查：神志清，精神尚可，面色少华，舌质淡，苔白，脉沉细。腰椎及双肩关节 X 线片提示骨质结构无异常改变。

[诊断] 产后身痛。

[治法] 养血益气，散寒通络。

[方药] 独活寄生汤加味。加穿山甲 5g，研末分两次冲服，1 剂 / 天，连服 7 天。因病程长达 6 年，故延长应用桑拿浴箱中药熏蒸时间。

二诊： 患者甚喜，诉 6 年顽疾全消。面色少华，乏力，舌脉同前，再投参芪四物汤气血双补之品以善其后。

（3）产后身痛案 3

周某，女，30 岁。2013 年 3 月 14 日初诊。

[主诉] 产后 20 天，周身关节酸楚疼痛 5 天。

[现病史] 患者顺产后 20 天，5 天前因外出感受风寒后，遍身关节酸楚、游走性疼痛，自认为患感冒，服用抗感冒药无效。随后疼痛加重，尤以下肢为重，恶寒怕风，得温则舒，遇寒加剧，头晕心悸，气短乏力，舌淡红，苔薄白，脉细弱。实验室检查血常规、风湿四项、双膝关节 X 线片均正常。

[诊断] 产后身痛（血虚兼风寒证）。

[治法] 养血益气，祛风散寒止痛。

[方药] 方选黄芪桂枝五物汤合独活寄生汤加减。炙黄芪、熟地黄各 20g，桑寄生 30g，桂枝、白芍、独活、川芎、茯苓、当归、秦艽、防风、杜仲、牛膝各 10g，大枣 5 枚，炙甘草 6g。7 剂，水煎服，

每日1剂，早晚分服。

二诊：服药后周身疼痛减轻，偶有屈伸不利，肢体麻木，舌红，苔白，脉细，予前方加络石藤、海风藤各15g，以舒筋活络，继服7剂。

三诊：疼痛症状基本消失，予前方继服7剂，嘱其注意防寒保暖，适当运动，以巩固增强疗效。

按语：产后身痛是因产后失血，血虚未复，百骸空虚，复感外邪所致。《当归堂医从·产育保庆集方》云："因产后百节开放，血脉流走，遇气弱则经络分肉之间，血多留滞，累日不散，则骨节不利，筋脉引急，故腰背不得转侧，手脚不能动摇，不能屈伸。"产后大量失血，气随血脱，气血虚则四肢筋脉关节失于濡养，不荣则痛；若起居不慎，风寒湿邪易趁机入侵经络关节，气血受阻而加重疼痛。该病以内伤气血为本，外感风寒为标，属本虚标实之证，在治疗上应以养血益气为主，祛风散寒止痛为辅，正如《沈氏女科辑要笺正》所云："此证多血虚，宜滋养，或有风寒湿三气杂至之痹，以养血为主，稍参宣络，不可峻投风药。"黄芪桂枝五物汤出自《金匮要略》，方中黄芪益气固表为君，白芍、桂枝温经通络、调和营卫为臣，大枣益气养血，调诸药为佐使。

（4）产后身痛案4

赵某，女，已婚。2010年9月13日就诊。

[主诉] 产后关节及腰背酸痛2年余。

[现病史] 2008年剖腹产手术后，由于产后护理不周受冷，导致关节酸痛、麻木，腰背痛至今。现翻身诸症加重，腹胀，脉沉无力，舌淡，苔白。

[诊断] 产后身痛（气营两虚）。

[治法] 益气养血，温通经络。

[方药] 黄芪 15g，党参 15g，当归 15g，地龙 10g，鸡血藤 20g，忍冬藤 20g，威灵仙 10g，路路通 20g，丝瓜络 10g，桑寄生 10g，炒杜仲 15g，巴戟天 10g，羌活、独活各 10g，姜黄 12g，细辛 3g，川续断 18g，狗脊 20g，栀子 10g，藁本 10g，木瓜 20g。

7 剂，水煎服。以该方为主加减两月后见好。

按语：《沈氏女科辑要笺正》云："此证多血虚，宜滋养，或有风寒湿三气杂至之痹，则养血为主，稍参宣络，不可峻投风药。"《丹溪心法》有"产后无得令虚，当大补气血为先，虽有杂证，以末治之"。该方以黄芪、党参、当归补其气血，取当归补血汤之意。配党参大补脾胃之气，盖产后阴阳俱虚，营卫气血不足，用党参、黄芪寓"有形之血不能自生，生于无形之气故"之意，益气固表，大补脾胃之气，使气血充沛，气顺血和，滋后天以养机体。"妇人以肾系胞，产则劳伤肾气"，腰为肾之府，肾虚腰失所养而见腰痛，配以桑寄生、川续断、狗脊以补肾益精，强腰壮骨。木瓜治疗腰膝关节酸重疼痛，《本草新编》曰："木瓜……乃入肝益筋之品，养血卫脚之味。"《本草拾遗》："木瓜，下冷气，强筋骨。"地龙、羌活、独活、鸡血藤、忍冬藤、威灵仙、路路通、丝瓜络祛风湿，利关节，通经止痛；姜黄、细辛温经通络；藁本辛温以开腠理，使邪有出路；栀子反佐诸药，辛温燥烈伤阴。

（5）产后身痛案 5

李某，女，33 岁。2006 年 8 月 10 日初诊。

[主诉] 产后四肢关节疼痛，右侧肢体麻木 1 个月。

［现病史］自诉产后10余日不慎受风，引起四肢关节胀痛，局部发热、肿胀，右侧肢体麻木，右侧偏头痛，头晕，恶风，口渴，大便干，小便黄。舌质红，苔薄黄，脉弦滑。辗转治疗2月余，无明显疗效。

［诊断］产后身痛（血虚受风，湿热阻络）。

［治法］养血祛风，清热宣痹。

［方药］当归、白芍、桑叶、菊花、知母各10g，生地黄、清风藤、络石藤、海风藤、石膏各15g，川芎6g，金银藤30g。

二诊（8月18日）：自诉关节疼痛及麻木减轻，仍感全身发胀，上方加威灵仙、路路通、桑枝各12g，继服10剂，症状消失。

按语：本案例属于寒湿化热，阻滞经络的热痹范围。湿热阻络则四肢关节胀痛，局部发热；热灼伤津，则口渴、烦闷、便干、尿黄；右半身麻木、偏头痛、头晕，均为血虚受风之证。故治以养血祛风，清热宣痹为法。以四物汤养血活血补其虚，桑叶、菊花清热疏风；金银藤清热解毒，疏通经络；清风藤、海风藤、络石藤祛湿通络；生石膏、知母清热解肌。

本病类似西医疾病产后栓塞性静脉炎、坐骨神经痛、多发性肌炎等，相对于中医的辨证，西医也有相应的认识，如产后气血虚。西医认为，分娩时失血、体力消耗大，子宫内创面较大，加之产妇的胃肠肌张力及蠕动力减弱，身体内各器官亟待恢复，补充营养物质，促进胃肠的动力，增强其吸收功能非常必要；产后风邪侵袭。西医认为，任何削弱全身防御能力的因素均有利于病原体的入侵和繁殖。产褥前后内分泌的改变较大，分娩后雌激素和孕激素水平急剧下降，至产后1周时已降至未孕时水平，对机体的免疫功能造成影响，加之早期皮肤排汗量大，尤以夜间睡眠和初醒时明显，有利于病原体的入侵和繁殖。例如产后血瘀。西医认为，产褥初期，产妇血红细胞、白细胞数均增加，血小板亦增多，血液处于高凝状态。血液凝血功能亢进，有利于胎盘剥离创面血栓的形成，减少产后出血，但也易导致下肢静脉血栓形成。西医治疗产后身痛，多对症给予口服止痛药物，但副作用较大，且停药后易复发。

五、妇科杂病

妇科杂病的病因主要是寒热湿邪、七情内伤、生活因素、体质因素。病机为肾、肝、脾功能失常，气血失调，直接或间接影响冲任、胞宫、胞脉、胞络而发生妇科杂病。

治疗重在整体调补肾、肝、脾功能，调理气血，调治冲任、胞宫，以恢复其生理功能。并注意祛邪。杂病大多病程日久，经年累月，治疗难图速愈，必须坚持服药调治，配合心理治疗，假以时日，方显疗效。

（一）阴挺

子宫从正常位置向下移位，甚至完全脱出于阴道口外，称为“子宫脱垂”，又称为“阴脱”“阴癞”“阴菌“”阴挺“”子宫脱出”等。本病常发生于劳动妇女，以产后损伤为多见。

1. 病因病机

主要机理是冲任不固，提摄无力。常见的分型有气虚、肾虚。

（1）气虚

素体虚弱，中气不足，分娩时用力太过，或产后操劳持重，或久嗽不愈，或年老久病，便秘努责，损伤中气，中气下陷，固摄无权，系胞无力，以致子宫下垂。

（2）肾虚

先天不足，或房劳多产，或年老体弱，肾气亏虚，冲任不固，系胞无力，以致子宫下垂。

2. 辨证论治

临床见子宫下移，小腹下坠，四肢无力，精神疲倦，属气虚；若子宫下脱，腰酸腿软，头晕耳鸣，小便频数，属肾虚。治疗应本着《内经》“虚者补之，陷者举之”的原则，以益气升提，补肾固脱为主。重度子宫脱垂对妇女危害较大，是难治之病，宜中西医结合治疗。

（1）气虚型

[主要证候] 子宫下移，或脱出阴道口外，劳则加剧，小腹下坠，神倦乏力，少气懒言，小便频数，或带下量多，色白质稀，面色少华，舌淡，苔薄，脉缓弱。

[证候分析] 脾司中气，脾虚则中气不足，气虚下陷，冲任不固，无力系胞，故子宫下脱，小腹下坠；脾主四肢，脾虚中阳不振，则神倦乏力，少气懒言，面色不华；下元气虚，膀胱失约，故小便频数；脾虚不能运化水湿，湿浊下注，则带下量多，色白质稀。舌淡，苔薄，脉缓弱，为气虚之征。

[治法] 补气升提。

［方药］补中益气汤加枳壳。若带下量多，色白质稀者，酌加山药、芡实、桑螵蛸以止带固脱。

（2）肾虚型

［主要证候］子宫下移，或脱出阴道口外，小腹下坠，小便频数，腰酸腿软，头晕耳鸣，舌淡，苔薄，脉沉细。

［证候分析］肾虚冲任不固，带脉失约，不能系胞，故子宫脱垂，小腹下坠；肾气不足，下焦不固，膀胱失约，故小便频数；肾虚精血不足，外府及髓海失养，故腰酸腿软，头晕耳鸣。舌淡，苔薄，脉沉细，为肾虚之征。

［治法］补肾固脱。

［方药］大补元煎加鹿角胶、升麻、枳壳。若子宫脱出阴道口外，摩擦损伤，继发湿热证候者，局部红肿溃烂，黄水淋漓，带下量多，色黄如脓，有臭秽气味，不论气虚、肾虚，轻者可于原方加黄柏、苍术、土茯苓、车前子等清热利湿，重者可选用龙胆泻肝汤加减。

3. 外治法

（1）熏洗法

药用黄芪 30g，枳壳 30g，艾叶 10g，五倍子 10g，葱白 5 ～ 10 根。煎水，趁热先熏后洗。

（2）坐浴法

药用枯矾 9g，海螵蛸 15g，五味子 9g，五倍子 9g，冰片 3g。煎水坐浴。

（3）外敷法

药用五倍子、煅龙骨各12g，冰片3g，共研细末，用麻油调匀，外敷脐中及脱出之子宫。也可用五倍子与覆盆子等量，共研细末，用麻油调匀，外敷于脱出之子宫及阴道膨出部位。

（二）癥瘕

妇女下腹有结块，或胀，或满，或痛者，称为“癥瘕”。癥与瘕，按其病变性质有所不同。癥，坚硬成块，固定不移，推揉不散，痛有定处，病属血分；瘕，痞满无形，时聚时散，推揉转动，痛无定处，病属气分。但就其临床所见，每有先因气聚，日久则血瘀成癥，因此不能把它们截然分开，故前人每以癥瘕并称。

1. 病因病机

多因脏腑不和，气机阻滞，瘀血内停，气聚为癥，血结为瘕，以气滞、血瘀、痰湿及毒热为多见。

（1）气滞

七情所伤，肝气郁结，气血运行受阻，滞于冲任胞宫，结块积于小腹，成为气滞癥瘕。

（2）血瘀

经期产后，胞脉空虚，余血未尽之际，房事不节，或外邪侵袭，凝滞气血，或暴怒伤肝，气逆血留，或忧思伤脾，气虚而血滞，使瘀血留滞，瘀血内停，渐积成癥。

（3）痰湿

素体脾虚，或饮食不节，损伤脾胃，健运失职，湿浊内停，聚而为痰，痰湿下注冲任，阻滞胞络，痰血搏结，渐积成瘕。

（4）毒热

经期产后，胞脉空虚，余血未尽之际，外阴不洁，或房事不禁，感染湿热邪毒，入里化热，与血搏结，瘀阻冲任，结于胞脉，而成癥瘕。

2. 辨证论治

辨证要点是按包块的性质、大小、部位、病程的长短、兼症和月经情况，辨其在气在血，属痰湿还是热毒。治疗大法以活血化瘀，软坚散结为主，佐以行气化痰，兼调寒热。但又必须根据患者体质强弱，病之久暂，酌用攻补，或先攻后补，或先补后攻，或攻补兼施等法，随证施治，并需遵循“衰其大半而止”的原则，不可一味地猛攻峻伐，以免损伤元气。诊断明确的内生殖系统肿瘤，可施行中西医结合治疗。

（1）气滞型

[主要证候] 小腹有包块，积块不坚，推之可移，时聚时散，或上或下，时感疼痛，痛无定处，小腹胀满，胸闷不舒，精神抑郁，月经不调，舌红，苔薄，脉沉弦。

[证候分析] 瘕乃气聚而成，故小腹有包块，积块不坚，推之可移，时聚时散，或上或下，气滞则痛，气散则止，故时痛时止，痛无定处；肝失条达，气机不畅，故小腹胀满，胸闷不舒，精神抑郁；气滞冲任失司，则月经不调。舌红，苔薄，脉沉弦，为气滞之征。

[治法] 疏肝解郁，行气散结。

[方药] 香棱丸。方中木香、丁香、小茴香温经理气；青皮疏肝解郁，消积行滞；川楝子、枳壳除下焦之郁结，行气止痛；三棱、

莪术行气破血，消瘕散结；朱砂护心宁神。

（2）血瘀型

[主要证候] 小腹有包块，积块坚硬，固定不移，疼痛拒按，肌肤少泽，口干不欲饮，月经延后或淋漓不断，面色晦黯，舌紫黯，苔厚而干，脉沉涩有力。

[证候分析] 瘀血积结，气血不畅，故小腹有包块，积块坚硬，固定不移，疼痛拒按；瘀阻脉络，肌肤失养，则肌肤少泽，且面色晦黯；瘀血内阻，津液不能上承，则口干不欲饮；瘀阻冲任，甚则血不归经，故经期错后，或淋漓不止。舌紫黯，苔厚而干，脉沉涩有力，为血瘀之征。

[治法] 活血破瘀，散结消癥。

[方药] 桂枝茯苓丸。桂枝、茯苓、丹皮、桃仁、赤芍各等分，研细末，炼蜜为丸。

方中用桂枝温通血脉，芍药行血中之滞以开郁结，茯苓淡渗以利行血，与桂枝同用能入阴通阳，丹皮、桃仁破瘀散结消癥。若积块坚牢者，酌加鳖甲、穿山甲以软坚散结，化瘀消癥；疼痛剧烈者，酌加延胡索、莪术、姜黄以行气活血止痛；小腹冷痛者，酌加小茴香、炮姜以温经散寒；月经过多，崩漏不止者，酌加三七粉、炒蒲黄、血余炭等化瘀止血。若血瘀甚者，兼肌肤甲错，两目黯黑，用大黄䗪虫丸。本方重在取其虫类搜剔脉络，祛瘀消癥之功。

（3）痰湿型

[主要证候] 小腹有包块，按之不坚，时或作痛，带下量多，色白质黏稠，胸脘痞闷，时欲呕恶，经行愆期，甚或闭而不行，舌淡胖，苔白腻，脉弦滑。

[证候分析] 痰湿下注冲任，阻滞胞络，积而成癥，则小腹有包

块，按之不坚，时或作痛；痰饮内结，则胸脘痞闷；痰阻中焦，则恶心泛呕；痰湿阻于冲任经脉，则月经愆期，甚或经闭不行；湿痰下注，则带下量多，色白黏稠。舌淡胖，苔白腻，脉弦滑，为湿痰内阻之征。

[治法] 除湿化痰，散结消癥。

[方药] 散聚汤。

半夏、橘皮、茯苓、当归、杏仁、桂心、槟榔、甘草。

方中杏仁、陈皮、槟榔行上、中、下三焦之气滞而化痰结；半夏、茯苓除湿化痰，降逆止呕；桂心、当归温经活血而消癥；甘草调和诸药。全方共奏除湿化痰，消结散癥之效。若脾胃虚弱，纳差神疲者，酌加党参、白术健脾益气。若兼血滞者，用三棱煎（三棱、莪术、青橘皮、半夏、麦芽）。上药用蝇醋六升煮干，焙干为末，醋糊丸如梧桐子大。每服三四十丸，淡醋汤下。痰积多，姜汤下。方中三棱、莪术理气活血消癥，青橘皮、半夏、麦芽行气燥湿化痰。

（4）毒热型

[主要证候] 小腹有包块拒按，下腹及腰骶疼痛，带下量多，色黄或五色杂下，可伴经期提前或延长，经血量多，经前腹痛加重，烦躁易怒，发热口渴，便秘溲黄，舌红，苔黄腻，脉弦滑数。

[证候分析] 湿热积聚，蓄久成毒，阻滞冲任，气滞血瘀，结而成癥瘕，故小腹有包块拒按，下腹及腰骶疼痛；湿热蕴结，损伤任带二脉，任脉不固，带脉失约，湿浊下注，故带下量多，色黄臭秽；热扰冲任，迫血妄行，又瘀血内阻，血不归经，故经期提前或延长，经血量多；瘀血内停，气机不畅，经前血海盛满，故经前腹痛加重，烦躁易怒；毒热壅盛，营卫不和，故发热口渴；热邪伤津，故便秘溲黄。舌红，苔黄腻，脉弦滑数，为湿热毒邪内蕴之征。

［治法］解毒除湿，破瘀消癥。

［方药］银花蕺菜饮加赤芍、丹皮、丹参、三棱、莪术、皂角刺。

银花、蕺菜、土茯苓、炒荆芥、甘草。

方中金银花、土茯苓、蕺菜、炒荆芥清热解毒，利湿排脓；赤芍、丹皮、丹参清热凉血，活血化瘀；三棱、莪术、皂角刺行气破瘀，消癥散结。若小腹包块疼痛，兼带下量多，色黄稠如脓，或五色带杂下，臭秽难闻，疑为恶性肿瘤者，酌加半枝莲、穿心莲、白花蛇舌草、七叶一枝花以清热解毒消癥。

3. 验案举例

患者，李某，女，38 岁。2010 年 11 月 6 日初诊。

［主诉］体检发现“子宫肌瘤”11 个月，腹痛加重 1 周。

［现病史］患者初潮 14 岁，月经周期 21 ～ 23 天，初诊时末次月经：2010 年 10 月 13 日，已婚，孕 2 产 1，刮宫术流产 1 次，大产为顺产，带下正常。患者两年来自觉下腹胀痛，于活动、受凉、月经前后及经期加重，剧烈疼痛时可伴头晕、乏力、恶心。不伴尿频、尿急。于 2009 年底体检 B 超提示：盆腔内可见 1.2cm×0.8cm×0.4cm 肌瘤，右侧卵巢囊肿，范围约 1.7cm×1.2cm。B 超后定期复查发现肌瘤逐渐增大。既往体健，无过敏史。刻下：腹部胀痛，腰膝酸痛，恶寒肢冷，行经腹痛，经色暗，月经量少，夹有血块，胸闷不舒，胁肋胀满，善太息，面色晦暗，食少纳呆，夜寐不宁，二便尚可。曾服乌鸡白凤丸、夏枯草胶囊等中成药，效果不佳。舌质暗，脉弦涩。实验室检查，2010 年 2 月 B 超示：子宫后位，子宫体大小为 5.7cm×5.3cm×3.5cm，肌层回声均质，宫腔居中，内膜厚 0.9cm，回声不均，宫腔中下段可见一非物质回声，范围

约2.0cm×0.6cm×0.5cm，彩色多普勒超声（CDFI）于前壁肌层间可见条状血流信号。左侧卵巢长径：3.8cm，内见两个囊腔，其一直径约2.6cm，内见密集细点状回声，其二直径约1.3cm，透声好。右侧卵巢长径：3.4cm，内见一囊腔，直径约2.3cm，内见密集细点状回声及非均质回声，范围1.7cm×1.2cm。性激素检查正常。

[中医诊断] 癥瘕（瘀血阻胞，积久成瘕）。

[西医诊断] 子宫肌瘤。

[治法] 有手术指征，建议手术治疗，患者坚持保守治疗，遂予以行气活血，化瘀消癥之法。

[方药] 桂枝10g，茯苓15g，赤芍10g，香附10g，郁金15g，三棱10g，枳壳12g，青皮10g，川楝子15g，小茴香15g，莪术10g，桃仁10g，瞿麦10g，丹皮10g，丹参10g，川牛膝15g，泽兰12g，川芎6g，炙甘草10g，延胡索10g，夏枯草10g，菟丝子15g，川续断10g。

14剂，水煎服，日2次。医嘱：畅情志，忌生冷，免劳累，多休息。

连服7剂后，小腹刺痛减轻，乳房胀痛减轻，服药14剂后面色好转，小腹刺痛、乳房胀痛消除，无明显不适，复查B超，肌瘤未见增大增多，去川楝子、延胡索、夏枯草，加生黄芪，以防活血化瘀、耗气伤血。上方加减服用4个月后，月经期、量正常，复查B超，盆腔内肌瘤0.9cm×0.6cm×0.3cm，右侧卵巢非均质回声范围1.0cm×0.6cm，嘱改为每晚1剂。

按语：张仲景在《金匮要略·妇人妊娠病脉证并治》篇中设有“桂枝茯苓丸”，专治“妇人素有癥病”，然癥瘕亦需辨证论治。本案患者长期情志不畅，气血瘀结，滞于胞宫冲任，积结日久，遂结为肿块。经脉气血循行受阻，气机紊乱，则胀满疼痛。经期凝血下行，气血不能循经，则经血量少有块，色暗，精神抑郁，胸闷不舒，胁肋胀满，善太息，舌质暗，脉弦涩，皆为气滞血瘀，聚久成癥之征。方中桂枝温通经脉，茯苓渗利下行而益心脾之气，癥瘕多瘀久而化热，故配伍丹皮、赤芍、丹参、泽兰凉血化瘀；气行则血行，故加香附、郁金行气活血；川楝子擅行气止痛；菟丝子、川续断益肾温补；夏枯草、山慈菇软坚散结，可提高消除癥瘕的疗效。诸药合用，共奏行气活血，化瘀消癥之效。

（三）不孕症

高慧教授在长期的实践中，深刻体会到诊治不孕症必须辨病与辨证相结合，对不孕症必须进行检查，明确原因所在，有针对性地进行调治。

1. 临证思路

（1）排卵障碍性不孕——四期调经，治分阴阳

排卵障碍性不孕占女性不孕的 15% ～ 25%。在不孕的同时，常伴有月经周期的紊乱。《万氏女科》:“女子无子，多因经候不调。”《丹溪心法》:“求子之道，莫先调经。”恢复正常的月经周期，促其卵泡发育和排卵是治疗此类疾病的关键。老师认为，月经周期与肾的阴阳转化密切相关，经后期（卵泡期）以肾阴滋长为主，治以滋肾调气血为主，方选二至天癸方（女贞子、墨旱莲、菟丝子、山茱萸等）化裁；经间期（排卵期）重阴转阳，治以温经通络、行气活血为主，方用桃红四物汤加味；经前期（黄体期）阴充阳旺，治以滋肾温肾、气血双调，方用参芪寿胎丸化裁；月经期阴阳俱虚，治

以行气活血调经，方用桃红四物汤化裁。尤其在经前期，是胚胎着床发育的关键时期，老师主张应以温肾补肾为主。《傅青主女科》曰："寒冰之地，不生草木；重阴之渊，不生鱼龙。今胞宫既寒，何能受孕。"

（2）输卵管阻塞性不孕——导管介入，活血化瘀

输卵管阻塞或通而不畅是女性不孕的重要原因，约占1/3。病变以炎症为主，近年来非炎症病变率在逐渐增加。对于输卵管间质部和峡部的阻塞，老师主张用中药配合输卵管导管介入治疗。在X线下，应用同轴导管导丝和金属9F导管将阻塞部位扩通。术后口服痛经宝（当归、红花、川芎、赤芍、延胡索、生蒲黄、肉桂、丹参、三棱、莪术、制香附），并配合药渣外敷、盆腔理疗，适时行输卵管导管插管注药（鱼腥草注射液）术。这种方法具有微创性、可重复性、定位准确、疗效高、见效快、并发症发生率低等优点。对于输卵管壶腹远端、伞端阻塞者，因其输卵管伞的"拾卵"功能及输卵管的蠕动功能多半受损，手术能使之复通，但恢复其功能难度较大，老师主张采用"试管婴儿"技术。

（3）免疫性不孕——补肾健脾，人工受精

由于免疫因素造成的不孕越来越受到人们的重视，有资料表明，免疫性不孕症已占20%。对于免疫性不孕，老师认为此类患者多由于先天肾气不足，后天伤及脾胃，脾肾两虚，冲任功能失调所致。故患者临床上多无症状，或仅有体质虚弱，易感风寒等。中药治疗免疫性不孕虽有独到之处，但周期较长。老师多采用中医药与IUI（宫腔内人工授精）相结合治疗。中医以补肾健脾为主，方用贞芪转阴汤（女贞子、黄芪、党参、白芍、徐长卿、炒白术、山茱萸等）化裁，适时行IUI治疗。这种方法避开宫颈黏液中的AsAb（抗精子

抗体），使卵子与精子尽早接触，减少 AsAb 对精子的免疫反应，从而使治疗周期缩短，并发挥中药整体性的调节作用，提高已被减弱的免疫稳定功能，消除有害的自身免疫反应。中医药与 IUI 相结合治疗免疫性不孕，中西合璧，对提高妊娠率有良好的效果。

（4）辅助生殖技术——通权达变，试管婴儿

高老师在遵循辨证论治的基础上，师法而不泥，通权达变，对于输卵管切除或功能异常、子宫因素等“非药力所能及”的不孕症患者，创造性地将传统的中医药技术应用于“试管婴儿”领域，发挥中医药整体调节之功能，提高卵细胞质量，进而提高受精率、卵裂率、妊娠率。

2. 临证特点

（1）辨证与辨病结合

辨证论治极大地体现了中医的灵活性，而辨病论治则使疾病治疗的针对性更强。高老师将二者有机地结合起来，强调首先查清不孕原因，详辨寒热虚实，辨证处方选药时不陷入“中药西用”之途，但又注意特殊药的应用，既不悖辨证之旨，又可提高疗效。如对于子宫发育欠佳的病人，在辨证的基础上，酌情加用酸枣仁、红花等兴奋子宫的药物，临床上可收到较好的治疗效果。

（2）有方还须有守

老师强调不孕症是一种慢性病，治疗过程中，不论是一方为主，还是多方合用，须有主方。谓古方乃前人多年经验结晶，“千锤百炼”“非随意凑合而成”，有是证则尽量用是方。如四物汤，虽只有四味药物，但却短小精悍，妇女以血为主，以血为用，四物汤可谓养血活血的祖方。在四期调治中，四物汤总是作为基础方运用其中。

有方还须有守，守方亦是慢性病取效的重要因素。病人不可求愈心切，医者不可急功近利，须待时日，缓缓图之。

3. 验案举例

张某，女，35岁，工人。2006年4月初诊。

[**现病史**] 婚后于2003年2月人流1次，以后月经后期稀发，注黄体酮始行。妇检无异常。B超提示多囊卵巢可能。造影双输卵管基本通畅。性激素测定LH ∶ FSH > 3 ∶ 1，基础体温单相。症见形体偏胖，腰酸，带下偏多，脉细，苔薄。

[**诊断**] 不孕症（肾虚夹痰）。

[**治法**] 补肾活血化痰。

[**方药**] 煅紫石英30g，当归10g，川芎10g，炙甲片9g，仙灵脾15g，制香附10g，郁金6g，桃仁6g，卷柏12g，姜半夏9g，陈胆星6g。

二诊：带下渐愈，基础体温单相，经未行。原方去卷柏、陈胆星、姜半夏，加甜肉苁蓉、菟丝子、巴戟天，调理二月，月经自然来潮一次，基础体温仍单相，小腹冷甚，遂加肉桂、淡附片，配合艾条熏中极、关元。如此用药小腹渐有暖感，基础体温开始双相，月经由原来的2～3月1行，转为40～50天1行，服药半年后怀孕。

按语：初诊时据其月经后期，腰酸带多，形体偏胖，辨为肾虚夹痰，数诊后效鲜，遂调整用药，重在温肾助阳，但基温仍单相，仔细询问，发现患者小腹冷甚，考虑阳虚已久，不能温煦子宫，子宫虚冷，难以摄精成孕。普通的温肾之品难奏全效，故加肉桂、淡附片及艾条熏穴位以增强温阳之功。如此调理，诸症渐见好转，终告怀孕。

六、全国中医妇科六大流派诊治中医妇科疑难病验案

（一）北京萧氏妇科代表人物：萧龙友

萧氏妇科名方三则

1. 经前宁

[方药] 丹参、白芍、生地黄、枸杞子、郁金、合欢皮、续断、茯苓、薏苡仁。

[主治] 经前期综合征。

2. 和胃止呕安胎饮

[方药] 沙参、橘皮、白芍、竹茹、炙枇杷叶、砂仁、苏梗、鲜笋根、生姜。

[主治] 早孕期间恶心呕吐，多痰涎，厌食等。

3. 荣阴外洗方

[方药] 覆盆子、墨旱莲、鸡血藤、地肤子。布包后水煎，沸后20分钟，外用坐浴。

[主治] 外阴皮肤变薄，甚或色素脱失变白，干燥，瘙痒，或有灼热感。

（二）上海朱氏妇科代表人物：朱南孙

1. 学术观点

乙癸同源，肝肾为纲：肝肾同源，而冲任隶属于肝肾。朱南孙认为，妇女疾患虽与五脏六腑皆有关，然与肝肾最为密切。肾为先天之本，主藏精而寓元阳，主生殖而系胞胎。女子的天癸来源于肾气，天癸是肾气充盛之后的产物，又是促进女子生长发育的重要物质。肾气肾水充足则精血充足，天癸按期而至，生长发育健旺。妇女经、带、胎、产、乳之生理变化，与肾主生殖的功能健全密切相关。其生殖、生理功能，从七岁肾气盛，二七天癸至，三七肾气平均，直至七七天癸竭，皆受肾气盛衰之主宰。肝则为藏血之脏，与冲任血海有关。其性喜条达，主疏泄，主情志。女子以血为用，其一生中，经胎产乳，数耗阴血，故肝经血虚，血海不充，是常见之病理改变。妇女有“善怀多郁”之心理特点，易于怫郁，易致肝郁气滞，气滞则血亦滞，而罹患多病。肝经布胁肋，乳头为其所辖，乳部疾病亦常与肝有关。故历代许多医家，如叶天士等都有“女子以肝为先天”之说。总之，朱南孙认为，女子在生理上依赖肾气充盈，肝血旺盛，经、带、胎、产、乳均受肝肾所统，肝肾协调则经候如期，胎孕乃成，泌乳正常。在病理上，肾虚禀赋不足，则脏腑功能、生殖机能发育不全。肝经失调则血海不充，藏血疏泄失司，故肝肾两脏失调与妇科疾病密切相关。青春少女如肾气虚弱，癸水不足，则冲任失养，难以按月催动月汛，月经失调，该来不来，该去不去。成年妇女如肾阴亏损，血衰水亏；或肝血虚少，血海不充，则经来量少，经候衍期，甚至经行闭止。如肝木乏肾水濡养，肝阳肝火遂致偏亢，则经血妄行，经期提前。肝肾封藏失司，则经漏不止。肝郁不疏则经乱，前后不定，经前乳胀，临经头痛。肝郁气滞，气血阻滞则痛经；血滞日久，甚则癥瘕积聚。妇人胎孕，发端于天癸，凭借于冲任，植根于胞宫，皆赖肝肾精血充养，肝肾精血不充则胎孕难成。妇女孕胎期，肾气不足，系胞无力；或肝血不足，无以养胎，则胎漏、胎坠、滑胎。妇女产后多易损伤肾气，或流血过多肝经血少，肝肾亏损，常有腰背酸痛，或阳越阴亏，常自汗不止。更年期妇女肾元虚衰，或肾水亏乏，肝火偏亢，冲任不摄，崩漏不止；或肾虚肝郁，阴阳失衡，潮热盗汗，忧虑烦躁，诸症迭出。

古有“乙癸同源”即“肝肾同源”之说，治疗肝肾失调之妇科疾病应肝肾同治。肝肾为母子，肾主闭藏，肝主疏泄。两者同居下焦，二脏俱有相火。肝肾之阴精阴血可以相互为用，肝肾之相火又可以相互影响，故肝肾是同源的。明代医家李中梓《医宗必读》中有“乙癸同源，东方之木无虚，不可补，补肾即所以补肝；北方之水无实，不可泻，泻肝则所以泻肾”之论述，也从一个侧面指出了肝肾同治的论点。肝为刚脏，阴常不足，阳常有余，平日赖肾水以滋养，柔其刚悍之性；肾为肝之母，肝郁肾也郁。治肝必及肾，益肾须疏肝。肝旺者，肾常不足，滋肾则所以平肝。滋补肝肾又需配伍疏达肝气之药，以助滋补之力。

朱南孙说，妇科辨证用药时，多以肝肾为纲，肝肾同治。但肝肾在月经周期中发挥着不同的作用，故治疗也应有所侧重。如经前患者肝气偏旺时，治偏疏肝理气调经；经后阴血去，肾气偏虚则着重补益肝肾，以顾其本。对不孕症患者，除调理月经外，还应在排卵期前后加用温肾促性助孕之品，如仙茅、仙灵脾、石楠叶、蛇床子等。在治疗各种妇科疾病中，常在疏肝清肝方中加女贞子、枸杞子、桑椹、续断、桑寄生等补肾药；在补肾方中又常佐疏肝理气之青皮、川楝子。临床常用的“健壮补力膏”“怡情更年汤”“促卵助孕汤”均为滋补肝肾之良方。“健壮补力膏”用菟丝子、覆盆子、金樱子、五味子补肝肾，摄精气，固冲任；桑寄生补肝肾，强筋骨；石龙芮有补肾强壮之用，孩儿参补气。广泛运用于肝肾不足，冲任虚损之崩漏、带下、闭经、月经不调、不孕症、胎漏等疑难杂病。“怡情更年汤”以滋养肝肾之阴的二至丸为主，加巴戟天、肉苁蓉、桑椹以加强滋补肝肾之力，紫草、玄参清肝降火，淮小麦、炙甘草健脾养心除烦，首乌藤、合欢皮解郁怡神；治疗更年期综合征和其他年龄妇女属肾虚肝旺，症见心烦易怒、胸闷心悸、失眠多梦、烘热汗出等症者。“促卵助孕汤”用女贞子、肉苁蓉、桑椹益肝补肾，巴戟天、仙灵脾补肾壮阳，加参芪四物汤益气养血调经，辅以石楠叶、石菖蒲、川芎醒脑怡神，共奏益气养血、补肾助精、促卵助孕之效。

2. 证治经验

月经失调的症状多种多样，常见的包括月经周期异常、经期异常、经量异常和经期并发其他症状等。如月经先期，月经后期，月经先后无定期，月经过多，月经过少，经期延长，崩漏，闭经，痛经，经间期出血，经前期紧张征等。其病因病机也复杂多样，月经异常是妇女机体受病的反映，是脏腑、气血和冲任二脉功能失调的反映。叶天士《临证指南医案》云：“女子属阴，以血为主，故女科治法，首重调经。”

（1）益气养血，扩充经源

女子月经正常来潮，与气血的盛衰密切相关。气血充实，血海满盈，则经水自调，按月来潮。反之，血海不充，经源缺乏，就会出现经水量少而色淡、排血时间缩短、月经逾期不至，甚至经闭不行等症状。《景岳全书》有“血者，水谷之精气也，在女子则上化为乳汁，下为月水。女子以血为主，血旺则经调而有子嗣，身体之盛衰无不肇端于此。故治女子之病，当以经血为先”和“唯脏腑之血，皆归冲脉，而冲为五脏六腑之血海，故经言太冲脉盛，则月事以时下，此可见冲脉为月经之本也。然气血之化由于水谷，水谷盛则血气亦盛，水谷衰则血气亦衰”的论述。

气血虚损这一病机变化在月经失调疾病中有非常重要的作用，因经水源于水谷精气，生化于脾，藏受于肝，施泄于肾。脏腑安和，血海充盈，经水自调。遇到闭经、月经后期、经量减少等月经失调者，首先应询其有无失血、耗伤气血之病史，辨其有无脾胃损伤、气血化源不足之证候。禀赋不足，幼年经水过多致失血；生产、人流等手术致冲任受损、气血受损而匮乏；脾胃素虚，健运失职或情怀不遂，肝郁犯脾致气血乏源，都能导致冲脉空虚，血海不满而月经失调。对此类经闭、经少、经事逾期不行者，其治疗不宜见涩而用攻破之药，应以充养经源为治本之道，气血得养，经源得以扩充，月水自通。如《丹溪心法》所云：“经水涩少为虚为涩，虚者补之，涩者濡之。”临床常可用参芪四物汤益气补血。然气血生化由于水谷，水谷盛则气血也盛，水谷衰则气血也衰。水谷旺盛又赖脾胃之健运，对此类病人，尤重调理脾胃之功能，黄芪四物汤中加用健脾和胃的怀山药、陈皮、山楂、六曲、木香等。待气血充足之时，方予通经活血以催经，始能获效。

（2）重视肝肾，调整周期

《内经》云："女子二七而天癸至，任脉通，太冲脉盛，月事以时下，故有子……七七任脉虚，太冲脉衰少，天癸竭，地道不通，故形坏而无子也。"肾为先天之本，主藏精，寓元阳，主生殖。女子的天癸来源于肾气，肾气盛，天癸至，月经能按月如期来潮。此外，又有"经病之由，其本在肾"之说。《医学正传》曰："经水全赖肾水施化，肾水既乏则经水日以干枯。"青春少女如肾气虚弱，癸水不足，则冲任失养，难以按月催动月汛，月经失调，周期紊乱。成年妇女如肾阴亏损，则月经量少、延期甚或闭经。肝为藏血之脏，与冲任血海有关。其性喜条达，主疏泄，主情志。月经的正常来潮，与肝气的条达疏畅、肝血的充足有密切的关系。肝气郁结，冲任二脉疏泄失常，可致经乱、经来断续、先后无定。肝血虚少，血海不充，则经来量少、经候衍期，甚至经行闭止。

肝肾在月经周期中发挥重要的作用，经水盈亏满溢是一个动静平衡的过程，调经之法应有经前、经间、经期、经后之别，注重调补肝肾在调整月经周期中的作用。治疗常分阶段，即分期治疗，以调整月经周期。各期都围绕补益肝肾，调整肝肾功能为治：①经后期：此期因经血刚净，阴血去，肾气偏虚，患者常血海空虚，胞宫在肾气作用下要行使"藏精而不泻"之功能，故着重补益肝肾，以顾其本，为氤氲之时打下物质基础，为下次行经提供经源。本期宜补益肝肾或合健脾益气，以补气养血为主。②经间期：此期血海渐盈，肾气渐充，卵泡已趋成熟，应加强温阳助孕之力，加用仙灵脾、石楠叶、鹿角粉、紫石英等温肾助阳药，以促其顺利排卵。③经前期：为调经佳期，月经不调者着重调经，月经正常者则以滋阴护阳为原则。如经前患者肝气偏旺时，治应疏肝理气调经；肝火偏亢者，治应益肾平肝清热。④月经期：以通经、调经，改善经期症状为主。

（3）祛瘀通络，调经大法

人体之血气运行于脉道之中，环流不休，奉养全身，维持正常的生理功能，所谓“血脉流通，病不得生”。女子以血为用，《校注妇人良方》说：“血气宜行，其神自清，月水如期，血凝成孕。”说明妇女的月经、胎孕等生理功能，更与血气流畅关系密切。而气滞血瘀、经络受阻，是妇女疾病，尤其是月经病的主要病因病机之一。如肝气郁结，气滞脉络，血行受阻；或气郁而化热，灼伤脉络，血溢出于脉外；或经期感寒，寒凝胞宫，经血失畅；或气虚乏力，无以推动血行，血滞成瘀；或血室未净，误犯房事，热瘀互结等均可导致崩漏绵延、痛经、闭经等月经不调病证。

治疗月经病常用的还有血分药，除了以四物汤为调经主方外，临证根据病因病机变化加减、变通。如对于崩漏绵延日久之症，必有内瘀，治当祛瘀澄源，方可止血塞流；药用四物汤、丹参，加炮姜炭、熟大黄炭等药。熟大黄炭清热凉血，祛瘀致新，引血归经；炮姜炭去恶生新，温经止血。一寒一热，亦走亦守，攻补兼施。对瘀血内阻，经行不畅之痛经，加生蒲黄、五灵脂、乳香、没药等。蒲黄、五灵脂祛瘀止痛；乳香辛温香窜，活血祛瘀，调气止痛；没药活血祛瘀定痛。对血滞经闭者，常加三棱、莪术破血行气，止痛散瘀。对原发性痛经、膜性痛经患者，加血竭粉、三七粉，使蜕膜消散，止血、行瘀而止痛。对夹肝郁气滞，冲任脉络不通者，加柴胡、延胡索、香附、川楝子、川牛膝等理气行滞，疏通经络。对经期房事不慎，湿热侵入胞宫，热瘀交结，漏血绵延不止者，加蒲公英、地丁草等活血散瘀，化湿清热。寒凝经脉而痛经者，加艾叶、小茴香温经散寒止痛。

3. 用药特色

朱氏妇科善用药对，组方简捷，或二味成对，或三四味成组，药精不杂，丝丝入扣。

（1）党参与黄芪

参、芪健脾培中，益气升阳，凡妇科脾肾气虚所致的崩中漏下、子宫脱垂、白带绵绵、胎漏、滑胎等证皆为首选之药。对气血两虚之闭经、月经过少等，参芪入四物汤治崩中漏下，补气以生血。

（2）党参与沙参

二参相伍，益气养阴，宜于气阴两虚之不孕症、内异症、崩漏以及流产后、癌症术后放化疗等症。病后虚羸，神疲倦怠，食少纳呆，咽干疼痛，舌质暗红，苔干少津者。

（3）党参与丹参

党参益气，丹参活血，气行则血行，气充则血活，宜于气虚血瘀之痛经、经闭、月经过少等症。气血两虚兼有瘀滞者，再配当归、川芎。丹参且能凉血安神，四药合用，又适于血虚血热，心烦不寐等症。

（4）当归与熟地黄

当归乃补血调经要药；熟地黄乃治阴亏血虚之主药。两药相伍，通守兼备，是妇科阴血亏虚之血枯、血燥之佳品。

（5）当归与白芍

当归养血活血，调经止痛，为血中气药；白芍酸苦微寒，养血柔肝，静而敛阴，为血中阴药。两药合用，动静结合，养血理血，对血虚而瘀之证有效。

（6）熟地黄与白芍

熟地黄性温入肾，白芍酸养入肝，肝肾并补，滋水涵木，宜于肝肾阴虚诸症。

（7）熟地黄与砂仁

熟地黄腻膈，久服滞脾碍胃；砂仁行气调中，醒脾开胃，且引气归肾。砂仁（或用砂仁壳）配熟地黄，既可防熟地黄滋腻之弊，又可引熟地黄入肾。

（8）当归与丹参

养血活血，补中有通，通补结合，治血虚经闭、经少者必用，用量宜大，多至 20 ～ 30g。临床也可用于慢性盆腔炎症、输卵管通而欠畅之不孕症，有疏通血脉之功。

（9）生地黄与白芍

两药相配，甘酸化阴，甘寒生津，养阴清热，柔肝敛阴，适用于阴血不足、虚火内盛之经行先期、月经过多、经行烦中、妊娠恶阻、排卵期出血等，常配淡黄芩加强清肝之功。

（10）生地黄与熟地黄

生地黄养阴凉血，熟地黄补血滋阴，凡肝肾不足、阴血亏虚而兼虚热之月经失调、不孕症、痛经、更年期综合征等皆可运用。

4. 从医医话

从医多年的朱南孙形成了自己的一套独特治病思路。出血乃妇科一大症，如崩漏、月经过多、经行吐衄、经间期出血、胎漏以及恶露不绝等，其中以崩漏最常见。止血归纳为四法，以求探讨。

（1）通——祛瘀止血

瘀血阻络，血不循经而致崩漏乃临床所常见。其因不一，或肝气郁结，气滞血凝；或郁久化热，血热煎熬成瘀；或经期感寒饮冷，寒凝血滞；或产后残瘀未尽，新生不得归经；或气虚运血无力，留滞成瘀。也有因血室未闭，误犯房事，热瘀交结。由瘀致崩漏，必先祛瘀，瘀散脉通，出血自止。常用祛瘀止血药蒲黄炭、大黄炭、山楂炭、花蕊石、牛角腮、茜草、三七末，以及仙鹤草、益母草，常用中成药震灵丹。血瘀有气滞、气虚、阳虚血寒、外伤脉络以及与寒、热、湿、痰等邪气夹杂之别，故运用祛瘀止血药时，需酌情与理气、清热、温经散寒、益气养血、滋补肝肾等法相结合。妊娠胎漏下血，前人忌用活血化瘀之品，血贵濡润宣通，安胎之方佐以活血化瘀之品，可以促进血供，达到养血活血安胎之效，孕前有内异症、盆腔炎经常酸痛者尤宜。久漏病人常伴全身乏力，少气懒言，腰膝酸楚，乍见一派虚象，万不可见虚误补，细审常属虚中夹瘀之证，所谓"久漏必有瘀"，往往瘀血排出，流血即止，所伴症状也会随之减轻。

（2）涩——止血塞流

止崩有"塞流、澄源、复旧"三（步）法，需密切结合。出血是一症状表现，其因有寒热虚实之别，故止涩塞流应与澄源并举。若不审病源盲目止涩，往往塞而不止，即使暂时止住，也易复发。临床选择具有双相调节或双重作用的止血药组方，如活血止血药：生地黄炭、地榆炭、侧柏叶、椿根皮、槐花、贯众炭；养阴止血药：生地黄炭、墨旱莲、鹿衔草、藕节炭；益气止血药：焦潞党参、焦白术、炒怀山药、欠实须、莲子须；补血止血药：地黄炭、蒲黄、炒阿胶；固肾止血药：炒杜仲、炒续断、桑螵蛸、墨旱莲、苎麻根、覆盆子、山茱萸、五倍子；温经止血药：炮姜、艾叶、赤石脂等。

（3）清——清热凉血

妇科“崩症热多寒少”，热有实热、虚热之分。其因有过食辛辣，有风热外袭，热入血室，有郁怒伤肝，有火内炽，热迫血行，有非时行房，热瘀交阻，也有时届更年，阴血虚损，有肝旺肾虚。血静则归经，实势出血，势急色红，烦热口渴不欲饮，舌深红，苔薄少津，脉弦数，而阴虚出血，多见舌暗红，脉细弦数。实热出血，常用生地黄、大蓟、小蓟、地榆、侧柏叶、椿根皮、炒丹皮、白头翁、玉米须、贯众炭等；若经行吐衄，多选白茅根、藕节、炒栀子；盆腔炎之热瘀交结、经淋腹痛者，需加清热解毒，活血化瘀药，如蒲公英、地丁草、败酱草、红藤、柴胡、延胡索、川楝子、熟大黄炭之类；阴虚出血，常用二至丸、苎麻根、桑螵蛸、龟板胶、鹿衔草、生地黄炭等，注重在补阴之中行止崩之法，桑椹、山茱萸、枸杞子、麦冬均可选用，俾肝肾阴血充足，血无热迫，则宁静如常。

（4）养——扶正固本

冲为血海，任主胞宫，若冲任受损则经血失约。肝肾乃冲任之本，肝主疏泄而司血海，肾主胞宫而藏精气，精血同源，肝肾一体。脏腑经脉虚损多由禀赋不充，后天失养，劳伤过度，将息失宜，或由郁怒惊恐，损及脏腑，而致冲任不固，崩漏不止。脾虚失统，治以健脾摄血；肾阳虚衰，精血不固，治以温肾固冲；肾阴不足，肝火偏亢，治以滋肾平肝，固摄冲任。心主血，“心和则血生”，崩漏出血病人情绪极易紧张，心神不定，血海难宁。遇此多选用远志、带皮茯苓、酸枣仁、淮小麦、合欢皮、首乌藤之类养心疏肝安神，疗效颇显。崩漏日久，气血耗伤，脏腑虚损，故需复旧善后，既恢复脏腑气血功能，又防止复发。

复旧善后需注意几点：纯虚无邪则补益兼以固涩之品，治从脾肾，可用八珍、归脾、左归、右归等方；本虚兼有宿疾，如内异症、子宫肌瘤，治宜补虚兼以祛瘀、清热、软坚消瘤；青春期、生育期妇女崩漏之复旧，要促排卵、复周期，而更年期妇女则需促其绝经；慎房事、勿劳作、怡情志。

通、涩、清、养是常用的止血四法，由于崩漏出血病人症情复杂，临证实践中四法多兼而用之。

5. 经验验方

朱南孙对治疗一些疾病的个人经验配方。

（1）加味没竭汤（又名化膜汤）

［方药］生蒲黄 24g（包煎），炒五灵脂 15g（包煎），三棱 12g，莪术 12g，炙乳香、炙没药各 3g，生山楂 12g，青皮 6g，血竭粉 2g（冲服）。

［主治］妇女痛经，尤其膜样痛经和子宫内膜异位症、盆腔炎等引起的痛经。

按语：本方以蒲黄、血竭为主药，破气行滞，活血化瘀，月经间期起服，连服 10 剂，膜散经畅，其痛自止。月经过多，蒲黄、山楂炒用，去三棱、莪术，加三七粉、炮姜炭、仙鹤草等，通涩并用，祛瘀生新。偏寒，酌加小茴香、艾叶、炮姜；热瘀互结，加蒲公英、红藤、地丁草、败酱草、柴胡、延胡索等。本方成药名：加味没竭片、痛经三号口服液（岳阳医院制）。

（2）将军斩关汤

［方药］蒲黄炭 12g（包煎），炒五灵脂 12g（包煎），大黄炭 6g，炮姜炭 6g，茜草 12g，益母草 12g，仙鹤草 15g，桑螵蛸、海螵蛸各 12g，三七末 2g（包吞）。

[主治] 虚中夹实（血瘀）之崩漏。

按语： 将军斩关汤由朱南山先生所创，小南先生承之，并撰文传之于后世，系朱氏妇科家传方。原方组成是：大黄炭3g，巴戟天18g，仙鹤草18g，茯神9g，蒲黄、炒阿胶各9g，黄芪4.5g，当归9g，三七末0.9g，红茶汁送服。全方“补气血而驱余邪，祛瘀而不伤正”，适用于虚中夹实之严重血崩症。宗原方之旨加减化裁，方中以蒲黄炭、大黄炭为君，蒲黄炭合炒灵脂（失笑散）祛瘀止血定痛，五灵脂生则活血，炒则止血，且能制约蒲黄散血之过。大黄炭“不仅无泻下作用，反而能厚肠胃，振食欲，并有清热祛瘀之力”，合炮姜炭，一热一寒，一攻一守，通涩并举。益母草伍仙鹤草，亦为通涩之药，且仙鹤草乃强壮止血之药，通补兼施。茜草活血化瘀而止血；桑螵蛸配海螵蛸益肾摄冲；三七末为化瘀止血之圣药。纵观全方，通涩并用，以通为主，寓攻于补，对于产后恶露不绝、癥瘕出血、崩漏不止属虚中夹实，瘀热内滞者，用之屡屡奏效。

（3）健壮补力膏

[方药] 太子参、菟丝子、覆盆子、金樱子、桑寄生、五味子、石龙芮、仙鹤草。

[主治] 肝肾不足，冲任虚损之崩漏、带下、闭经、月经不调、不孕症、胎漏等。

按语： 肾者主蛰，封藏之本；肝藏血，罢极之本，肝肾乃冲任之本。肝肾虚损，则精血滑脱，带下绵绵，神疲嗜卧。本膏中太子参补气力薄，虚人为宜；菟丝子、覆盆子、金樱子、五味子补肝肾，摄精气，固冲任；桑寄生补肝肾，强筋骨；石龙芮前人用于治疗脱疖肿毒、瘰疬病结核等症，予以补肾强壮之用；仙鹤草补涩之剂，属强壮性止血药，寒、热、虚、实之出血皆可用之。诸药配制成膏，药性温而不燥，补而不腻，是虚损的日常滋补之剂。

（4）怡情更年汤

［方药］女贞子 12g，墨旱莲 12g，桑椹 12g，巴戟天 12g，肉苁蓉 12g，紫草 30g，玄参 12g，首乌藤 15g，合欢皮 12g，淮小麦 30g，炙甘草 6g。

［主治］更年期综合征属肾虚肝旺，症见心烦易怒，烘热出汗，胸闷心悸，失眠多梦，舌质暗红，脉细弦带数。

按语：时值更年，肾气衰退，精血不足，阴阳失和，本方以二至丸为主，加巴戟天、肉苁蓉、桑椹滋养肝肾；紫草、玄参清肝降火，淮小麦、炙甘草健脾养心除烦；首乌藤、合欢皮解郁怡神。经前乳胀，加夏枯草 12g，生牡蛎 30g（先煎）；汗出甚者，多加瘪桃干 15g，糯稻根 15g，麻黄根 10g；血压高，头目眩晕者，加潼蒺藜、白蒺藜各 12g，钩藤 12g（后下）或天麻 9g。

6. 医案

（1）月经先期案 1

叶某，女，27 岁，未婚。1992 年 9 月 2 日初诊。

［现病史］14 岁月经初潮，次年起经行量多，2 年后又恢复正常。1990 年起经转提前，每 3 周 1 行，经量偏多。末次月经：8 月 31 日，为先期 9 天而转，量少色暗，乳房微胀，大便溏薄。舌质红，苔薄腻，脉细软。

［诊断］月经先期（脾肾不足，冲任统摄乏力）。

［治法］健脾益肾，调理冲任。

［方药］焦潞党参 12g，焦白术 9g，炒怀山药 12g，补骨脂 9g，

椿根皮 12g，煨肉果 12g，桑寄生 12g，桑螵蛸、海螵蛸各 12g，芡实须、莲子须各 9g，玉米须 2g，焦山楂炭 12g。

7 剂。

二诊（9 月 9 日）：经行 9 天方净，经量初少后为中量，伴腹痛隐隐，大便溏薄，日 1 ～ 2 次，纳可。脉细软，舌暗偏红，苔薄腻。脾肾气虚，冲任统摄乏力。治宜健脾益肾，统摄冲任。方药：焦潞党参 15g，焦白术 9g，炒怀山药 12g，补骨脂 9g，椿根皮 12g，赤石脂 12g（包煎），禹余粮 12g，牛角腮 12g，煨金樱子 12g，玉米须 12g，芡实须、莲子须各 9g。7 剂。

三诊（9 月 16 日）：经后便溏转实，但时而反复，神疲乏力，舌边尖红，苔薄，脉细软。治宗原法。方药：焦潞党参 12g，焦白术 9g，炒怀山药 12g，补骨脂 12g，椿根皮 12g，菟丝子 12g，煨金樱 12g，芡实须、莲子须各 9g，玉米须 20g，海螵蛸 12g，制狗脊 12g。14 剂。1 个月后复诊，经期已准，经量中等，且纳可便调，而予健壮补力膏调治，以资巩固。

按语：其经者常候也，每月如期一至，太过不及均为不调。古人均认为“阳太过则先期而至，阴不及则后时而来”。不尽然，亦有责之脾虚者。本案患者禀赋不足，脾气素虚，经常便溏，脾气不足，肾气亦虚。脾主统血，肾主封藏，故脾肾均虚则封藏失职，经水不及期而行，治当健脾益肾，统摄冲任，调治 3 次，服药 28 剂，周期已准，后予健壮补力膏常服，以资巩固。

（2）月经先后无定期案 2

周某，28 岁，已婚。1991 年 6 月 5 日初诊。

［现病史］17 岁月经初潮，周期先后无定，20 ～ 40 天一转，经量偏多，曾经中药调治，经量减至正常。26 岁结婚，婚后即孕，于

42 天时因故人流。经行无定期，经量中等，无痛经。经期伴小腹坠胀，腰肢酸软，经前后易感冒。末次月经：5 月 6 日，今临期未转。妇科检查：子宫前位，较正常略小。舌质偏红，苔腻，脉细弦。

[诊断] 月经先后无定期（肝肾不足，气血两虚，冲任失调）。

[治法] 养肝益肾，调补冲任。

[方药] 当归 12g，白芍 9g，生地黄、熟地黄各 12g，枸杞子 12g，菟丝子 12g，巴戟天 12g，怀山药 12g，山茱萸 9g，川续断 12g，制狗脊 12g，党参、沙参各 9g。

7 剂。

二诊（6 月 19 日）：经水落后 10 天已转，适逢第 4 天，经量中等，伴神疲乏力，腰酸肢软，口干便坚。舌质红，苔薄腻，脉细。肝肾阴虚，冲任不足。治宜滋养肝肾。上方加女贞子 12g，桑椹 12g，桑寄生 12g，柏子仁 12g。8 剂。

三诊（6 月 26 日）：经水 6 天已转，精力较前充沛。舌边尖红，苔薄腻，脉细软。治宗原法。守原方 14 剂。

四诊（7 月 10 日）：经期将近，尚无行经预感。舌质红，苔薄腻，脉弦细。肝肾素虚，冲任气滞，经前予养血疏肝，益肾调经。方药：当归 9g，丹参 12g，柴胡、延胡索各 6g，制香附 9g，川楝子 9g，红藤 15g，蒲公英 15g，川续断 12g，狗脊 12g，桑寄生 12g。10 剂。

五诊（7 月 24 日）：经水 20 日转，量中将净。调治后经期趋准，伴小腹胀痛，下肢酸软，经期又感外邪，鼻塞流涕，纳便尚调。舌质红，苔薄黄腻少津，脉细弦带数。肝肾阴虚，外感风热，先宜疏解上邪，祛风清热。

六诊（8 月 7 日）：感冒已瘥，已是经期第 18 天，无疾苦。舌质红，苔薄，脉细。流产后冲任受损，肝肾耗伤，治宜滋养肝肾。方药：生地黄 12g，白芍 9g，知母 12g，茯苓 12g，生草 6g，怀山药

12g，桑椹 12g，枸杞子 12g，菟丝子 12g，川续断 12g，狗脊 12g，薏苡仁 17g。7 剂。药后经水于 8 月 24 日转，经量中等，故仍从原意增损调治，周期趋准，经随访不久获孕。

按语：本患者初潮迟至，禀赋不足，素体虚弱，婚后即孕，但人流冲任受损，精血匮耗，以致血海盈溢失常。来诊时经水过期 10 天未转。《万氏妇人科》谓其为虚证，悉从虚证治。先以养肝益肾，调补冲任以充经源，药后冲任得润，果然经转。此后二诊均于经前养血疏肝，益肾，经净后则用当归、白芍、生地黄、枸杞子、桑椹滋补阴血，充养冲任；菟丝子、怀山药、狗脊、桑寄生、续断补肝肾。在治疗期间未见经期提前而渐趋正常，后怀孕。

（3）崩漏案 3

唐某，女，14 岁，学生。1992 年 7 月 29 日初诊。

［**现病史**］今年初潮，行经 4 次，汛潮尚准。此次经转时值盛夏，经期入水游泳以致月经量如冲，10 天未净，已用卫生巾 3 包，小腹胀痛不适，少许血块，纳可便调，脉细滑带，舌暗红，苔薄。

［**诊断**］崩漏（血凝瘀滞，冲任不固）。

［**治法**］祛瘀生新。

［**方药**］蒲黄炭 12g（包煎），五灵脂 12g（包煎），熟大黄炭 6g，炮姜炭 6g，焦茜草炭 12g，棕榈炭 12g，海螵蛸 12g，三七粉 2g（吞服）。

4 剂。

二诊（8 月 4 日）：经血已减，略有瘀下（不用卫生巾），唯感腰酸，神疲，纳呆，便结，脉细数无力，舌偏红，苔薄，根部白腻。证属气血耗损，脾肾两虚，治拟健脾和胃，补肾摄冲。方药：潞党参12g，白术、白芍各9g，茯苓12g，炙甘草6g，蔻仁3g（后下），巴戟天12g，桑寄生12g，桑螵蛸、海螵蛸各12g，仙鹤草15g，女贞子12g，墨旱莲12g。4剂。

三诊（8月9日）：瘀下已止，精力渐充，大便亦畅，食纳仍少，脉细软，舌偏红，苔薄。经血已净，继以健脾益肾摄冲，以善固本。方药：潞党参15g，白术、白芍各9g，茯苓12g，炙甘草6g，陈皮6g，焦谷芽、焦麦芽各9g，巴戟天12g，肉苁蓉12g，续断12g，杜仲12g，桑螵蛸12g，二至丸6g。7剂。

按语：天癸始至，肾气初盛，经期涉水，瘀血内阻，血不归经而妄行，澄源塞流，祛瘀止血。取验方将军斩关汤出入，通涩并举寒热兼施，补而无滞，行中有止。瘀去血止，净后转补脾肾以复其本，缘脾肾为先后天之本，生化之源，冲任之根。经前酌加涩冲之品，如芡莲须、桑螵蛸、海螵蛸等。患者于8月22日经候如期，量中经畅，恢复正常。

（4）月经过少案4

沈某，34岁，已婚，记者。1993年2月17日初诊。

[**现病史**] 患者1984年婚后当年受孕因故人流。1986年8月顺产1胎，婴儿窒息而夭折，自1988年始终经量较少，1989、1990年二度受孕均难免流产而行刮宫术。月经过少4年余，血色暗褐色，每次仅卫生巾5～6片，伴头晕神疲。末次月经：1月22日，2天即净，便调，舌暗，苔薄，脉沉细弱。

[**诊断**] 月经过少（肝肾耗损，精血衰少，冲任失调）。

[**治法**] 滋养肝肾，调补精血。

[**方药**] 当归15g，丹参15g，赤芍12g，生地黄、熟地黄各

12g，制黄精 12g，怀山药 12g，山茱萸 9g，党参 12g，白术 9g，茯苓 12g，炙甘草 6g。

7 剂。

二诊（2 月 26 日）：末次月经 2 月 19 日，时感头晕神疲，夜寐欠安，舌质红，苔薄，脉细。证属肝肾不足，气阴两虚。治宜补益肝肾，调补冲任。方药：当归 12g，生地黄、熟地黄各 12g，菟丝子 12g，桑椹 12g，枸杞子 12g，怀山药 12g，山茱萸 9g，太子参 15g，黄芪 12g，巴戟天 12g，肉苁蓉 12g。7 剂。

三诊（3 月 5 日）：适逢月中，神疲腰酸，夜寐欠安，口干引饮。舌质红，苔薄，脉细。治宗原法，仍以上方出入。上方去巴戟天、肉苁蓉，加杜仲 12g，续断 12g，狗脊 12g。14 剂。

四诊（3 月 19 日）：经期将近，神疲腰酸，大便溏薄，夜寐欠安。舌质红，苔薄，脉沉细。证属肝肾不足，气阴两虚。治宜益气养阴，调补冲任。方药：当归 12g，熟地黄 12g，川芎 6g，白术、白芍各 9g，党参 15g，黄芪 15g，怀山药 12g，菟丝子 12g，覆盆子 12g，巴戟天 12g。7 剂。

五诊（3 月 26 日）：末次月经 3 月 21 日，量较前增多，约用 1 包卫生巾，血色亦转红，4 天净止，伴头痛，小腹隐痛，大便欠实，夜寐梦扰。舌质淡红，苔薄，脉细。证属肝肾不足，胞宫虚寒。治宜健脾益肾，调补冲任。方药：焦潞党参 12g，炙黄芪 12g，焦白术 9g，当归 12g，熟地黄 12g，枸杞子 12g，菟丝子 12g，覆盆子 12g，炒怀山药 12g，补骨脂 12g，炒续断 12g，制狗脊 12g。7 剂。

六诊（4 月 7 日）：症如前述，脉舌详前，仍从原意调治。上方去焦白术、覆盆子、续断、狗脊，加淮小麦 30，炙甘草 6g，巴戟天 12g，仙灵脾 12g。7 剂。

七诊（4 月 16 日）：经行量少，调治好转，便时溏，已临经前。

舌质红，苔薄。证属肾气不足，肝血耗损，脉络失和。拟健脾益肾，养血和络。方药：党参9g，白术6g，茯苓12g，炙甘草6g，淮小麦30g，怀山药12g，当归12g，熟地黄12g，制狗脊12g，炒续断12g。7剂。

八诊（4月23日）：经水4月18日来，量增多，已近正常，3天净止。经后夜寐欠安，精神疲倦。舌质红，苔薄，脉细。经净后仍宜益气养血。方药：党参12g，白术9g，茯苓12g，炙甘草6g，当归12g，熟地黄12g，砂仁3g（后下），巴戟天12g，仙灵脾12g，谷芽、麦芽各9g，淮小麦30g。14剂。

九诊至十一诊：基本如前法增损调治，末次月经：5月16日，经量亦为正常，大便已实，诸症亦平。

按语：经血源于水谷精气，生化于脾，总统于心，藏受于肝，离泄于肾，脏腑安和，血海满盈，经水自调，今患者婚后受妊即行人流术，肝肾耗伤。而后顺产一胎，婴儿夭折，情志受郁，肝脾不和，气血难以复原。继之又两度坠胎，精血日益衰，经源匮乏，以致经行量少、色淡，伴神疲腰酸，大便溏薄，脉沉细弱。经健脾益肾，滋养肝血，调治2月，脏腑安和，气血渐充，经量已见增加，血色转红，而告痊愈。

（5）经前乳胀案5

顾某，32岁，已婚，接线员。1975年7月24日初诊。

[现病史] 素有痛经，周期准，结婚10年未孕，婚后渐有经前乳胀，伴头痛，精神抑郁，心烦心悸，便坚，咽痛，面色萎黄。脉弦细而数，舌红，苔黄腻。妇检：子宫偏小。1967年盆腔碘油造影示：左侧输卵管通，右侧通而不畅。现周期将近，预兆明显。

[诊断] 经前乳胀（肾阴不足，肝郁火旺）。

[治法] 清热养阴，疏肝润肠。

[方药] 生地黄、熟地黄各9g，丹皮6g，赤芍9g，川楝子9g，桑椹12g，枸杞子12g，沙参9g，麦冬6g，全瓜蒌12g，柏子仁12g，枳壳6g。

5剂。

二诊（7月31日）：药后经水准期而转，乳胀即瘥，经量中等，腹痛已缓，大便通润，神疲胸闷，纳呆，脉细数，舌红，苔黄腻。湿蕴中焦，脾运失司。治宜清化。方药：制川朴2.4g，姜黄连3g，白术9g，米仁12g，全瓜蒌12g，柏子仁2g，枳壳6g，二至丸12g（包煎）。5剂。

三诊（8月5日）：湿热减轻，诸恙均瘥，纳可便润。肝肾阴虚，再予滋养。方药：生地黄、熟地黄各9g，枸杞子9g，桑椹12g，沙参9g，麦冬6g，白术6g，全瓜蒌12g，柏子仁9g，丝瓜络12g，路路通12g，枳壳6g。7剂。

四诊：以清热养阴法投治之，热渐减，8月24日及9月21日两次行经，经前乳胀消失，腹痛亦瘥。

按语：经前乳胀可伴头痛，性情郁怒，每于经前3～7天，甚或期中即开始有预感，乳头属肝，乳房属胃，故本症病在肝经，一般认为，由肝气郁结，疏泄失常所致，治疗亦以疏肝理气为主。但该患者经量偏多，肾阴不足，肝经火旺，如于经前服疏肝理气药，恐使经来提前，经量过多，则阴血愈亏而火更盛，今以增液汤加减，养阴柔肝，并予疏肝清肠之品，腑行通润，郁火自降。

（6）经行隐疹案6

张某，22岁，未婚，学生。1965年初诊。

[现病史] 1965年，时发隐疹，经前较甚，今临床未转，腹胀，隐疹剧发，呈片状，瘙痒难忍，得热卧床则减，头痛目赤，口糜便坚。舌暗，脉弦。

[诊断] 经行隐疹（肝气阻滞，风热相搏）。

[治法] 祛风活血，疏化导滞。

[方药] 豨莶草12g，赤芍9g，红花6g，当归9g，桃仁9g，月月红3g，全瓜蒌12g，枳壳4.5g，大黄䗪虫丸12g（包煎）。

2剂。

服药后便泄经转，隐疹即瘥。

按语：隐疹又称“风疹块”，无论因寒因热，均与风有关，与风相搏终为热也。患者临经便坚头痛，目赤口糜，肝热甚盛，与风相搏，肌肤发疹瘙痒难忍。治以桃红四物加月月红、全瓜蒌、枳壳、大黄䗪虫丸疏化导滞；豨莶草祛风通络，活血止痒。服药后便畅经通，风火内热得以疏泄，隐疹遂不复作，随访数月均未复起。

（7）乳泣案7

忻某，30岁。1975年12月9日初诊。

[现病史] 正产一胎，人工流产两次，末次人流于1974年9月。手术后经水每至量多，腰酸腹痛，头晕神疲，面色晦暗，腑行不畅。三个月前偶因努责大便而致泌乳，乃经转落后量少，并于经前乳房作胀，乳液自出。

[诊断] 乳泣（肝肾亏损，肝失条达）。

[治法] 疏肝养血调经。

[方药] 当归9g，赤芍9g，柴胡6g，延胡索6g，青皮6g，蒲公英12g，红藤12g，全瓜蒌12g，枳壳4.5g，皂角刺9g，川牛膝9g，泽兰叶9g。

6剂。

二诊（1976年1月12日）：上月15日经转，经量增多，乳汁分泌减少，今周期将近，已感乳胀，治宗前法。原方6剂。

三诊（1977年3月10日）：主诉去年服药后经行正常，乳胀、溢乳等症状均好转，即怀孕，做第三次人工流产。术后溢乳复发，治以调补肝肾，佐以疏达。方药：生牡蛎30g（先煎），白芍9g，钩藤15g（后下），白蒺藜6g，柴胡6g，广郁金9g，合欢皮12g，川楝子9g，续断12g，川牛膝9g，桑寄生12g，狗脊12g。7剂。宗上治则，2个月后经调，乳不外溢，嘱其落实避孕措施。

按语：古今向有“妇女乳头属肝，乳房属胃”之说，经乳的调节与冲任有密切关系，经曰“经脉为病，气逆而里急”，溢乳是“气逆”，里急则经闭，故凡肝气郁结，皆可使冲脉气机失于调畅而致“里急”，里急则冲气无由下，血亦无下达之路径而上逆为乳，本症除肝郁外，尚有以往失血过多而致气血不足之象，故治以疏达肝气养血调经，溢乳减少则不外溢。

（8）闭经案8

殷某，40岁，已婚。1984年3月17日初诊。

［现病史］17岁，7/28，量中，无痛经。28岁结婚后顺产一胎，产后用避孕针及口服避孕药，以致月经量渐减，甚至闭经，已有5年，每需用黄体酮方转。刻下：闭经10月，乳胸小腹作胀，腰疼肢软，神疲乏力。舌质暗，苔薄腻，脉细。

［诊断］闭经（肝肾不足）。

［治则］清养肝肾。

［方药］生地黄12g，白术、白芍各9g，益母草6g，怀山药12g，菟丝子12g，枸杞子12g，桑寄生12g，续断12g，狗脊12g，

四制香附丸 12g（包煎）。

7 剂。

二诊（6 月 27 日）：上药服用 1 月，于 4 月 27 日经转 1 次，现又 2 月未转，无不适。舌质红，苔薄，脉细弦。仍属肝肾阴虚，治清热养阴，活血调经。方药：当归 12g，赤芍 12g，川芎 9g，生地黄、熟地黄各 9g，续断 12g，川牛膝 12g，泽兰叶 9g，益母草 15g，马鞭草 15g，鸡血藤 15g。5 剂。

三诊（7 月 18 日）：上药服后 7 月 9 日行经，量中，3 天净。经后头不晕，神疲，胃纳欠佳。脉虚细，舌暗，苔腻少津。证属气阴两虚，治宜益气养阴。方药：太子参 12g，赤芍、白芍各 9g，生地黄、熟地黄各 9g，当归 12g，丹参 12g，茯苓 9g，炙甘草 4.5g，续断 12g，桑寄生 12g，鸡血藤 15g。7 剂。

按语：本例是用避孕药所引起的经少乃至经闭，初诊时已闭经 10 月。曾用活血之剂未效。据临证探讨，西医避孕药是影响了下丘脑－垂体－卵巢轴的功能，抑制卵泡成熟导致闭经。中医脏腑学说有“肾主生殖”及“肾上通于脑、下连冲任而系胞宫”的论述，肾的阴阳失调则影响脑－肾－冲任－胞宫轴的生理功能而闭经，所以单用活血化瘀通滞之品攻逐无效，急予图功或能竭蹶一行，但血海涸。临证用生地黄、白芍、当归养血；白术、茯苓、炙甘草、怀山药健脾益气；菟丝子、枸杞子滋肾阴；桑寄生、续断、狗脊益肾调冲；四制香附丸则理气调经。香附一味，李时珍称之为“气病之总司，女科之主帅”，临证常在虚性闭经中与补养药同用，以调气行滞，候血海稍充后使血液流通。经 1 月调治经转，二诊周期又近，予前法中加入活血化瘀之品，寓通于补，使经知转。三诊正值经后，再调补肝肾，益气养血，经水自行。

（三）上海蔡氏妇科代表人物：蔡小荪

1. 学术观点

寓防于治长调脾胃安未病之地

蔡师治病重视脾胃的观点，源于家传，并深受许叔微、李东垣、薛立斋等医家的影响。脾胃为后天之本，水谷之海。五脏六腑非脾胃之气不能滋养，气血津液非脾胃之气不能生化，故东垣奉“脾胃为血气阴阳之根蒂”，立斋尊“胃为五脏之本源，人身之根蒂”也。蔡师亦颇重脾胃对元气精血的滋生作用。认为元气精血虽禀受于先天，由先天之肾精所化生，但必须依赖后天脾胃之气的不断滋养，才能更好的发挥作用，而二者之间，脾胃的作用是至关重要的。“盖人之始生，本乎精血之源，人之既生，由乎水谷之养。非精血，无以立形体之基；非水谷，无以成形体之壮。”（《景岳全书》）故人之自生至老，凡先天不足者，但得后天精心培育，或可弥补先天之虚而强壮；而后天之不足，若不得重新恢复其运化、滋养之功，则非但脾胃之气日虚衰，即使先天强盛之元气精血，也会因失于后天精微的调养、滋生、充实而告匮乏。基于这种认识，蔡师在临证治病中颇长于运用健脾益气之法安未病之地，以保证气血之源不竭，从而达到截断疾病进一步发展、变化的目的。如治更年期综合征，目前中医界多从肾虚论治，而蔡师认为，人之肾气衰退乃生理性转变的大势所趋，任何治法药方终不能逆转此种衰变，非人力药物所能挽者，只是减慢肾气的衰退速度，将由此引发的脏腑、阴阳失调缓冲在最小的范围内，从而达到消除或减轻症状的目的。其间，补益肾气固然重要，但调理脾胃也至为关键，基于这种后天补先天的观点，蔡师治疗本病常将调理脾胃与补肾填精熔于一炉，频收良效。

从女子异于男子的生理病理而言，蔡师认为，妇人以气血为本，其经、带、胎、产的过程往往数伤于血，数脱于气，使气血常处于相对不足状态。生理状态下，脾胃可代偿性加快运化功能以弥补气血之不足，然这种负荷运化时日渐久，就易损伤脾胃功能引起病理变化；若为病理性一时大量或长期失血耗气，便可削弱或影响气血对五脏六腑的推动滋养作用，引起脏腑功能失调。脾胃为生化之源，两虚相合，形成恶性循环，导致疾病进一步发展变化。故而凡病者，必有气血不足，也必有不同程度的脾胃功能失调，治病当注重顾及脾胃，此其一也。妇人阴性偏执，易于抑郁伤肝，肝失疏泄，即可影响脾胃升降运化功能；即病之后，又多担扰、思虑、恐惧心理，而此又最易引起脾胃功能失调，使本已紊乱或不足的脾胃和气血不能修复反而进一步加剧，导致疾病向纵深发展。因此，如何截断疾病的发展变化，脾胃功能的复旧亦是关键所在。治病当注重顾及脾胃，此其二也。治疗疾病之药物通常首先入胃，除加重脾胃受纳运化负担外，其药物偏胜之性及副作用，首当其冲的影响脾胃。如苦寒之品易败伤胃气；滋补之品易黏滞胃气；香燥之品易劫夺胃阴；温热之品易燥灼胃阴；许多西药也最易引起脾胃功能的紊乱等，故如何尽量避免治疗过程中对脾胃的损伤，对疾病的转归具重要意义。治病当注重顾及脾胃，此其三也。药物入于胃中，必须通过脾胃之受纳、运化、转输才能作用于患处，从而发挥治疗效能。若脾胃运化不佳，则其转输药物功能必会减弱，就可影响药物发挥正常作用。故凡病兼胃失调者，不论是病初、病中、病末，均当在治本却病的同时，及时正确地调理脾胃，保证药物最大限度地发挥治疗作用。治病当注重顾及脾胃，此其四也。凡此种种，可以李中梓喻概之："胃气犹兵家之饷道，饷道一绝，万众立散，胃气一败，百药难施。"

本着治病当注重顾及脾胃的观点，蔡师在治病过程中，除了运用治疗疾病所需药物外，每多注重兼顾调治中州的运化功能。临床处方，部分药物习惯妙用。一则藉以改善药性之偏，一则使其焦香，增进健脾之力。而党参、白术、茯苓、甘草、半夏、石斛、谷芽、陈皮之属，为常用之品，旨在健脾和胃，以增生化之源。特别是茯苓一药，最喜用之，几乎每张处方中均遣用。蔡师言，茯苓味独甘淡，甘则能补，淡则能渗，甘淡属土，具健脾和中，利水渗湿之功，其药性缓和，补而不峻，利而不猛，既能扶正，又可祛邪，为防治脾胃之虚要药也。在蔡师自拟之“孕Ⅰ方”“孕Ⅱ方”“内异Ⅲ方”“化瘀消坚方”等系列方中，均将茯苓列为主药。此外，蔡师对腥臭烈气药物，如治瘀滞腹痛之五灵脂、治赤白带下之墓头回、破除癥积之阿魏等药，认为有碍脾妨胃之弊，用时尤宜审慎，对脾胃失健者则应注意避免使用。

2. 证治经验

（1）崩漏

妇女崩漏，最为大病，常互相转化，久漏致崩，或久崩成漏。他对崩漏的诊治，总的来说，首先区分阴阳。通过月经的期量色质，辨明阴阳的偏盛偏衰。尤其在治疗方法上，强调“求因为主，止血为辅”。血得热则行，得寒即止，故崩漏功血，以血热所致较多见，大都出血量多，色鲜红或紫，经来先期，质较浓或稠，属阳崩范畴，治法以清热凉血为主，用当归 9g，丹皮炭 9g，侧柏叶 9g，白芍 12g，炒地榆 12g，墨旱莲 15g，重用生地黄炭 30g。热甚常出现阴虚现象，则可增用龟板 9g，或固经丸 12g，吞服，则效果较显。此外，阴虚伴肝旺时，有乳胀易怒等症状，可加柴胡 4.5g，黑芥穗 9g。崩漏日久，常导致气阴两虚，前方可加用太子参或党参 12g，煅牡蛎 30g，阿胶 9g，疗效更佳。但阿胶的运用，须注意出血的色质，以血色鲜红或稍淡，质较稀薄而无瘀块者为宜，说明非瘀热证实。如血色紫黑，质稠厚成块而秽气的则不宜用。一般阴虚的崩漏用龟甲胶尤佳，如无龟甲胶，以龟甲与阿胶同用，效果亦显。阴崩多久崩久漏，色较淡而稀薄。因失血过多而血伤阴，阴血大亏，气亦随耗，崩久不止，以致阳虚。这类崩漏，大多绵延日久，一般止血剂效果不显，临床上可用党参 12g，生黄芪 20g，当归 9g，焦白芍 9g，牛角鳃 9g，陈艾炭 3g，仙鹤草 30g，熟附片 9g，炮姜 3g，阿胶 9g，对久治不效的阴崩，如辨证正确，常可获得显著效果。如患者舌苔淡薄，而舌质偏红的，上方可加生地黄炭、煅牡蛎各 30g，以制约温阳药物的偏性，同时又可增加止血的作用。或用龟鹿二仙胶更佳，也可以龟甲 9g，鹿角霜 9g，阿胶 9g 同用。一般血止以后，即去姜、附，因二药毕竟温燥，崩后失血，多用恐非所宜，故只须益气养血，自然阳生阴长，康复可期。如纯属气虚下陷，固摄无权的崩漏，可宗补中益气法重用黄芪 30g，增生地黄炭至 30g，炮姜 3g，姜、地同用，可互制偏性，且又阴阳兼顾，止血效果较显。炭剂是治崩漏常用之品，在炮制方面，必须炒炭存性，否则变成焦炭，难免损耗药物作用。处方时也只须参用几味即可，以助固摄之力。如全部或大部用炭，则药力未必有原药显著。在临床上，对某些崩漏症并不用炭，特别是瘀血导致的崩漏，相反用化瘀调摄之剂，也同样取得预期效果。

（2）闭经证治

对闭经的治疗，不能急切图功，妄事攻伐。①原发性闭经。以育肾养血为主，参血肉有情之品，冀肾气旺盛，冲任充盈，月事得以时下，方用：当归 9g，生地黄、熟地黄各 9g，川芎 9g，熟女贞子 9g，仙灵脾 12g，肉苁蓉 9g，狗脊 9g，山茱萸 9g，制黄精 12g，河车大造丸 9g（吞服）。如大便不实，可去生地黄、肉苁蓉，加炒怀山药 9g，菟丝子 9g，以健脾肾。每日 1 剂，1 月为 1 疗程，通常观察

3个月，最好能同时测量基础体温，以助诊断。这种闭经，多数基础体温呈单相。经过治疗后，如体温呈现双相，即预示症情已有好转，继用调经方：当归9g，熟地黄9g，川芎4.5g，白芍9g，怀牛膝9g，丹参9g，制香附9g，桂枝3g，红花4.5g，泽兰叶9g。可望经水通行，但尚须继续治疗，直至停药3个月，经事仍能按时来，方为痊愈。②继发性闭经。属肾虚不足，冲任失充者，大多基础体温也呈单相。对这类病例，仍以育肾为主，首先用茯苓12g，生地黄、熟地黄各9g，仙灵脾12g，石楠叶9g，怀牛膝9g，制黄精12g，公丁香2.5g，路路通9g，桂枝2.5g，细辛1g，麦冬9g，乌鸡白凤丸1粒（吞服），服7剂，以育肾通络。继用茯苓12g，熟地黄9g，仙茅9g，仙灵脾12g，石楠叶9g，紫石英12g，狗脊9g，鹿角霜9g，熟女贞子9g，肉苁蓉9g，河车大造丸10g（吞服），约8剂，以育肾温煦。如大便不实的，可去肉苁蓉，改菟丝子9g。腰冷的加熟附子9g，艾叶2.5g。按周期反复服用后，基础体温能呈现双相者，当属好转之象，然后用四物汤加理气活血剂催经，月事可下。一般短期内不易见功，须有一定过程。因环境改变，不能适应，或抑郁不快，影响情绪致闭经者，用四物汤加柴胡等疏肝理气药，有一定效果，方药：当归9g，生地黄9g，川芎4.5g，白芍9g，柴胡4.5g，制香附9g，乌药9g，丹参9g，广郁金9g，怀牛膝9g，红花4.5g。有烦躁不安，紧张易怒者，加淮小麦30g，生甘草3g，甘以缓急。如恢复原来生活习惯者，则效果更显，个别患者甚至无药自愈，这类病例在闭经中，相对来说比较易治。

3. 用药特色

（1）败酱草

①主要治疗盆腔炎、带下病、产后腹痛等。②临床见有湿

热瘀滞者，均可使用该药。③配伍：败酱草 20 ～ 30g，配红藤 15 ～ 30g，主治盆腔炎。败酱草 30g，配红藤 30g，金银花 30g，蒲公英 15g，丹皮 10g，主治流产、产后发热、产后腹痛均为急性感染。④最大剂量 30g，最小剂量 15g。⑤败酱草具有清热解毒，活血化瘀的作用，临床上不孕症患者如果兼有湿热瘀滞者，可用自拟清热化湿方（茯苓 12g，桂枝 2.5g，柴胡 4.5g，赤芍 9g，败酱草 20g，丹皮 9g，鸭跖草 20g，川楝子 9g，红藤 9g，延胡索 9g，怀牛膝 9g），可参自拟孕Ⅰ、孕Ⅱ方调治。

（2）皂角刺

①主要治疗输卵管炎，生殖道结核，不孕症经前乳胀，乳癖，子宫内膜异位症。②配伍：皂角刺 12g，配丹参 12g，百部 12g，王不留行籽 9g，山海螺 15g，鱼腥草 12g，功劳叶 15g，夏枯草 12g，怀牛膝 9g，生地黄 9g，路路通 9g，主治生殖道结核（抗痨方）。皂角刺 15g，配王不留行籽 9g，月季花 4.5g，广地龙 6g，降香片 4.5g，主治输卵管炎，输卵管欠畅、阻塞（通络方）。皂角刺 20g，配甲片 10g，必甲 10g，丝瓜络 10g 等，主治经前乳胀、乳癖等。皂角刺 12g，配化瘀散结之品，主治内异症，经净后服。③最大剂量 20g，最小剂量 12g。

4. 经验验方

（1）逍遥散

①方药：柴胡 5g，当归 10g，白芍 10g，茯苓 10g，白术 10g，炙甘草 3g，薄荷 5g，生姜 3 片。②主治：月经失调、崩漏、闭经、痛经、月经前后诸证、更年期综合征、不孕症等。本方应用广泛，临床上凡属肝郁血虚，脾虚胃气不和者，使用本方效果较佳。③加减：尤以经行前后诸证及更年期综合征等有情绪抑郁及潮热者，加

山栀、丹皮及郁金、淮小麦、柏子仁、磁石等，效果较显。

（2）加味顺经汤

①方药：当归10g，生地黄10g，白芍10g，丹皮12g，黄芩12g，沙参10g，荆芥穗10g，牛膝、茜草各10g，山茶花10g，泽泻10g。②主治：经行吐衄。③加减：鼻衄加茅根、芦根、黄芩。茅根清肺止血，有奇效。吐血加墨旱莲、茜草、黄芩。治倒经不用川芎，因其性上冲颠顶，走而不守，于倒经不利。治倒经，不能单纯止血，否则经血非但不得畅行，甚至吐血更甚，结果适得其反。

（3）桂枝茯苓丸

①方药：桂枝3g，茯苓12g，赤芍12g，丹皮12g，桃仁10g。②主治：血瘀经闭或痛经，子宫肌瘤，盆腔炎，产后恶露不尽，子宫内膜异位症，宫外孕。临床如见妇人宿有瘀块，按之痛，腹挛急或经行腹痛拒按，产后恶露不尽而腹痛拒按，使用本方有一定效果。本方属活血化瘀之剂，可治小产子死腹中，或胎腐烂腹中，虚甚者立可取出，无安胎作用，故对妊娠兼有子宫肌瘤，出现下红流产者，虽有“有故无殒亦无殒”之说，亦当慎重考虑。

（4）化瘀定痛方

①方药：当归10g，丹参12g，川芎5g，川牛膝10g，制香附10g，延胡索10g，赤芍10g，血竭3g，制没药6g，苏木10g，失笑散15g。②主治：子宫内膜异位症。对于子宫内膜异位症，经行腹痛剧烈者，在经行前3天即服，大多有效。本方为自拟方，以化瘀为主，因内异症病理实质是血瘀内结所致，故瘀除病自愈，服用本方须在经行前3天开始，过晚则瘀积既成，难收预期功效，如果患者腹痛剧烈，伴有肛门抽痛，大小便失畅者，可加用虫类药剂，以增强化瘀搜剔止痛之效。

5. 医案

（1）痛经案 1

虞某，26 岁，女，未婚，公安人员。1977 年 7 月 5 日初诊。

［现病史］十八岁癸水初潮，第二次经转即每行腹痛，甚则昏厥，下瘀块后较舒，临前二天腰酸乏力，1975 年左侧卵巢囊肿扭转曾施手术，右少腹时感吊痛，现值经期（周期 29 天）量少不畅，近来外感寒热，急诊后方退，余邪未清，腹部剧痛，又致昏厥纳呆泛恶，心悸，便溏，脉细数，苔薄白，质微红。

［诊断］痛经（寒凝血瘀）。

［治法］温经散寒，祛瘀止痛。

［方药］当归 9g，丹参 9g，赤芍 9g，制香附 9g，吴茱萸 2.4g，木香 4.5g，小茴香 3g，延胡索 9g，五灵脂 9g，制没药 4.5g，炮姜 2.4g。

3 剂。

二诊（7 月 26 日）：发热渐退，略有低热，经期将至。脉弦，苔薄白，欲为温通。方药：当归 9g，川芎 9g，赤芍 9g，制香附 9g，延胡索 9g，川牛膝 9g，红花 4.5g，制没药 4.5g，丹皮 9g，吴茱萸 2.4g，失笑散 12g。6 剂。

三诊（8 月 1 日）：今经行准期，量适中，腹痛，较前轻减，略胀，腰酸，脉弦，苔薄，拟理气调治。方药：当归 9g，白芍 9g，丹参 9g，川芎 6g，制香附 9g，川楝子 9g，延胡索 9g，川续断 9g，狗脊 9g，川牛膝 9g，失笑散 12g（包煎）。3 剂。

四诊（8 月 23 日）：上次经痛见减，量不多无块，又将届期，大便不畅，脉细，苔薄质红，边有齿印，再为通调。方药：当归 9g，川芎 9g，赤芍 9g，丹参 9g，制香附 9g，延胡索 9g，川牛膝 9g，红花 9g，桃仁 9g，失笑散 15g（包煎）。5 剂。

五诊（8 月 30 日）：经水将临，略有腰酸，近有胃痛，大便色深，脉细，苔薄白，质红，仍宗前法出入，嘱验大便隐血，如阳性则暂停服。方药：当归 9g，川芎 9g，赤芍 9g，川牛膝 9g，制香附 9g，乌药 9g，制没药 3g，丹参 9g，延胡索 9g，川续断 12g，失笑散 12g（包煎）。4 剂。

六诊（9 月 24 日）：上月药后翌日经临，量较畅，下块色深且多，腹痛显减，兹感脘疼，通气较舒，脉细，苔薄白，又将临期，再当兼顾。方药：当归 9g，川芎 9g，川牛膝 9g，赤芍 9g，制香附 9g，乌药 9g，木香 3g，延胡索 9g，制没药 6g，鸡血藤 12g，失笑散 12g。4 剂。

七诊（9 月 29 日）：调治以来，痛经月见好转，昨又临期，腹痛完全消失，纳食如常，便溏次多，显见轻减，临前腰酸乏力、右腹吊痛均除，上月量畅，下块色紫，今犹未下，略感腰酸，脉细弦，苔薄质红，方虽应手，未许根治，再从原议，以冀全效。方药：当归 9g，川芎 9g，川牛膝 9g，赤芍 9g，制香附 9g，木香 4.5g，吴茱萸 2.4g，延胡索 9g，川续断 12g，狗脊 12g，失笑散 12g（包煎）。2 剂。另八珍丸 90g，分 10 日服。

按语：患原发性痛经已有 8 年，初潮较迟，1975 年 2 月右侧卵巢囊肿扭转手术切除，并伴有肠粘连，肠炎，胃窦炎等症。体质虚羸，在所难免；经来瘀滞，排出困难，疼痛剧烈。体力不支，每致昏厥。加之脾阳不振，肠胃失健，平素易泻。经来辄溏，纳差泛恶，腰酸乏力，中气不足，诸症毕现，经期虽准，通运受阻，体虚症实，两者间杂，鉴于病员每次来诊，均在经期前后，主要矛盾属瘀滞，经痛，脾虚有寒，当予温通经脉。初诊因隔宵寒热达 T38.5℃，急诊后方退，余邪未清，故于祛瘀理气温中止痛方中，避川芎而用丹参；

缘川芎下行血海，当时发热虽退未尽，恐引热入里，药后有所好转，复诊又值发热渐退已甫3天，略有低热是为体虚不足，营卫不和。经期将届，欲为温通，拟四物汤去地黄，增牛膝，红花下行通经，延胡索、没药、失笑散化瘀止痛，香附理气调经，吴茱萸温中止吐泻，丹皮助赤芍清热行血，因便溏见减，此次未用炮姜，经痛见轻，量不多无块，四诊又至经前，大便不通，宗前法增桃仁，以资通调，并润肠，五诊经犹未至，兼发胃痛，大便色深，恐有胃出血之变，故嘱注意大便，有隐血即暂停上药，诊后第2天即经转量畅，下块色深且多，腹痛显减，当从原法处理，调治后第3次经行，腹痛已完全消失，原每行纳差，泛恶，及临前腰酸乏力，右腹吊痛均除，便溏次多亦显著改善。宗前议另处八珍丸常服以巩固之。8年痛经基本治愈，唯体质尚未恢复，仍当继续调理，以杜反复。

（2）崩漏案2

黄某，女，31岁，未婚，医务工作者（油脂四厂）。1977年2月25日初诊。

[现病史] 经每先期（月经周期3～8/22～23）兹行过多如注，屡注各种止血剂未效，迄已二旬，色淡质稀，眩晕乏力，面色萎黄，有肾炎史，妇科肛检无异常，近自服益母膏，脉细，苔薄，舌边光，略红。

[诊断] 崩漏（气血两亏，冲任失调）。

[治则] 益气养血。

[方药] 炒党参15g，炙黄芪9g，炒当归9g，白芍9g，生地黄炭30g，炮姜炭4.5g，熟附子9g，炒蒲黄9g，仙鹤草30g，棕榈炭9g，阿胶珠9g。

3剂。

二诊（2 月 28 日）：药后次日下午经量即少，第二日净，症势显减，唯仍有呕吐，昨起轻可，脉细，重按微弱，苔薄，舌边尖淡红，再拟益气养血，以固冲任。方药：炒党参 15g，炙黄芪 9g，炒当归 9g，白芍 9g，熟女贞子 9g，墨旱莲 15g，仙鹤草 15g，炒白术 9g，木香 3g，陈皮 4.5g，阿胶珠 9g。3 剂。

三诊（3 月 4 日）：气血大亏，体虚未复，腰酸乏力，面黄少华，脉细略数，苔淡薄，再拟益气养营方。方药：炒党参 15g，炙黄芪 15g，炒当归 9g，白芍 9g，熟女贞子 9g，墨旱莲 15g，川续断 9g，狗脊 9g，大枣 30g，陈阿胶 9g。5 剂。

四诊（3 月 11 日）：头晕较减，面黄少华，血常规有所好转，脉细，苔淡薄，再宗前法出入。方药：炒党参 15g，炙黄芪 15g，炒当归 9g，白芍 9g，熟女贞子 9g，墨旱莲 9g，生地黄 9g，川续断 12g，狗脊 12g，制香精 12g，陈阿胶 9g。5 剂。

按语：经崩二旬，血色素 5g，屡用各种止血药及注射针剂均未效，面色萎黄，血色全无，气血大耗，显见一斑，缘去血过多，气亦随亏，统摄无权，冲任失固，顾经色淡而质稀，说明并无瘀积之象，断为虚证，似无异议，且迁延日久，中气更趋衰陷，肾阳难免不充，若再贻误，虚脱堪虞，鉴于当时病势较重，有形之血不能速生，无形之气所当急固，因用参芪佐附子、炮姜，以益气助阳为主，辅四物汤去川芎、陈阿胶、仙鹤草、棕榈炭、蒲黄以养血固冲任，一诊即应笠取效，复诊从原法去姜附及棕榈炭、蒲黄，增二至丸并和中理气药以巩固之，三诊后血常规亦趋好转，此后届期又转月经，血量如常，按一般崩症，面热较多，虚寒较少，本病例初起冲任失固，继致气血大亏，崩久肾阳不充而成虚寒之象，如单纯益气止血，而忽视助阳，则疗效自当改观，待血止之后即去姜附，因该药毕竟温燥，崩后失血，多用恐非所宜，故只须益气养血，自然阳生阴长，康复可期。

（3）不孕症案3

闻某，30岁，女，已婚，市房地局职员。1976年9月24日初诊。

[现病史]婚三年未育，经素后期，每45～70天始行，7天净，近乃先愆，约10天左右（最近经期7月27日，8月15日，9月5日，有痛经史），临前乳胀，腰酸溲频，量少偏红，白带多，大便间日一行。妇科检查：宫体前位稍小，附件右侧增厚，压痛（＋）。脉细，苔薄，舌边红。

[诊断]不孕症（肝郁气滞，化火下迫）。

[治则]疏理肝脾，清热泻火。

[方药]茯苓12g，炒白术9g，赤芍、白芍各9g，丹皮9g，败酱草15g，海螵蛸9g，泽泻9g，薏苡仁12g，川楝子9g，川续断9g，狗脊9g。

4剂。

二诊（10月4日）：药后诸症均见减轻，月事值期，未至，脉微弦，苔薄，边尖红，再拟调理冲任。方药：炒当归9g，生地黄9g，川芎4.5g，赤芍9g，制香附9g，乌药9g，川续断9g，狗脊9g，瓜蒌皮9g。4剂。

三诊（10月8日）：经行准期（末次月经10月5日），量少色紫而稠，咽痒，咳嗽痰黄，余症均瘥，脉细微弦，苔薄，肝阴不足，肺火内盛，宜调经泻火，清肺化痰。方药：炒当归9g，生地黄9g，川芎4.5g，赤芍9g，丹皮9g，丹参9g，怀牛膝9g，制香附9g，泽泻9g，全瓜蒌12g。4剂。

四诊（11月8日）：经期尚准（末次月经11月6日），量亦显增，且多血块，腹仍坠痛，腰酸脉细，苔薄，再拟理气调经。方药：炒当归9g，川芎4.5g，赤芍9g，丹参9g，制香附9g，延胡索9g，木香3g，乌药9g，川续断9g，狗脊9g。3剂。

五诊（12月21日）：经期尚可（末次月经12月10日），量亦正常，7天净，腹痛显减，腰酸带下亦瘥，脉细，苔薄质红，再予益肾舒络，参理气疏通。方药：炒当归9g，生地黄9g，赤芍9g，茯苓12g，炒白术9g，熟女贞子9g，制香附9g，乌药9g，仙灵脾12g，路路通9g，炙鳖甲片9g。6剂。

六诊（1977年1月17日）：药后基础体温续见改善，经量尚畅（末次月经1月14日），腹痛日益轻可，大便不爽，夜间溲频，脉细，苔薄腻，再拟调经，兼顾二便。方药：炒当归9g，茯苓12g，姜半夏4.5g，川芎4.5g，怀牛膝9g，焦米仁15g，制香附9g，全瓜蒌12g，玄明粉4.5g，覆盆子9g。3剂。

七诊（1月27日）：大便欠爽，余无所苦，脉细，苔薄质红，时届月经中期，当益肾助阳。方药：炒当归9g，熟女贞子9g，白芍9g，覆盆子9g，仙灵脾12g，紫石英12g，石楠叶9g，制香附9g，瓜蒌皮9g，陈皮4.5g。5剂。

八诊（3月1日）：月事逾期半月许未至（爱人1月28日返沪），微微泛恶，乳胀略大，脉微弦滑，苔薄白，姑先和理，防孕待查（验尿）。方药：茯苓9g，姜半夏4.5g，姜竹茹4.5g，炒白术9g，川续断9g，桑寄生9g，苏梗9g，陈皮4.5g。3剂。后受孕。

按语：经素逾期，每行须45至70天不等，缘对象在外地工作，分居日久，难免肝郁气滞，血行受阻，以致月事不准，经前乳胀，郁久化火。转为先期而行，辄超前10天左右，色紫稠不多，盖血得热则行，但气滞依然，故虽临不畅，并伴有附件炎，初诊适逢经前旬许，拟疏理肝脾，清热泻火。诸症均见减轻，临诊兼调冲任，经期即准，夹咽痒，咳痰色黄，处调经方参清肺化痰，逐经调治，经期基本尚准，量亦显增，腹痛大减，余症亦瘥。月经中期予理气通络，基础体温续见改善，经前约2周拟益肾助阳，末次经行为1月14日，爱人于1月28日返沪，适当排卵期间，3月1日来诊，虽然经停1月半左右，然实际受孕不过月又3天，当时微有泛恶，乳胀略大，脉稍弦滑，孕象初现，因时间尚少，暂予和理，以待观察，并验尿，结果妊娠反应阳性，于1977年10月25日产1女。部分方案从略，本例参照现代医学理论运用中医中药诊断治疗，不到5月而经调孕育，显见成效，由此一端，更证明中西结合之重要与迫切。

（4）崩漏案4

李某，43岁，女，已婚，农民，江湾公社镇南大队。1977年11月14日初诊。

［现病史］曾育四胎。1964年施直肠及乙状结肠部分切除术，左侧输卵管并卵巢切除，病理：良性畸胎瘤积脓，慢性输卵管炎。1975年因腹部不适经妇科检查诊断为右侧输卵管卵巢炎。炎性肿块约7cm×6cm×5cm，不活动，经期尚准（最近经期10月15日、11月11日），此次突狂行如注，有块且大，色红或黑，腰酸腹痛，用中西药均未效，脉略虚，苔薄，舌质偏红。

［诊断］崩漏（气虚夹瘀，冲任不固）。

［治法］益气调固，祛瘀生新。

［方药］炒党参15g，炙黄芪15g，当归9g，生地黄炭30g，炮姜炭3g，生蒲黄15g，花蕊石12g，焦白芍9g，地榆炭9g，大黄炭9g，棕榈炭9g，三七末3g（吞服）。

3剂。

二诊（11 月 17 日）：药后崩势立缓，未下块，今已净，腹痛亦止，唯目花乏力，腰腿酸软，肢冷，脉细，苔薄白，症势显减，体虚受损，拟和养调摄。方药：炒党参 12g，炙黄芪 12g，当归 9g，炒杜仲 9g，白芍 9g，川续断 12g，桑寄生 9g，制黄精 12g，仙鹤草 15g，陈皮 4.5g，大枣 30g。4 剂。

三诊（11 月 21 日）：腰酸见减，曾自服三七伤药片，幸血崩未见反复，纳呆乏力，大便易溏，脉濡，苔薄白，边有齿印，气虚不足，脾肾两亏，再当补气养血，健补脾肾。方药：炒党参 12g，炒黄芪 12g，当归 9g，制黄精 12g，炒杜仲 9g，川续断 12g，炒白术 9g，补肾脂 9g，陈皮 4.5g，炙谷芽 15g，大枣 15g。7 剂。

按语：治疗血崩，以塞流、澄源、复旧为 3 个主要步骤，前人并有“暴崩宜止，久崩宜补”之说，阐明突然血崩，以止血为先，根据“急则治标，缓则治本”的原则，补气止血，以防虚脱，患者突然大量出血，当属暴崩急症，由于在农村工作，辛劳过甚，难免气虚不足，劳伤冲任，不能约制经血，以致大下不止，但间有血块且大，并伴腹痛，显见兼夹血瘀，证属虚中夹实，以单纯止血塞流之法治疗，未能收效，因拟益气调固，参祛瘀生新，用参芪补气摄血，当归、白芍养血调经，生地黄炭、炮姜炭，温凉并蓄，互制偏胜，止血固崩。棕榈炭、地榆、熟大黄炭凉血止血，并寓祛瘀，蒲黄、花蕊石、三七祛瘀生新止血。寓攻于补，药后崩势立缓，血块即除，3 天全止，症状显著好转，患者曾经手术，冲任不免受损，加之平素操劳过度，脾肾两虚，故目花乏力，腰腿酸软，大便易溏，复诊除祛瘀止血药，以益气健脾补肾为主，治本复原，以资巩固，在治疗过程中不能拘于一法，必须辨别证因，按实际情况，温凉并用，攻补兼施，方可取得预期效果。

（四）天津哈氏妇科代表人物：哈荔田

1. 学术观点

妇科治疗重在调肝治脾补肾

哈氏医学历经五代，以内、妇科蜚声医林。哈氏妇科强调肝脾肾三脏与妇科疾患的重要意义：妇女以血为本、以气为用，然气血化生，运行输布，疏泄等无不与脏腑功能活动有关，其中肝脾肾三脏尤为重要。调肝，以柴胡疏肝散加减疏肝解郁为主；治脾，以温阳益气化浊之升阳益胃汤、补中益气汤为主；补肾，补肾阴以二至丸加减，温补肾阳以右归饮为主，但应少用桂、附之品。哈氏妇科在治疗崩漏方面提出补脾益肾是关键，止血以清、温、补、泻四法。复归以温补脾肾之剂。在治疗痛经时以温、清、补、行四法通之，用药轻灵。对习惯性流产提出未孕期调补肝肾，妊娠期补肾健脾。

2. 哈氏妇科名方三则

（1）方药：刘寄奴，川茜草，赤芍，川芎，香附，醋柴胡，丹参，醋鳖甲，延胡索，制没药，当归、甘草。主治：崩漏。

（2）方药：香佩兰，苦参，茯苓，炒杜仲，桑寄生，红藤，忍冬花，败酱草，女贞子，滑石，车前子（包煎），墨旱莲，粉甘草。

外用方：桑螵蛸，黄柏，苦参，蛇床子，石榴皮（布包），水煎熏洗，2～3次/日。主治：痰湿不孕。

（3）方药：炙龟甲，生牡蛎，生地黄，椿白皮，贯仲炭，女贞子，墨旱莲，炒蒲黄，炒黄芩，丹皮，茜草，刘寄奴，三七末（冲）。主治：子宫内膜腺瘤样增生。

3. 医案

崔某，女，46岁，干部。1978年11月3日初诊。

[现病史] 2年来月事先期，血压偏高，时感头晕目眩，颈面烘热，胸部闷痛，烦躁易怒，不能自制，咽干口苦，脘痞纳呆，倦怠乏力，便秘溲黄，西医诊断为更年期综合征。经用激素治疗，效果不佳。刻值经期，量多色鲜。舌质淡红略胖，舌苔薄黄少津，脉来沉细而弦。

[诊断] 经断前后诸证（肝肾阴虚，木郁化火，脾胃失和）。

[治法] 滋阴泻火，平肝和胃。

[方药] 钩藤、白蒺藜各10g，焦栀仁、龙胆草各6g，玄参10g，麦冬9g，天仙藤、石菖蒲各9g，厚朴6g，焦三仙各8g，茯苓12g，首乌藤9g，丹参15g，嫩小草6g，磁秫丸3g（吞服）。

5剂，水煎服。

二诊（11月9日）：药后烦躁潮热发作减少，睡眠略有改善，月讯已止，带经6天。仍纳少，食后泛恶，左侧胸胁疼楚。舌渐润，脉同前。再依前法，原方丹参减为9g，去玄参，加清半夏9g，淡竹茹7g，片姜黄8g。4剂，水煎服（每连服2剂停1天）。

三诊（11月30日）：烦躁、潮热已多日未作，睡眠向和，纳食渐增。昨日经潮，头晕目眩，肢面浮肿，腹部胀痛。舌淡红，苔薄白，脉沉细弦，拟养血调经。方药：当归、鸡血藤各12g，川芎6g，赤芍10g，川楝子9g，延胡索3g，香附9g，乌药6g，清半夏10g，砂仁1.5g，甘草6g，首乌藤12g，女贞子9g，秫灯心1.5g。4剂，水煎服。

四诊（12月3日）：月经已止，头晕已除，烦躁潮热未发，唯肿势未消。拟补益肝肾，健脾渗湿为法。方药：女贞子、墨旱莲、枸杞子、茯苓、炒白术、冬葵子、清半夏各9g，陈皮6g，厚朴花9g，汉防己 9g，神曲 9g，刘寄奴 9g。7 剂，隔日 1 剂，水煎服。上方出入共服 20 余剂，浮肿尽消，诸症悉减，予二至丸 2 瓶，嘱每日睡前服 20 粒。

按语：本例头晕目眩，烦躁易怒，时发潮热，便秘溲黄，乃因肝肾阴虚，肝火上炎，肝阳亢盛，故以玄参、麦冬、龙胆草、焦栀仁、钩藤、白蒺藜、磁朱丸等滋阴降火，平肝潜阳为主。肝肾阴虚，肝失涵养则疏泄无权，横逆犯胃，故见脘痞、纳呆、食后泛恶，因予清半夏、竹茹、厚朴、焦三仙等理气宽中，和胃降逆。阴血不能上奉，则心脉失养，行血无力，络通不畅，故见胸前区闷痛，寐少梦多，因予首乌藤安神益智，茯苓交通心肾，天仙藤、石菖蒲、片姜黄舒脉通络定痛，凡此皆属“急则治标”的对症疗法。四诊则益肝肾，健脾胃，且拟二至丸缓调继治，以为缓治其本，巩固疗效。

（五）杭州何氏妇科代表人物：何子淮、何少山

1. 学术观点

（1）通补奇经调经候

女子解剖上有胞官，生理上有经、带、胎、产诸情，只有冲任之气通畅，精血充盈，八脉调和，方得经调体健，嗣育有机，故在妇科疾患的辨证用药上当究奇经。其中主要有冲任督带四脉，而冲任与经候关系尤为密切。经水乃冲任之脉所主，冲任者，其脉均起于胞中，冲为十二经脉之海，又称为血海，主要功能是调节十二经脉的气血和运行全身气血，对已发育的女子来说，能调节月经；任为阴脉之海，且主胞胎，主要功能是联系和调节手足三阴经脉，以及全身精、血、津液等阴液的相互作用。冲任二脉间的功能作用不是孤立的，必须相互依存、相互协调、相互统一，如有一方偏盛偏

衰，就是冲任失调。大凡冲任之为病，不外乎二个方面，其一是脏腑失调，气血紊乱，津液代谢失常，延及奇经；其二是各种致病因素直接损伤奇经。

何师认为，奇经病变可分虚实二端，虚者脉络失养，治当补养；实者脉络不通，治宜宣通。宗叶氏“奇经之结实者，古人用苦辛芳香以通脉络，其虚者必辛甘温补，佐以疏行脉络，务在气血之调和，病必痊愈”之说，主张以通为原则，虚则通补，实则通宣，通补结合。

在具体治疗上，对于精亏血少、奇经匮乏之证，临床表现月经后期、闭经、月经稀少等，伴见形体消瘦、神疲乏力、头晕耳鸣、纳少之症，应养精填液，健脾养血，填补奇经。根据证之不同侧重，主方以四物汤、归脾汤、河车大造丸出入，养血滋源，归于血海，充养奇经；补阴之中不忘助阳，常加仙灵脾、巴戟天、菟丝子、仙茅等；滋养之中，每每加入宣通之品，如制香附、广郁金、益母草、桃仁等。对于奇经虚寒、下元虚弱之证，临床表现：月经不调、痛经、崩漏不孕等，伴见畏寒肢冷、脊背常有冷感、腰酸跗楚、精神不振等症，须温肾壮督、补养奇经，方用祖传经验方振元饮、暖宫丸加减，常选用鹿角片、龟甲、巴戟天、肉苁蓉、熟地黄、紫石英、当归、石楠叶、天冬；月经稀少、闭经可加丹参、泽兰、鸡血藤之类；冲任虚寒，瘀血阻滞之月经不调、量少、痛经，须暖宫散寒、养血祛瘀，常用温经汤加减；冲任空虚、阴虚血热之月经先期、月经过多、崩漏，方用固经丸出入；对冲任虚损，阴血不能内守所致的崩漏下血，月经过多，淋漓不止，方用胶艾汤加味；对于气滞血瘀，奇经不畅之痛经，月经先后无定期量少、闭经、崩漏，伴见精神抑郁、烦躁易怒、胸胁胀痛，须理气活血，何师认为，肝为冲任所系，调经肝为先，疏肝经自调，肝气冲和，则血脉流通，方用逍遥散加减；对津液输布失常，精不化血，变生痰浊，流注奇经所致的月经稀少、闭经、不孕症，伴见形体肥胖，胸胁满闷，神疲倦懒，治以化湿导滞，疏畅奇经，方用苍附导痰丸及经验方温经化痰汤，常用药物有煅紫石英、石菖蒲、鹿角片、巴戟天、生山楂、姜半夏、胆南星、穿山甲、炙鸡内金、菟丝子、泽兰，以化痰浊、利水湿、通胞络。

（2）补虚祛瘀清恶露

产后恶露不绝本非临床多发病，但随着药物流产的广泛开展，药流后恶露不绝，已成了妇科常见病、多发病。中医典籍虽无此专说，但早在《金匮要略》就有“半产”的记载。清代沈金鳌有更为详细的论述“半产者则犹之采砍新栗，碎其肤壳，损其皮膜，然后取得其实，以其胎脏伤损，胞系断坏，而后胎至堕落，故小产当十倍调治”。可见流产对人体的影响比正产大，故流产后恶露不绝及胞衣不下的发病率亦远远高于正产。根据药流之特点，何师认为，冲任气血的虚损及冲任气血的瘀滞，同为药流后诸血证的病理基础，故治疗立法，既要补其不足，亦要损其有余，最终达到冲任气血调和，胞宫藏泻有度之目的。何师一般将其分为瘀血内阻、冲任虚损、肝经血热 3 型治疗。

1）瘀血内阻型：药物流产胚胎排出体外后，必然使胞宫内脉络损伤，血运紊乱，溢于脉外，且药流易使胞衣残留，留瘀为患，瘀阻胞络，新血不能循常道，故见阴道流血淋漓不止。临床表现：相当于现代医学的药流后组织残留，宫腔积血，子宫内膜炎，B 超示：宫内有异常回声或宫壁粗糙。何师常用佛手散加味，基本方为当归 30 ～ 60g，川芎 15 ～ 30g，莲房 45g，酌加益母草、炮姜、丹皮、桃仁、制大黄等，化瘀止血，清除药流后离经之恶血，使瘀去新血归经。《妇科正宗》谓佛手散“胎动服之即安，胎损服之即下”，具双向调节功能，盖因“子未下补则益其子，子已下补则益其母，益子而胞衣之气连，益母则胞衣之气肿”(《辨证录》)。

2）冲任虚损型：冲为血海，任为胞胎，血源于脏腑，注于冲任二经，药物流产让未成熟的胚胎排出体外，势必损及冲任胞络，加之出血日久，耗伤气血，气虚则无力摄血，因而出血延久不止。临床表现恶露淋漓不止，色淡，质稠或稀，无臭味，神疲乏力，腰酸，多次B超检查宫内未见异常，经抗炎止血治疗，恶露仍不止。何师常用胶艾合生化汤化裁。常选药物有当归、川芎、炒白芍、阿胶珠、炙艾叶炭、制大黄、丹皮、莲房、炮姜、益母草、甘草、桃仁等，既温经养血，又能化瘀止血。

3）肝经血热型：流产后冲任受损，易感邪毒，造成瘀阻胞官，血不归经，而致阴道出血不止，同时，瘀久不消，久而生热，瘀热相搏，影响冲任致血热妄行，亦可造成流产后出血时间长。临床表现：患者恶露不止，量或多或少，色鲜，质稠有块，有时可伴有小腹隐痛，相当于现代医学的子宫内膜炎，甚至附件炎、盆腔炎。何师采用复方生化汤，常用药物有当归、川芎、制大黄、丹皮、莲房、红藤、马齿苋、蚤休、参三七、失笑散等，以清热化瘀，促使胞宫复旧。何师认为，清热化瘀药宜早用，应遵“治未病”的经旨，未病先防，相当于现代医学的预防性抗感染，可减少一些流产后的远期并发症。

2. 医案

（1）胎动不安案1

徐某，30岁，干部。1999年11月28日初诊。

［现病史］经居2月半，末次月经：9月9日。既往曾流产

2次，均发生在停经2～3个月之间。染色体检查正常，排除母儿血型不合及免疫因素。此次孕后曾用中西药保胎，孕50天时，B超示宫内见孕囊、胚芽及胎心搏动，即停药。但停药1周又有漏下，胎漏时断时续，前后2旬，终不见止，遂转来何师处就诊。刻下：漏红色暗，腰脊酸痛，小腹隐痛，苔薄微腻，边有齿印，脉形沉细而滑。B超检查：宫内活胎，胎盘位置正常，胎盘边缘见5.0cm×3.5cm×2.7cm大小的液性暗区。

［**中医诊断**］胎动不安（虚损，肾失所固，胞失所养）。

［**西医诊断**］先兆流产。

［**治法**］温肾健脾，养血止血安胎。

［**方药**］阿胶珠12g，艾叶炭2g，党参15g，白芍10g，熟地黄炭9g，焦白术10g，黄芩10g，桑寄生10g，苎麻根10g，菟丝子15g，制大黄9g，藕节15g，炒杜仲12g，墨旱莲12g。

二诊（12月3日）：投3剂后胎漏即止，腹痛亦愈，经B超复查宫内液性暗区略有缩小，约5.0cm×2.2cm×1.0cm大小，患者仍较紧张，原方去艾叶炭、藕节，加黄连、炒酸枣仁、怀山药。再诊，孕已3月余，诸恙均轻，效不更方。后B超复查，宫内液性暗区逐渐消失，仍当巩固，防蹈覆辙，服药至孕5月。

（2）恶露不绝案2

赵某，女，31岁。2000年2月18日初诊。

［**现病史**］患者1999年11月15日因经居42天诊断早孕而行药物流产。当时顺利排出妊囊，唯恶露延日，至今3月有余，尚未净。其间于1月4日曾下血似经行，3次B超检查，宫腔内均未见异常，血HCG正常范围，曾2次静脉抗炎缩宫止血治疗，复间断口服抗生素及止血药，但仍有漏下，色暗或鲜，无臭味，无腹痛，腰酸下坠，

舌苔薄白，脉细小。

［诊断］恶露不绝（冲任虚损，瘀血内阻）。

［治法］养血止漏，祛瘀生新。

［方用］当归 15g，川芎 10g，阿胶珠 12g，艾叶炭 5g，清炙黄芪 12g，制大黄 9g，益母草 15g，莲房 15g，炮姜炭 3g，丹皮 6g，桃仁 9g，失笑散 10g。

二诊：谓药后下血稍增，排出小血块，5 剂后漏下即止，原方去益母草、桃仁、失笑散，加川续断、炒杜仲，以育肾培本，防其复发。血净 21 天后转经，量中等，7 天而净。

（3）经行口糜案 3

陆某，女，28 岁，工人。1997 年 1 月 21 日初诊。

［现病史］每逢经行口腔溃疡 10 余年，起初限于舌周，继延及整个口腔，近年来症状加重，每逢经行咽喉疼痛，畏寒发热，口腔溃疡。末次月经:1997 年 1 月 15 日。症见口糜遍及口腔，咽喉红肿，颈部瘰疬，体温高达 40℃，舌红苔黄根腻，脉细数。

［诊断］经行口糜（肾阴本虚，心肝之火内泛）。

［治法］养阴清热解毒。

［方药］青蒿 9g，炙鳖甲 12g，连翘 12g，丹皮 9g，人中白 9g，鲜芦根 30g，玄参 12g，黄芩 6g，金银花 15g，夏枯草 10g，麦冬 10g。

二诊：三日后复诊，热已退，原方去金银花、连翘、鲜芦根，加金果榄、象贝、黛蛤散。

三诊：咽痛已轻，原方再进，2 月 19 日转经，仅有三处口糜，余症皆除。遂以青蒿鳖甲汤加减调理以善其后，连服三月。随访半年，经行偶有一点口糜，10 年顽疾基本告愈。

按语：该案为经行口糜中之重症，何师临案时，虑及病家曾多处求医效鲜，故非常理用药而效。仔细审察，见口糜虽遍及口腔，以舌尖及咽喉居多，且颈项两侧瘰疬，据此认为，患者肾阴本虚，心肝之火内泛。经行未潮，冲脉气盛，诸经气血相对偏虚，水不济火，故冲脉气逆夹心肝之火上熏，遂有口糜之变，此乃辨治的着眼点。以青蒿鳖甲汤为主方，加用人中白专治口糜，处方看似平淡，但辨证得法，故数剂而效。临证时当知常达变，灵活用药。何师认为，医者立法处方，应机动灵活。法师古人之意而不泥古人之方。临床病证变化多端，治法要随之改变。首先要把握常见证候的辨治，同时须善于处理稀少见证，要有预见，争取主动，灵活用药方可提高疗效。

（六）广州罗氏妇科代表人物：罗元恺

1. 学术观点

罗元恺从医几十年，对中医理论有较深入的研究，对历代中医各家各学派的医著亦广为涉猎，但他尊古而不泥古，善于变通和创新。他比较重视肾脾气血，认为肾主先天，脾主后天，先后天协调，气血旺盛，则人体健壮，精神充足，抵抗力强，自可无病，即或偶膺疾病，病亦轻浅而易愈，妇女尤其如此。妇女的生理特点主要是月经与妊娠，月经与肾气的盛衰有直接的关系。临床验证，闭经、不孕或屡孕屡堕的患者亦多有肾虚表现。罗元恺据此提出女性的生殖调节轴为“肾气 – 天癸 – 冲任 – 胞宫”。这与西医的生殖内分泌轴，即下丘脑 – 垂体 – 卵巢子宫，实有相似之意义。

他对先兆流产和习惯性流产（中医称为“胎漏”“胎动不安”和“滑胎”）有深入的研究和良好的疗效。认为肾主先天，流产的主要原因在于肾气虚衰，冲任不固，防治之法应以补肾健脾、益气养血而固冲任为原则。他采用自创的“补肾固冲丸”为许多流产多次的妇女保住了胎儿，产下了健康的孩子。有些病情复杂的病例，经他精心诊治也获痊愈。如1976年，一位36岁的患者，曾连续流产4次，经中西药安胎均未效，其后4年不孕，且月经过多，但各项检查未见异常，多方诊治未愈。罗元恺接诊后，认为是肾气亏损为主，兼有脾虚、冲任不固，遂以补肾健脾调经为先，使经量恢复正常后，继续调补肾脾，半年后便妊娠，经安胎治疗后，顺利分娩活婴。1983年，他将原“补肾固冲丸”的处方作进一步调整，与药厂合作研制成“滋肾育胎丸”，经动物实验证实，有促进卵巢和子宫血液循环、促使卵巢黄体生成及增加子宫内膜腺体分泌等作用，经200多例临床验证，安胎有效率达94.35%，通过专家鉴定正式投产，收到良好的社会效益和经济效益，并获1984年卫生部科技成果乙等奖。

对于临床常见的痛经，他也有丰富的治疗经验，认为主要是气滞血瘀所致，治宜活血化瘀行气止痛。因痛症须以止痛为急务，煎服汤药难以应急，故创制了“田七痛经胶囊”，经药理实验证实，有明显的解痉和镇痛作用。临床验证250多例，有效率89.2%，已通过鉴定并由药厂生产，1985年获广州市科委科技成果三等奖。他还研制了消癥散结的“橘荔散结丸”，主要用于治疗子宫肌瘤，对乳腺增生也有一定效果。

2. 医案

（1）寒凝血瘀痛经案

珍妮特，女，34岁，英国籍英语教师。1989年2月8日初诊。

［主诉］经行腹痛19年，以经行首日为甚。

[现病史] 该患者从15岁月经初潮始，每月均有痛经，尤以第一日为甚，长期需口服或注射止痛药。2年前在英国诊为“子宫内膜异位症”，手术切除左侧卵巢巧克力囊肿。术后痛经减轻，近期又逐渐加重。经量多，色黯，有血块，持续7～8天，周期尚准。末次月经：1989年1月18日。胃纳欠佳，形体消瘦，舌淡黯，苔白，脉沉细迟缓。已婚4年，夫妇同居，性生活正常，未孕。

[诊断] 痛经（寒凝血瘀，胞脉阻滞）。

[治法] 温经散寒，活血化瘀。

[方药] 小茴香10g，桂枝12g，干姜5g，蒲黄9g，五灵脂10g，当归12g，川芎10g，白芍、乌药各15g，苍术9g，鸡内金10g，谷芽30g。

嘱每日1剂。

另加服田七痛经胶囊，每日3次，每次3粒。并戒生冷寒凉之饮食。

二诊：服药1周后，月经来潮，痛经大减，经量亦减少，夹小血块。自诉是月经来潮后从未有过的舒畅，几乎不感觉腹痛，并称中药为“魔水”。其后仍按上方加减调理，巩固疗效。

按语：此例患者痛经迁延近20年，病程较长，痛势较剧，并有月经过多，经期较长，经色黯、有血块等血瘀的表现，舌淡，脉沉迟则属寒象。英国地处寒带，且较潮湿，久被寒湿所侵，血为寒凝，瘀阻胞脉，“不通则痛”，故痛经日甚，且渐成癥瘕包块，胞脉、胞络阻滞，难以孕育。方用王清任之少腹逐瘀汤加减，以小茴香、桂枝、干姜温经散寒，温通经络；蒲黄、五灵脂化瘀止痛；当归、川芎养血活血；乌药行气止痛，白芍缓急止痛，苍术燥湿健脾，谷芽、鸡内金消导化瘀散结，醒脾胃。配合田七痛经胶囊温经活血，行气止痛，使积瘀消散，痛经即解。

罗氏认为，痛经以实证居多，又以血瘀最为常见。由于经前血海充盈，冲任之气较盛，若受情志或寒热之邪所伤，气滞、寒凝或热灼，均可导致血瘀，瘀阻胞中，经血不得畅下，或寒凝胞宫，血脉凝涩不通，则有痛经之疾，且其痛较甚。若气血虚弱或肝肾不足者，冲任空虚，胞脉失养，虽有腹痛，其痛亦轻。故痛经以实证居多，其痛在经前或经行第一二日，腹痛的性质常为胀痛或绞痛，经行不畅，有血块，块下则痛减。常见于原发性痛经（包括膜样痛经）、子宫内膜异位症、子宫腺肌症、盆腔炎等病症。他创制的“田七痛经胶囊”，以田七、蒲黄、五灵脂、川芎、延胡等活血化瘀，行气止痛，配以小茴香暖宫散寒止痛。痛经的治疗，重在经前用药，选用行气活血，走而不守之品，使经行畅顺，通则不痛，可预防或减轻痛经。若痛经缓解，仍需继续调理3个月左右，以巩固疗效，否则容易复发。此例并有不孕症，经检查发现输卵管阻塞。因病人要回国，未能继续治疗不孕症。

（2）闭经案1

杜某，女，22岁。1986年10月12日初诊。

［现病史］该患者向无月经来潮，形体消瘦，矮小，如未发育的女孩，乳房平坦，乳晕紫黯，情志抑郁，烦躁，口干，纳差，手心热，无带下，大便秘结。面色晦暗无华，唇红如涂脂，舌红少苔，脉弦细数。

［诊断］原发性闭经（肝肾阴虚，兼有内热瘀滞）。

［治法］滋肝肾，清内热。

［方药］生地黄20g，玄参15g，麦冬12g，墨旱莲15g，女贞子15g，山茱萸12g，太子参15g，怀山药15g，知母12g，黄柏10g。

嘱每日1剂，水煎2次，分服。饮食以清润为宜，注意补充营养，忌辛燥刺激之品。

二诊：服药半月后燥热症状渐消，五心烦热已解，大便调，舌边红，苔薄白，脉弦细。则去知、柏，加菟丝子20g，仙灵脾6g，肉苁蓉20g以稍助肾阳。嘱再服10天。

三诊：诸症好转，有少许带下，舌红润，苔薄白，脉弦细。此为阴精渐充之征。宜滋养肝肾，佐以活血通经。方药：生地黄20g，麦冬12g，女贞子15g，菟丝子20g，怀山药20g，丹参15g，桃仁12g，茺蔚子15g，鸡血藤30g，山楂12g，麦芽30g，服7剂。

四诊：服药后月经未潮，但胃纳渐进，舌脉同前。拟继续按滋阴、助阳、活血三法治疗。调治3个月后，月经开始来潮，量少，色鲜红。乳房稍丰满，乳晕转淡红，体重增加，性情亦较开朗。

其后继续调治半年余，月经来潮数次，但周期较长。嘱用六味地黄丸、乌鸡白凤丸等继续滋肾调经。2年后随访，身高、体重均有增长，形体稍丰满，月经周期40～50天，唯经量偏少。

按语：闭经病因复杂，有虚有实，而以肾虚、血虚或虚实夹杂者居多，纯实者少。原发性闭经多因先天肾气不足，天癸不至，冲任不盛，以致血海空虚，无余以下，经闭不行。本例年逾18岁，月经未来潮，且形体发育较差，第二性征不明显，并有阴虚阳亢的脉证。此乃先天不足，肝肾阴虚，天癸不至之原发性闭经。既有阴虚内热，又因热灼阴血，以致瘀热互结，阻滞冲任。本虚而标实。治宜滋养肝肾以培其本，佐以清内热、活血脉以治其标。不可一味活血通经，以见血为快，若犯虚虚之戒，重损其阴，则治之愈难。调经之法，贵在补泻有时。肾之阴阳调和，天癸依期而至，任通冲盛，子宫藏泄有度，是正常月经的保障。对闭经的治疗，也要根据月经周期调节的规律，调理阴阳、气血的节律。应循天癸所至之期，以及子宫藏泄的规律，攻补兼施，使肾阴与肾阳平衡，精血充盈，冲任通盛，月经按期来潮。这是周期治疗的依据。

治疗的第一阶段重在滋阴。以增液汤合二至丸滋养肝肾，增其津血；太子参、山茱萸、怀山药益气养阴，滋润肝脾；知母、黄柏清虚热。暂不予活血通经。第二阶段着重使阴阳互生，达到新的平衡。待燥热渐消，则去知、柏，加菟丝子、肉苁蓉以平补肾阴阳，少佐仙灵脾以稍助肾阳，取其“阳中求阴”之意，使“阴得阳升而源泉不竭”。仍未用活血通经。当肾阴渐复，精血渐充，则进行第三阶段的治疗，在填补阴精的基础上，加丹参、桃仁、茺蔚子等活血化瘀之品以通经下行。若经血未通，乃天癸未至、精血仍未盛满，不可强通之。宜继续滋养肝肾，作第二、三轮的周期治疗，使天癸至、冲任通盛，血海由满而溢，则月经来潮有期。

原发性闭经的治疗较为困难。应分辨可治之证与不可治之证，需检查生殖道发育情况，有时还要查染色体。如属处女膜闭锁或阴道闭锁者，应行手术治疗；若无子宫，或卵巢发育不全伴染色体异常者，已无治疗意义，应向患者及其家人说明。

（3）闭经案 2

王某，女，32 岁。1991 年 10 月 26 日初诊。

[主诉] 产后闭经 1 年余。

[现病史] 患者曾因婚后 5 年不孕在本科治疗而怀孕。其后因晚期妊娠胎盘早剥在广西行剖腹产术。当时出血甚多，输血 1400mL，新生儿夭折，身心重创。产后月经停闭，曾在产后 2 个月时施用人工周期疗法，行经一次，若只用黄体酮则不能通经。形寒肢冷，头晕眼花，脱发日甚，阴毛脱落，腰膝酸软，阴道干涩，性欲减退，近 8 个月左眼有飞蚊感，睡眠多梦，不能正常工作。头发稀疏、枯黄，面色萎黄，眼眶暗黑，舌质淡黯，苔白，脉沉细。妇检：外阴

阴毛稀疏，阴道潮红，分泌物少，宫颈光滑，子宫后倾，略小，附件未见异常。

[中医诊断] 闭经（肾阳虚衰，血枯经闭）。

[西医诊断] 继发性闭经（席汉综合征）。

[治法] 温肾壮阳，峻补气血。

[方药] 淫羊藿 15g，仙茅、吉林参、炙甘草各 12g，当归 30g，怀山药 25g。

每日 1 剂，煎 2 次，温服。

另炖服人参 10g。

二诊（1991 年 12 月 15 日）：返桂后按方连续治疗 1 个月，精神渐好转，畏寒减轻，带下稍增，1991 年 12 月 3 日月经来潮，量少，色淡，5 天净。面色略有改善。舌淡黯，苔白，脉沉细。仍守前法。方药：仙茅 15g，淫羊藿、炙甘草各 12g，当归、党参各 30g，熟地黄 20g，橘红 6g，另炖吉林参 6g 和药。

按语：本例为产后大出血所致之继发性闭经，因产下血过多，阴损及阳，命门火衰，冲任血海枯竭，无余可下，血枯经闭。并有脏腑失养，阴阳两虚的表现。肾为先天之本，脾为后天之本。对此阴阳气血俱虚之重症，当大补先后二天，峻补气血冲任。乃用二仙汤加减，以仙灵脾、仙茅温肾壮阳，补命门之火；人参大补元气；重用当归温养冲任，炙甘草和中，并有类似激素的作用；党参、熟地黄、怀山药等补脾肾，益气养阴。使阴阳和调，气血充盛，脏腑、冲任得养，则经血下行。

主要参考文献

[1] 沈尧封辑注，张山雷笺正 . 沈氏女科辑要笺正 [M]. 上海：科技卫生出版社，1959.

[2] 张锡纯 . 医学衷中参西录 [M]. 石家庄：河北人民出版社，1977.

[3] 何时希 . 女科三书评按 [M]. 上海：学林出版社，1985.

[4] 何时希 . 珍本女科医书辑佚八种 [M]. 上海：学林出版社，1984.

[5] 朱南孙，等 . 朱小南妇科经验选 [M]. 北京：人民卫生出版社，1981.

[6] 哈荔田 . 哈荔田妇科医案医话选 [M]. 天津：天津科技出版社，1982.

[7] 罗元恺，等 . 中医妇科学 [M]. 北京：人民卫生出版社，1997.

[8] 张玉珍 . 中医妇科学（七版）[M]. 北京：中国中医药出版社，2007.

[9] 马宝璋 . 中医妇科学（六版）[M]. 上海：上海出版社，1997.

[10] 乐杰 . 妇产科学 [M]. 北京：人民卫生出版社，2008.

[11] 赵光 . 耳贴治疗月经过期及闭经 40 例 [J]. 新疆中医药，1988（2）：42.

[12] 刘柄权 . 针刺长强穴治疗继发性闭经 [J]. 中国针灸，1986（3）：36.

[13] 霍金山 . 针灸配合按摩治疗闭经 11 例 [J]. 中医杂志，1983（7）：47.

[14] 浦蕴星 . 针灸治疗闭经疗效分析 [J]. 上海针灸杂志，1994（6）：257.

[15] 张晓艳 . 更年期综合征的中医病因病机探析 [J]. 长治医学院学报，2008（2）：139.

[16] 刘雁峰，肖承悰，王铁枫，等 . 更年期综合征中医用药特点、症状及证型分布的现代文献分析 [J]. 北京中医药大学学报，2008（2）：125.

[17] 郭蓬春，等 . 盆腔炎发病的诱发因素 [J]. 中国社区医师，2003（2）：10.

[18] 石一复，李娟清 . 阴道炎治疗进展及相关问题 [J]. 国外医学妇产科学分册，2007（5）：295–297，313.

[19] 竺炯 . 淋病的中医治疗进展 [J] . 辽宁中医杂志，2011，28（5）：319.

[20] 方大定 . 梅毒中西医结合若干问题的探讨 [J] . 中国中西医结合皮肤性病学杂志，2011（2）：69–71.

[21] 吴伯平，翁新愚 . 美国中医药治疗艾滋病进展 [J] . 中医杂志，1995（6）：367–369.

[22] 蒋岩，王红霞 . 用鼠艾滋病模型评价虎杖水提液的抗病毒作用 [J] . 中国病毒学，1998（4）：306–311.

[23] 项励，蒋文跃 . 中医治疗尖锐湿疣的进展 [J] . 辽宁中医杂志，2000（5）：238–239.

[24] 周萌，夏飞 . 中医治疗生殖器疱疹的进展 [J] . 中医药信息，2010（3）：133–135.